Magda Albrecht

# Fa(t)shionista

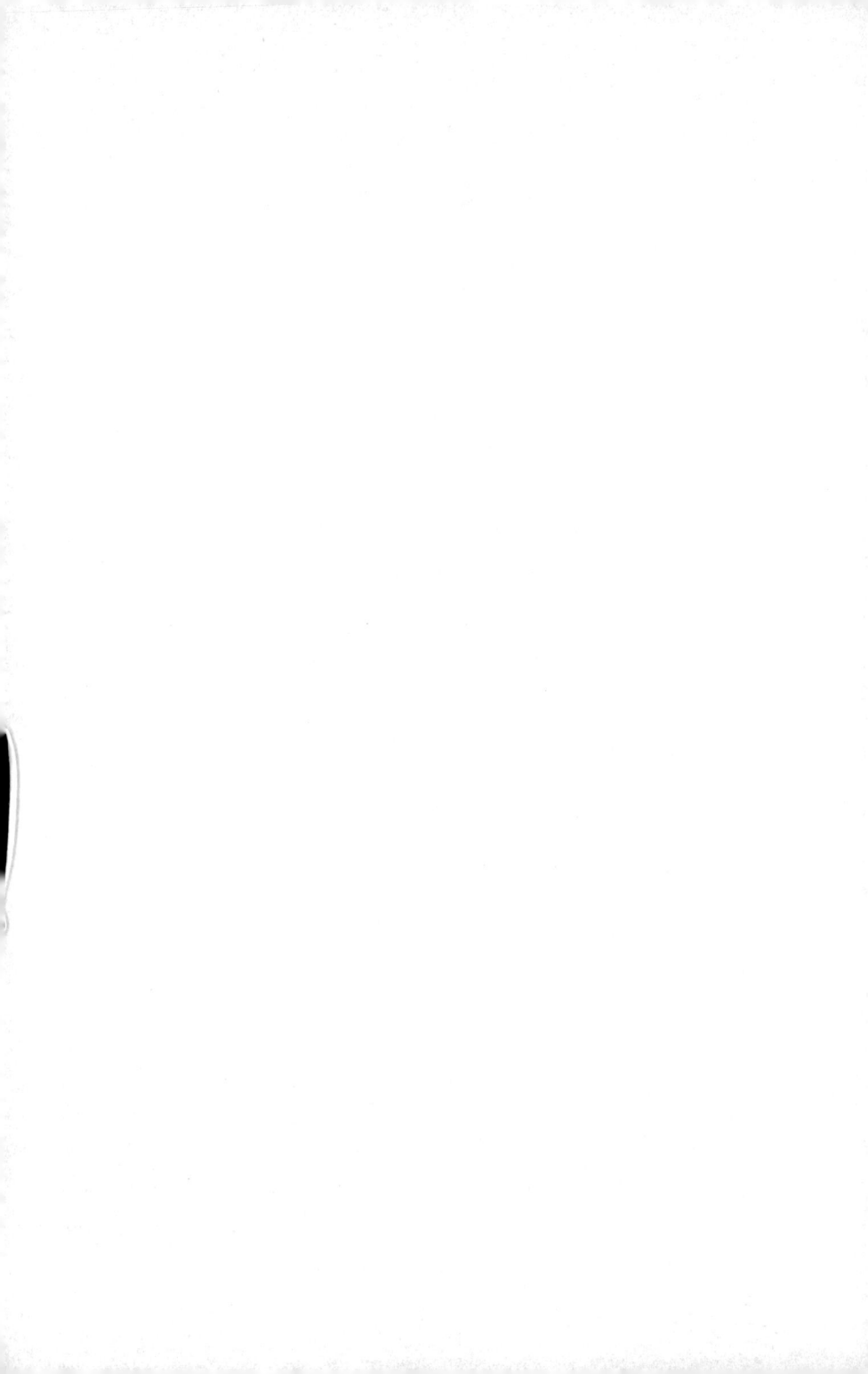

# Magda Albrecht

# Fa(t)shionista

## Rund und glücklich durchs Leben

ullstein extra

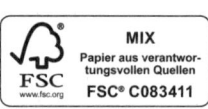

Ullstein extra ist ein Verlag der Ullstein Buchverlage GmbH
www.ullstein-extra.de

ISBN 978-3-86493-053-9

Gesetzt aus der Kepler,
bei Pinkuin, Satz und Datentechnik, Berlin
Druck und Bindung: CPI books GmbH, Leck
Printed in Germany

# Inhalt

*Für meine Mutter, Jutta Albrecht, die niemals daran zweifelte, dass ich »mein Ding« schon durchziehen würde.*

*Für meinen Vater, Roman Silberstein, der gerne sagte: »Mut zur Hässlichkeit!«*

Die in diesem Buch geschilderten Ereignisse beruhen auf meinen Erinnerungen. Darin erwähnte Personen und Orte wurden teilweise anonymisiert und die Chronologie verändert, um die Persönlichkeitsrechte der jeweiligen Personen zu wahren.

# Einleitung

Der Badezimmerspiegel ist vom Duschen noch ganz beschlagen. Man kann meinen Körper darin zwar nur erahnen, aber genug erkennen, um zu sehen, dass er keinem Seifenwerbespot entspringt. Ein Rest Schaum kitzelt mich am Fuß. Ich schaue nach unten und wackle mit meinen geduschten, schrumpeligen Zehen, die sich in eine grasgrüne Fußmatte schmiegen. Mein Blick wandert nach oben, an den knubbeligen Knien und den breiten Oberschenkeln entlang, vorbei an meinem prallen Bauch, bis ich mein Gesicht im Spiegel schemenhaft erkenne. Mit einer Hand reibe ich einen Teil der beschlagenen Oberfläche frei. Die Frau im Spiegel schaut mich mit großen braunen Augen an und rümpft die Nase. Reste von Wimperntusche verschmieren ihr rechtes Lid. Ich reibe die schwarzen Flecken weg, dabei bewegen sich meine knallroten Fingernägel im weiß gekachelten Bad wie kleine Leuchtbojen hin und her. Stolz betrachte ich die perfekt lackierten Nägel an meinen zehn dicken Fingern, die ich als Jugendliche so wenig leiden konnte. Ich wollte immer feingliedrige Hände haben wie die Models in den Werbespots für Handcreme. Das ist das Stichwort, denke ich schmunzelnd, greife zur Cremedose und gebe einen dicken Klecks daraus auf meine Hände. Ich creme meine glatte Stirn ein, streiche über meine runden Wangen und verteile den Rest der Creme auf meinem Hals. Abwechselnd plustere ich mein

Gesicht auf, dann sauge ich die Wangen wieder ein. Erst bringe ich mein Doppelkinn so richtig zur Geltung, dann ziehe ich mein Gesicht straff und verstecke das Kinn mit gekonnten Posen.

Langsam verzieht sich der Dampf im Bad und gibt die Sicht auf meinen ganzen Körper frei. Keine verschwommenen Linien mehr, alles ist klar zu erkennen. Vor diesem Spiegel zu stehen, ganz nackt, macht mich nervös. Ich atme tief durch und lächle etwas unsicher meinem Spiegelbild entgegen. Ich betrachte mich und sehe sehr viel Körper. Eine große Fläche rosiger Haut, fleischig, prall, platzeinnehmend. An meinen Händen ist noch etwas Creme, ich streiche sie an meinem Bauch ab, genau da, wo kleine hellrosa Dehnungsstreifen um den Bauchnabel tanzen. Ich pike mit meinem Zeigefinger in das weiche Bauchfett und beobachte, wie es nachgibt. Ich pike mehrmals schnell hintereinander, und mein Bauch bewegt sich mit, als ob er kichern würde. Ich stimme in dieses Kichern ein und finde ihn schön, meinen runden blassrosa Bauch.

Jeden Tag, aber besonders in solchen Momenten, ist mir bewusst, dass mein Körper nicht unbedingt den heutigen Schönheitsidealen entspricht. Er passt in keine von spanischen Modeketten vorgegebenen Konfektionsgrößen, und er bekäme wahrscheinlich keine Hauptrolle in einer Netflix-Serie. Glaube ich den Klatschspalten, so muss mein Körper eine einzige Problemzone sein. Und wenn ich ehrlich bin, war ich die meiste Zeit meines Lebens selbst davon überzeugt: »Wenn ich nur zwanzig bis dreißig Kilo weniger wiegen würde, wenn ich nur mehr Sport treiben und auf den Abendsnack verzichten könnte, dann wäre mein Leben schöner und vor allem leichter.« Alle meine Unsicherheiten, jedes Scheitern führte ich auf mein Gewicht zurück. Ich stellte mir vor, was ich alles tun könnte, wenn ich schmaler wäre. »Deine beste Zeit kommt noch, Magda!«, dachte ich immer. Ich lebte so sehr in der Traumvorstellung eines schlanken Ichs, dass ich manchmal völlig vergaß, im Hier und Jetzt zu leben. Erst als Erwachsene fing ich an, mich kritisch damit auseinanderzusetzen. So veränderte sich langsam nicht nur mein Selbstbild, sondern auch mein Blick auf die Gesellschaft. Gerne viel (und nicht nur kleingeschnippelten Stangensellerie) zu essen und statt in der Muckibude zu schwitzen lieber faul rumzulungern, sehe ich heute nicht mehr als Todsünde an – auch nicht, wenn dicke Menschen das machen. Schlanke, sportliche und sellerieessende Menschen sind nicht die besseren Menschen. Und auch nicht zwangsläufig die gesünderen.

Dieses Buch ist das Resultat einer veränderten Perspektive auf meinen Körper, auf das Dicksein und auf eine Gesellschaft, die nicht gerade freundlich zu Dicken ist. Ich lade dich ein auf eine Berg- und Talfahrt durch mein Leben, in der ich ganz persönliche Erfahrungen, aber auch Diäten, die sogenannten »Dickenkrankheiten«, mediale Bilder über hochgewichtige Menschen oder den Body-Mass-Index unter eine fette Lupe lege. »Wer dick ist, hat versagt, ist faul und ungebildet«, so heißt es, mal mehr und mal weniger explizit. Woher kommen diese Klischees eigentlich? Ich bin sicher, dass du bestimmte Situationen wiedererkennst, über die ich schreibe: die gemeinen Sprüche in der Schule oder am Arbeitsplatz, die abschätzigen Blicke beim Sport oder in der Arztpraxis, die Scham beim Essen in der Öffentlichkeit, die zahlreichen ungebetenen Diättipps oder die ewige Suche nach passenden Klamotten. Rund *und* glücklich durchs Leben zu gehen, das scheint für viele ein Widerspruch zu sein. Ich bin nicht die Einzige, die das doof findet. Deshalb erzähle ich in diesem Buch auch von coolen Vorbildern, die die Nase voll haben von langweiligen und diskriminierenden Dickenklischees. Ich berichte von selbstbewussten Fatshionistas und engagierten Menschen, die sich in der Modewelt, beim Sport, im Netz oder in Vereinen für Körpervielfalt einsetzen. Und dafür, dass wir alle in Ruhe ein Eis schlecken können. Ohne ein schlechtes Gewissen zu haben.

Hier ist mein Vorschlag: Mach's dir gemütlich, nimm dir etwas Zeit und die nötige Portion Lust, neu und anders über das Dicksein nachzudenken. Nach der Lektüre dieses Buches kann es sein, dass du so einige stereotype Vorstellungen über Bord wirfst. Und diese überteuerten Diätshakes gleich hinterher. Es kann sogar sein, dass du anfängst, anders über deinen Körper und die deiner Mitmenschen nachzudenken, entspannter mit dir selbst umgehst und vielleicht sogar etwas Zuneigung für deine Speckrollen entwickelst. »Wie bitte?«, wirst du vielleicht fragen. »Ich soll diesen – *meinen* – von Cellulitis befallenen Körper mögen?« Ich weiß, es ist schwer, liebevoller auf den eigenen Körper zu schauen. Ich selbst kann ein Lied davon singen, ach, was sage ich, eine ganze Oper, denn ich schaue auf viele Jahre der Selbstzweifel zurück. Immerhin wird uns ständig vorgegaukelt, dass schwabbelnde Arme, Hautdellen oder Doppelkinne nicht gerade zu den Must-haves der nächsten Saison gehören. Ich mache Schluss damit. Hier und jetzt: Liebe Diät-Industrie, wir müssen uns trennen! Versprochen: Es liegt nicht an mir, nur an dir.

Dieses Buch ist für alle, die die Schnauze voll haben von Diätwerbung und Kalorienzählen. Und für die, die Kalorien zählen, aber sich immer öfter die Frage stellen:»Warum eigentlich?«Es ist ein Buch für schlanke Menschen, die sich immer»zu dick«finden, und für dicke Menschen, die auf den nächsten Seiten den Respekt bekommen, der ihnen viel zu selten gezollt wird. Ich feiere die stolzen, selbstbewussten und die unsicheren oder schüchternen Dicken. Und ich lade all jene ein, die einfach mal hineinschauen wollen in die Welt der Dicken und hier nachlesen können, wie es sich mit fettem Bäuchlein durchs Leben spaziert. Fühlst du dich angesprochen? Dann: Herzlich willkommen, fatty, high five! Aber huch, du fragst dich jetzt sicherlich:»Dick? Wer ist hier eigentlich dick?«

Zu dick finden sich irgendwie die meisten. So war das auch immer bei mir, obwohl ich Phasen hatte, in denen ich sogar fast im Bereich des sogenannten»Normalgewichts«lag. Auf meinen Kinderfotos sehe ich jedes Jahr anders aus. Als Jugendliche durchlebte ich Gewichtsschwankungen, die locker im zweistelligen Bereich lagen. Wenn ich heute Fotos aus dieser Zeit anschaue, bin ich überrascht darüber, dass ich auf manchen Fotos höchstens ein bisschen Bauch hatte, mich damals aber trotzdem immer (zu) dick fühlte. Von klein auf hörte ich, dass ich Gewicht verlieren solle, weil mein Speck ja ganz schön gesundheitsgefährdend sei. Dieses Wissen hat sich in meinen Kopf eingebrannt und wirkte auch in Zeiten, in denen ich verhältnismäßig schmal war. Im Grunde genommen fühlte ich mich nie so richtig okay.

Es ist also gar nicht so leicht, lupenrein zu definieren, wen ich meine, wenn ich von dicken Menschen spreche.

Es finden sich oftmals eben auch jene dick, deren Körper durchschnittlich sind, die aber bedingt durch mediale Bilder oder ein unrealistisches Selbstbild eine verzerrte Wahrnehmung haben. Es scheint auch zum guten Ton zu gehören, ab und zu dramatisch auszurufen, dass man ja »sooo fett« sei. Vielleicht in der Hoffnung, das eine oder andere Kompliment zu ergattern ...? Der Body-Mass-Index als Referenzpunkt stinkt mir (später im Buch dazu mehr), und allein auf die Kilos zu schauen scheint mir auch nicht sinnvoll. Eine sehr große Person kann mit 90 Kilogramm schmal und eine sehr kleine Person schon mit 60 Kilogramm dick wirken. Eine andere Möglichkeit wäre, sich auf Konfektionsgrößen zu beziehen. Da diese aber nicht einheitlich sind, kann man Kleidergrößen als Indikatoren für Körperformen auch nicht gebrauchen. Wenn ich meinen Kleiderschrank öffne, ziehe ich Kleidungsstücke von Größe M (mit viel Stretch!) bis XXXL heraus. Nicht gerade sehr aussagekräftig, oder? Gut gefällt mir, was die britische Psychotherapeutin und Autorin Dr. Charlotte Cooper dazu zu sagen hat: Sie findet es sinnvoll, Dicksein in Bezug auf Erfahrungen zu definieren. Ob man als dünn, dick oder fett wahrgenommen wird, kann sich je nach Region, Klassenzugehörigkeit, Kultur oder Generation unterscheiden. Und die eigenen Erfahrungen haben maßgeblich mit der Umwelt zu tun, in der man aufwächst; sie beeinflussen den Blick auf den eigenen und auf andere Körper.

Langsam wird es kompliziert, also: Ab wann ist man denn nun dick? Ich sage mal so: Ähnlich wie Charlotte Cooper denke ich dabei an Menschen, deren Konfektionsgrößen selten oder nie von gängigen Bekleidungsfirmen mitgedacht werden. Menschen, die schon öfter von Freund_ innen[1], der eigenen Familie oder auch Unbekannten gehört haben, dass sie abnehmen, nicht so viel essen und/oder mehr Sport treiben sollen. Ich spreche von denen, die manchmal nicht oder nur unbequem in gängige Stühle und Sitze passen. Und von jenen, die von Ärzt_innen pauschal den Rat bekommen, Gewicht zu verlieren – als würden sich Knieprobleme, hohe Zuckerwerte oder Depressionen allein durch eine schmalere Taille in Luft auflösen. Ich denke auch an Menschen, die hören, dass sie »trotz der Pfunde« doch ganz hübsch seien. An Menschen, deren Körper selten oder gar nicht in Filmen, Serien, Modenschauen oder auf der Bühne vorkommen. Und an all jene, die beim Fußball immer im Tor stehen müssen, weil »sie ja so breit sind, dass kein Ball vorbeikommt«.

Vielleicht denkst du jetzt, dass ich ganz schön frech bin, weil ich irgendwelche Leute einfach so als dick bezeichne. Das stimmt schon. Nicht alle mit hohem Gewicht bevorzugen diese Bezeichnung (oder überhaupt eine). Die Worte »dick« und »fett« werden zugegebenermaßen fast ausschließlich beleidigend verwendet. In der Grund- und Oberschule habe ich ein ätzendes Repertoire an beleidigenden Sprüchen gehört. »Dicke Sau« war genauso gängig wie »fettes Schwein«. Diese niedlichen, speckigen Tiere mussten wirklich für so manche Gemeinheit herhalten.

---

1 Vielleicht fragt sich jemand, was dieser seltsame Unterstrich in dem Wort »Freund_innen« zu bedeuten hat. Da hat sich kein Fehler eingeschlichen, das ist volle Absicht. Dieser Unterstrich soll buchstäblich Platz lassen für Menschen, die sich nicht in der Zweigeschlechtlichkeit wiederfinden. Ich möchte gerne Menschen aller Geschlechter ansprechen.

Auch wenn mir Einteilungen von Körpern in fertige Schubladen so gar nicht schmecken, finde ich treffende Bezeichnungen für die Erfahrungen, die wir »Dicken« im Laufe unseres Lebens machen, wichtig. Ich bevorzuge einsilbige Wörter, die knackig auf den Punkt bringen, was ich meine. Deshalb sage ich nicht »übergewichtig«, sondern »dick«. Und manchmal sogar »fett«. Neutral verwendet werden diese Bezeichnungen selten, aber eigentlich sollten sie das – als eine Zustandsbeschreibung, die einen Teil, zum Beispiel von mir, benennt, aber eben nicht alles. Ich bin nämlich auch noch total witzig, intelligent und ohne Ende charmant! Aber eben auch dick. Und das finde ich gar nicht schlimm, sondern ziemlich knorke. Ich nutze in diesem Buch das Wort »dick«, um Situationen zu beschreiben, in denen hohes Gewicht eine Rolle spielt. Das auszusprechen ist wichtig, weil es Klischees und Vorurteile sichtbar macht.

Ich möchte dafür sensibilisieren, dass es Gemeinsamkeiten in den Erfahrungswelten von dicken Menschen gibt. Die Gemeinsamkeiten beziehen sich aber nicht auf die beliebte Annahme, dass alle Dicken »sich gehenlassen« oder ihre Körper gar Resultat persönlichen »Versagens« seien. Vielmehr glaube ich, dass gerade die Wahrnehmung von Dicksein als etwas Schlechtes unseren Alltag beeinflusst, wenn auch durchaus unterschiedlich. Wir Dicken sind ja nicht alle gleich! Unsere Köpfe sind nicht wie von Zauberhand kollektiv darauf programmiert, eine doppelte Portion Pommes rotweiß wegzumampfen und danach noch drei Kugeln Eis mit Sahne und Streusel zu verspeisen (ich hätte aber auch nichts dagegen: Stracciatella und Schlumpfeis bitte!).

Was ich sagen will: Ein dicker Körper ist nie das Einzige, was einen ausmacht. Meine persönlichen Erinnerungen und

Geschichten, die ich in diesem Buch teile, sind nicht universell und können sich für andere Dicke verschieden gestalten; manchmal schmerzhafter, manchmal vielleicht weniger drastisch. Meine Erlebnisse sind aber trotzdem nicht einmalig oder Zufall, sondern beeinflusst von sozialen und kulturellen Ideen darüber, wie ein schöner und gesunder Körper auszusehen hat. Und darüber möchte ich laut und offen sprechen! Denn ich bin fest davon überzeugt, dass die Art und Weise, wie dicke Menschen behandelt werden, viel über uns als Gesellschaft aussagt. Und zwar wenig Gutes.

Hallöchen, ich bin Magda. Und ich bin dick. Warum ich finde, dass das kein Weltuntergang ist, beschreibe ich in diesem Buch.

# Das dicke Erwachen

*I woke up like this.*

Beyoncé

## Es war einmal ...

»Wenn du so weitermachst, passt du bald nicht mehr in deine Kleider rein!«

Ich mag sechs Jahre alt gewesen sein, als eine Schulärztin mich wog, mich anschließend ernst anblickte und diesen Satz sagte. Ich liebte Kleider, weil man so schön damit herumwirbeln konnte und sie mir genügend Beinfreiheit ließen. Dass ich da bald nicht mehr reinpassen würde, erschütterte mich zutiefst. Nicht etwa, dass die Ärztin mein Essverhalten kannte oder wusste, ob und wie viel Sport ich trieb. Weit gefehlt: Sie sah mich damals zum ersten Mal. Ich sollte ja erst eingeschult werden. Ein Blick auf meine pummeligen Beine und den dicken Bauch reichten ihr, um mich mit erhobenem Zeigefinger davor zu warnen, »so weiterzumachen«. Sie nahm wohl an, dass ich pausenlos aß und mich zu wenig bewegte. Dicke Menschen sind nun mal verfressen und faul. Und zu viele Kilos machen auf Dauer krank. Erscheint logisch, zumindest für die Ärztin, die meiner kindlichen Erinnerung nach wie ein hagerer Vitaminjunkie aussah.

So kam es, dass ich meine erste Diät wenige Wochen vor meiner Einschulung machte, das war im Sommer 1992. Bereits in diesem Alter hatte ich so oft gehört, dass meine Körpermaße nicht »normal« seien, irgendwie »unangemessen«, dass ich felsenfest davon überzeugt war, mein Babyspeck würde nicht zu einem richtigen Schulanfang passen. Bis dahin, das nahm ich mir fest vor, wollte ich noch einige Kilos verlieren. Ziemlich absurd, oder? Bevor ich überhaupt das kleine Einmaleins aufsagen konnte, wollte ich Kalorien zählen. Und nicht nur das. Auch meine Mutter hatte Mühe, sich den vorwurfsvollen Blicken und Kommentaren anderer Eltern, Ärzt_innen und Nachbar_innen zu entziehen. Aus heutiger Sicht kann man vielleicht sagen, dass sie meinem und dem öffentlichen Druck nachgegeben hat: Meine Brüder und ich wurden zur Kur geschickt.

Der Name des Ortes war vielversprechend: Kinderkurheim »Frohe Zukunft« in Norddeutschland. Dort wurden die schmächtigen Kids ordentlich gefüttert und die dicken auf Diät gesetzt. Meine frohe Zukunft sollte deutlich schmaler sein. Knapp 25 Jahre später halte ich einen Stapel Briefe und Postkarten in den Händen: »Iß schön langsam, kaue alles gut, dann wird schon klappen, was du dir vorgenommen hast«, steht auf einer der Postkarten, die mir meine Mutter in die »Frohe Zukunft« geschickt hatte. Am Tag der Abreise zum Kinderkurheim versuchte ich, ganz stark zu sein. Drei Dutzend schnatternde Kinder saßen im Reisebus und verabschiedeten sich winkend von ihren Eltern. Die standen draußen, einige nervös und mit Tränen in den Augen, da sie ihre kleinen Zöglinge wahrscheinlich zum ersten Mal alleine wegfahren ließen. Mein großer Bruder Alexander, schon immer ein sensibles Kerlchen, hämmerte weinend gegen die Bustür und schrie nach meiner Mutter. Mein kleiner Bruder Benjamin und ich saßen bereits auf unseren Plätzen. Ich dachte: »Pah, ist doch ein Klacks, so ohne Eltern!« – und der Bus fuhr an.

Eine Woche später weinte ich mir abends die Augen aus, weil mir dieses Abnehmen überhaupt nicht gefiel. Ich durfte nicht essen, was ich wollte, und meine Brüder tobten lieber mit den anderen Jungs als mit mir. Alexander hatte den Trennungsschock fußballspielend überwunden und durfte zwischen den Mahlzeiten sogar naschen. Noch heute kokettiert er stolz damit, dass er das dünne, gar »untergewichtige« Kind der Familie war. Ich muss dann immer lachen, denn genaugenommen war sein Gewicht wohl eher durchschnittlich, aber neben mir und meinem jüngeren Bruder sah er in der Tat aus wie ein schmales Hemd.

Den Babyspeck wurde ich damals nicht los, ich nahm ihn mit zur Einschulung. Ich erinnere mich noch lebhaft an diesen Tag: Ich war aufgeregt und kam mir schrecklich wichtig vor, während ich die Stufen zum Schulgebäude hochkletterte. Meinen großen Bruder hatte ich zwei Jahre zuvor bei seiner Einschulung bewundert und war ganz neidisch gewesen, da er eine große Schultüte mit vielen bunten Stiften und Süßigkeiten bekommen hatte. Und nun war endlich ich an der Reihe! Als ich die Grundschule betrat, erblickte ich eine kräftige Frau in tadellosem Kostüm. Sie trug adrett frisiertes schwarzes Haar und hatte eine weiße Strähne, die aus ihrem Seitenscheitel blitzte. Ich fand das unglaublich schick und wünsch-
mir sehnsüchtig, dass sie meine Klassenlehrerin würde.

Wenige Minuten später nahm jene Frau B. meine Hand. Gemeinsam führten wir die Klasse 1a in den Klassenraum. Wie sich herausstellte, waren Frau B. und meine Familie quasi Nachbarn. Ich war von ihr ganz hin und weg und freute mich immer wie eine Schneekönigin, wenn ich sie auch nach der Schule auf der Straße traf. Ich war felsenfest davon überzeugt, dass sie mich ganz besonders gerne mochte. Bestimmt hat es sich deshalb so in mein Gedächtnis eingebrannt: Frau B. war der erste Mensch, der mich dick nannte. »Wir zwei Dicken müssen doch zusammenhalten«, sagte sie bei einem dieser Sportfeste zu mir, die meine Schule regelmäßig veranstaltete. Sie ahnte wohl, dass das für mich weniger ein Fest, sondern eher ein ganztägiger Spießrutenlauf im lila Polyesteranzug war. Den ganzen Tag über fanden in der Turnhalle und auf dem Schulhof sportliche Aktivitäten statt: Seilspringen, Brennball spielen, 60-Meter-Lauf, Bockspringen oder Stangenklettern. Für die Schnellsten und Besten gab es Medaillen, die anderen bekamen Mitmach-Urkunden, so auch ich. Frau B. tröstete mich mit den Worten, dass ich dafür andere Dinge gut könne: Malen zum Beispiel. Oder Geschichten erzählen. Und dann sagte sie genau diesen Satz, der uns zu Verbündeten machte: »Wir zwei Dicken ...«

»Waaas?! Ich und dick?«, dachte ich damals und war empört, aber gleichzeitig auch entzückt. Ich fühlte mich irgendwie geehrt, als wäre ich in einem geheimen und sehr exklusiven Club aufgenommen worden. Im Club der Dicken. Ich wurde Mitglied, bevor ich das Wort »dick« überhaupt buchstabieren konnte.

Dass der Club der Dicken wenig prestigeträchtig war, sollte ich schnell genug lernen. Und dass Dicke gefälligst Diät zu halten haben, auch. Fleißig war ich ja schon immer, das kann mir niemand nehmen: Ich diätete mich durch alle vier Jahreszeiten, von einer in die nächste Klassenstufe und führte penibel Gewichtstabellen. Im Hort bekam ich spezielles Diätessen und saß am Tisch der ebenfalls Diät haltenden Erzieherinnen. Während meine Freundinnen gebratene Jagdwurstscheiben mit Nudeln aßen, rührte ich in meiner undefinierbaren Suppe herum und hörte zu, wie die Erzieherinnen über ihre klobigen Beine oder schwabbelnden Oberarme schwadronierten. Tolle Sitznachbarinnen hatte ich da! Mit meiner Suppe sog ich damals die negativen Botschaften auf und fing an, diese selbst gebetsmühlenartig zu wiederholen. Auf einmal blickte ich anders auf meinen Körper, genierte mich gar, neben meiner Freundin Nikola zu sitzen. Deren Oberschenkel wirkten neben meinen wie Stäbchen. Meine stämmigen Beine hingegen lagen wie pralle Knacker nebeneinander, kein Millimeter Platz dazwischen.

Mit neun Jahren schrieb ich dann einen anonymen Hilferuf an die BRAVO. Die Jugendzeitschrift las ich schon, bevor ich wusste, was die Worte »Menstruation« oder »Pubertät« bedeuteten. Das tat ich heimlich, selbstredend. Toll fand ich immer die Seite mit den Leserbriefen, auf der die BRAVO-Redakteur_innen auf die Fragen ihrer Leser_innen antworteten. Also schrieb auch ich ein paar verzweifelte Zeilen in meinem schönsten Kinderdeutsch:

*Könnt ihr mir helfen! Ich bin 9 Jahre alt, 1,44 groß und wiege über 45 Kilo. So dick seh ich aber auch nicht aus! Trotzdem werde ich immer schwerer. Ausgelacht werde ich auch noch und erstmal bei Sport. Diäten helfen auch nicht. Ich kann nichts tun, helft mir doch.*

Dazu klebte ich ein Foto von mir und schrieb vorsichtshalber drunter: »Foto nicht veröffentlichen.«

Abgeschickt hatte ich den Brief offensichtlich nicht, denn er purzelte mir entgegen, als ich eines Tages in einem alten Tagebuch blätterte. Mein erstes Tagebuch, das ich mit acht Jahren anfing vollzuschreiben, war ein dünnes blaues Büchlein mit Disneys *Aladdin* auf dem Cover. In einem der ersten Einträge notierte ich fein säuberlich mein Alter, meine Größe und mein Gewicht. Diese Tabellen führte ich in jedem neuen Tagebuch über die Folgejahre fort.

*2. April 1995, 9 Jahre, 1,44 cm: 49,4 Kilo.*

...

*2. Juli 1998, 12 Jahre und 3 Monate, 1,65: 70 Kilo.*

...

*13. März 1999, 12 Jahre und 11 Monate: 75,8 Kilo (!)*

...

*30. August 2000, 14 Jahre und 5 Monate: 81,9 Kilo (!!!)*

Ein Ausrufezeichen bedeutet: Verzweiflung. Drei Ausrufezeichen: blankes Entsetzen.

Die Kilos auf der Waage wuchsen schonungslos an. Ich befand mich mitten in der Pubertät, die ich ungefähr so zusammenfassen würde: »Ahhhh, mein Körper macht, was er will! Meine Eltern verstehen mich nicht! Keiner versteht mich! Zweimillionendreihundertachtundsechzig Selbstzweifel. Ahhhh!«

Und dann gab es da auch noch diese hundsgemeinen Mitschüler_innen. Ich fand Dutzende Einträge, in denen ich mir wegen der frechen Sprüche anderer Kinder Luft machte, zum Beispiel den hier:

*Stefan und Basti haben sich heute total lustig über mich gemacht. Vor der ganzen Klasse Fett Kuh genannt. Frißt ja nur und so. Am liebsten wär ich rausgerannt und hätte losgeheult! Ich halt das nicht mehr aus! Ein Tag schlank! Nur einer!*

Unter derart miesen Kommentaren habe ich am meisten gelitten, viele gemalte Tränen neben den Tagebucheinträgen illustrieren das eindrücklich. Eine meiner engsten Freund_innen begrüßte mich mal mit:»Na, wie ist es so, die Fetteste der Klasse zu sein?«, und befand einige Wochen später:»Für eine Dicke siehst du doch ganz gut aus.« (Puh, noch mal Glück gehabt …!)

Mein erstes Diätcamp sollte nicht mein letztes bleiben. Ich erinnere mich an ein weiteres, ich muss ungefähr neun oder zehn Jahre alt gewesen sein, in dem man uns jede Woche wog. Wie eine Versagerin fühlte ich mich, weil ich in der ersten Woche »nur« ein Pfund abgenommen hatte. Das öffentliche Wiegen war mir schrecklich peinlich, und ich bekam nächtliche Alpträume, in denen ich in der Mitte eines großen, dunklen Raums auf einer Waage stand und um mich herum alle Kinder mit dem Finger auf mich zeigten und lachten. Sie lachten mich aus. Und die Erzieherin tat nichts. Waagen waren sowieso meine ärgsten Feindinnen. Beim Gang zur Kinderärztin stand stets eine von ihnen bedrohlich im Wartezimmer. Bevor ich ins Ärztinnenzimmer reindurfte, rief mich eine Arzthelferin stets zum Wiegen. Ich stellte mich zitternd auf die Waage, beobachtete ihre sich runzelnde Stirn und betete innerlich, sie möge mein Gewicht nicht quer durch das ganze Wartezimmer schreien. All das innerliche Jammern und Beten half nichts: Jedes Mal rief sie ihrer Kollegin die Zahl so laut zu, dass diese im Nebenzimmer eine Notiz machen konnte. Jedes. Verdammte. Mal.

Dass meine Erlebnisse nicht einzigartig sind, darauf weisen auch Studien hin, die sich mit gewichtsbasierter Diskriminierung unter Kindern befassen. Laut einer aktuellen US-amerikanischen Studie, die mit über 1100 Erstklässler_innen in einem ländlichen und ärmlichen Teil des Bundesstaats Oklahoma durchgeführt wurde, erleben Kinder bereits in der ersten Klasse gewichtsbezogene Ablehnung von ihren Mitschüler_innen. Je dicker die Kinder, umso mehr werden sie geärgert oder schlichtweg abgelehnt und ignoriert. In der Studie wurden die Kinder gebeten, jene Kinder zu nennen, mit denen sie am liebsten und am wenigsten gerne spielen. Unter den unbeliebten Spielkamerad_innen waren häufig besonders dicke Kinder, unter den beliebtesten waren sie kaum zu finden. Vielleicht sind dicke Kinder einfach gemein und unfreundlich? Ich glaube es nicht. Ich denke eher, dass bereits sechsjährige Knirpse durch gesellschaftliche Konventionen beeinflusst sind und diese schon so sehr verinnerlicht haben, dass sie ihre Freund_innen – wenn auch unbewusst – danach aussuchen, wie viel sie auf die Waage bringen. Sie spüren ganz genau, welche Kinder in der Beliebtheitsskala ganz oben stehen und wem von ihnen die Mama einen liebevoll-verzückten Blick zuwirft. Und das sind nicht die kleinen dicken Racker.

Die ständigen Gedanken an mein Gewicht und die bösen Sprüche mancher Mitschüler_innen nagten sehr an mir. Mein dicker Körper war mein ultimativer »Makel«, das kapierte ich schnell. Sehr sensibel reagierte ich auf die mal mehr, mal weniger subtilen Blicke und Kommentare und fühlte mich ständig schuldig. Ja, ich liebte Schokolade und Pudding und all das ganze gute Zeug. Gerne mit Sahne. Ich aß und fühlte mich schuldig. Ich fühlte mich schuldig und aß. Jedes weitere Kilo auf der Waage strapazierte meine Nerven. Jeder abwertende Kommentar konnte mir den Tag versauen. Während die schlanken Mädchen für ihre sich langsam entwickelnden Rundungen Komplimente bekamen, hörte ich nur:»Pass mal lieber auf, dass du nicht zu dick wirst!«

Die Pubertät war eine gefährliche Zeit: Alles veränderte sich, und auch das Umfeld ließ es sich nicht nehmen, jede kleinste Veränderung zu kommentieren. Klar, das machen viele Jugendliche mit, aber wenn man jung ist, hilft einem dieses Wissen auch nicht weiter, und die Angst vor dem nächsten herablassenden Spruch schwebt über einem wie eine dicke graue Regenwolke. Jedes zugenommene Kilo kommentierte ich kritisch, jedes verlorene Pfund beklatschte ich ekstatisch. Und in den Phasen, in denen ich (willentlich oder unbemerkt) Gewicht verlor, fühlte ich mich immer noch »zu dick« – weil die bisher gemachten Erfahrungen mein Denken bereits so sehr geprägt und mein Selbstbild beeinflusst hatten. Auch in diesen schlankeren Phasen beäugte ich meinen Körper hyperaufmerksam und fand immer eine Stelle zum Rummäkeln. Das ist wiederum etwas, was mich mit vielen meiner Mitschüler_innen verband, egal ob dick oder dünn: So richtig zufrieden war keine mit sich. Schon bizarr, oder? Wir waren doch fast noch Kinder!

Aber gerade Jüngere saugen gesellschaftliche Botschaften auf wie ein Schwamm. Ein loser Kindermund mag niedlich sein, er kann aber auch mächtig verletzen. Zwanzig Jahre später spüre ich meine kindliche Wut noch immer.

An einen dieser übellaunigen Tage erinnere ich mich noch ganz gut. Es muss ein stinknormaler Schultag mit anschließendem Hortbesuch gewesen sein. Ich kam nach Hause, knallte meinen Ranzen achtlos in die Ecke und mich gleich daneben.

»Da gehe ich nie wieder hin!«, dachte ich, und öffnete die Schnallen meines Schulranzens. »Irgendwo muss hier noch ein Kinderriegel rumliegen ...«

In dem Moment schloss meine Mama die Haustür auf und sah, wie ich im Flur das Papier des Schokoriegels aufriss. »Was machst du denn da unten ...?«, stellte sie weniger fragend als genervt fest.

»Ist doch egal, ich beweg mich hier nicht mehr weg!«, sagte ich trotzig und schob mir den Riegel komplett in die Backen.

Ich hörte meine Mama seufzen. Dieses Seufzen von Eltern, die nach einem langen Arbeitstag nach Hause kommen und ein bockiges Kind im Flur vorfinden, das es noch nicht mal geschafft hat, sich die matschigen Schuhe auszuziehen. Sie kniete sich trotzdem neben mich und streichelte mir den Rücken.

Ich schob die Mundwinkel noch ein Stück weiter nach unten, den Tränen nahe: »Dicke Sau ... und fette Kuh haben die mich gerufen!« Mehr bekam ich nicht raus, ohne vollends in Tränen auszubrechen.

Mama stand auf, bedeutete mir, dies ebenfalls zu tun, und ging mit mir an der Hand in die Küche. Wortlos schüttete sie Milch in einen kleinen Kochtopf, holte das Kakaopulver aus dem Schrank und setzte sich zu mir an den Küchentisch. »So,

Mucki, hör mal zu. Das ist nicht nett, was deine Klassenkameraden da sagen. Aber du musst dich auch wehren. Dann sagst du halt ...«

Während die Milch im Topf warm wurde, brachte mir meine Mama bei, dass Schlagfertigkeit eine Waffe ist – und wie ich sie einsetzen konnte. Meine Mutter war sehr pragmatisch und hatte auf alles eine passende Antwort:

»Basti hat mich faules Schwein genannt, weil ich nicht so schnell gelaufen bin wie er!«

»Dann grunze einfach zurück!« Sie grunzte mehrmals laut und kitzelte ein klitzekleines Lachen aus mir heraus. Das hielt nicht lange an.

»Und der Stefan hat über den ganzen Schulhof geschrien: ›Die deutschen Panzer rollen wieder‹, als er mich gesehen hat.«

Zugegeben, für einen kurzen Moment war meine antifaschistische Mutter sprachlos. Sie hatte gewiss keinen Sinn für Kriegsanspielungen und deutsche Panzer. Einen Vorschlag machte sie trotzdem: »Dann sag doch einfach: Pass bloß auf, dass ich dich nicht überrolle! Krabumm!«

»Ganz schön cool!«, denke ich heute. »Mama versteht mich einfach nicht«, dachte ich damals. Anstatt flotte Reaktionen auf all die Gemeinheiten einzuüben, wollte ich sie gar nicht erst hören.

»Heute war ein guter Tag: Niemand hat mich beleidigt«, schrieb ich einmal in mein Tagebuch. Die Messlatte für einen guten Tag schien nicht sehr hoch gewesen zu sein.

Die Wahrheit ist, dass viele Kinder, die auf die eine oder andere Weise aus einer gesellschaftlichen Norm fallen, regelmäßig Zielscheiben gehässiger Kommentare werden. Besonders äußerliche Auffälligkeiten werden gerne kommentiert, und das meist nicht freundlich. Auf vielen Schulhöfen werden nicht nur Pausenbrote, sondern auch Beleidigungen ausgeteilt. Meine Freundin Minh, deren Eltern bereits vor ihrer Geburt aus Vietnam nach Deutschland gekommen waren, hörte Dutzende Kommentare zu ihrer Augenform und wurde regelmäßig gefragt, wo sie denn »wirklich« herkomme. Dass sie, wie ich, hier geboren ist und Leberwurststullen in der Pause aß – die deutscheste aller deutschen Essgewohnheiten! –, hielt andere Kinder nicht davon ab, sie gehässig »die doofe Ausländerin« zu rufen.

## *Wahrheit oder Pflicht*

Klassenfahrten fand ich heikel. Ich meine nicht das Reisen oder die elternfreie Zeit, das war cool. Auf engstem Raum mit anderen Kindern zu essen, Ausflüge zu machen oder zu schlafen machte mich nervös. In der achten Klasse fuhr mein Jahrgang nach Tschechien. Dutzende Jugendliche und eine Handvoll Lehrerinnen in einer Jugendherberge.

Es fing schon morgens an: Während sich die anderen Mädchen aus ihren Schlafanzügen pellten und lautstark debattierten, welches Shirt am besten saß, schämte ich mich total, mich vor den anderen umzuziehen. Mal klemmte ich mich ins winzige Bad und versuchte dort, mich vollständig an- und auszuziehen, mal zog ich das Kleid über den Schlafanzug, um diesen dann umständlich darunter auszuziehen (Schwitzattacke!). Einmal zog ich mich komplett unter meiner Schlafdecke um und frage mich heute, ob ich wirklich geglaubt habe, dass das *weniger* Aufmerksamkeit auf mich ziehen würde.

Der nächste Stress kam im Essensraum: Vor anderen zu essen war ganz schön nervenaufreibend. Ich kann es nicht verleugnen: Ich war ein hungriges Mädchen, gegessen habe ich schon immer gerne und viel. Während einige meiner Mitschüler_innen zweimal von einer Stulle abbissen und dann erschöpft zusammensackten, weil sie ja »so voll« seien, aß ich auch gerne noch die Reste der anderen Kinder. Klar fiel das auf, was den einen oder anderen hämischen Kommentar nach sich zog. Was soll ich sagen, ich liebe Essen! Meine Tischnachbar_innen, die mochte ich hingegen nicht immer.

Zehn Tage Wanderungen in den Bergen, Discos und Flaschendrehen lagen vor uns. Ich teilte mir das karge Zimmer mit drei anderen Mädchen, darunter Nikola, meine beste Freundin zu der Zeit. Nachdem jede von uns das richtige Outfit für den Tag gefunden hatte (und ich mich schwitzend, aber erfolgreich auf der Toilette umgezogen hatte), machten sich unsere beiden Klassen auf zu einer Wanderung. Rund fünfzig Jugendliche zusammenzuhalten war sicherlich eine Leistung. Wir bewegten uns langsam den Berg hoch. Fünfzig rumalbernde Jugendliche verwandelten sich binnen kürzester Zeit in fünfzig nörgelnd-rumschlurfende Grinches. Nach Stunden schien niemand mehr so richtig Spaß zu haben, außer die wanderbegeisterten Lehrerinnen. Wenn wir bis zum Nachmittag durchhielten und uns nicht pausenlos beschwerten, versprachen sie, dürften wir abends eine Disco veranstalten. Das heiterte die meisten auf. Mich nicht, ich war damit beschäftigt, Luft zu bekommen und mein knallrotes Gesicht mit meiner Wasserflasche zu kühlen. Beim Erklimmen des Bergs lief mir das Wasser an meinem Rücken runter wie bei den Niagarafällen. Als wir den Gipfel erreicht hatten, hechelte ich heftig, dankte den Berggöttinnen (oder wem man da auch immer dankt) und klopfte mir imaginär auf die Schulter. Das Hochgefühl in den Höhen dauerte nicht lange an. Die drahtige Frau Kante, Sportlehrerin und eiserne Verfechterin der körperlichen Ertüchtigung in der Natur, hatte heute wohl mich auserkoren, um ihre Weisheiten kundzutun. Sie stellte sich triumphierend an meine Seite und postulierte: »Zwei- bis dreimal die Woche ein strammer Marsch, und du wirst keine Mühe mehr haben. So sagt man den Kilos den Kampf an!« Den roten Kopf bekam ich dieses Mal nicht von den zurückgelegten Höhenmetern, sondern vom Kichern meiner Mitschüler_innen, die Frau Kantes Spruch mitgehört hatten. Die Freude über den erklommenen Berg verdünnisierte sich im Wind. Dafür brannte die Scham in meinem Gesicht. Was meine Mutter wohl gesagt hätte? Keine Ahnung, aber ihre markigen Sprüche hätten eh nur noch mehr Aufmerksamkeit auf die Situation gelenkt. Ich wollte einfach nur im Erdboden versinken. Während sich meine Klassenkamerad_innen auf die versprochene Disco freuten – immerhin hatten wir alle durchgehalten und die Beschwerden aufs Minimalste begrenzt –, lief ich schweigend und schwitzend neben den anderen den Berg wieder runter.

Zurück in der Jugendherberge, wollte die Vorfreude auf die Disco nicht so ganz aufkommen. Nach ein paar Minuten Schmollen gab ich mir jedoch einen Ruck und schmiss mich in ein Partyoutfit. Nikola und ich schminkten uns gegenseitig mit blauem Lidschatten und schwarzer Wimperntusche – genau so, wie es zu Hause niemals erlaubt worden wäre.

Nach getaner Arbeit grinsten wir uns zufrieden an und machten uns auf in den Gemeinschaftssaal, der in eine Disco umfunktioniert worden war. Die Tische standen ordentlich aufeinander gestapelt auf einer Seite, das Licht war gedimmt, und aus einem CD-Player schallten die Backstreet Boys und Tic Tac Toe.

Wie so richtig coole Jugendliche waren Nikola und ich bereits nach wenigen Minuten stark gelangweilt. Also hielten wir nach den Jungs Ausschau. Die Jungs waren in diesem Fall Basti und Stefan. Ja genau, die beiden Bengel, die mir mit Vorliebe Tiernamen gegeben hatten. In den letzten Jahren hatte sich unser Verhältnis etwas entspannt. Ein bisschen Respekt hatte speziell Basti vor mir bekommen: Nachdem er mir im Unterricht mal wieder »dicke Sau« zugeraunt hatte, hatte ich ihm laut ins Ohr gegrunzt, woraufhin er erschrocken vom Stuhl gekippt war und von der Lehrerin eine ordentliche Ermahnung bekommen hatte. Rache ist süß, und manchmal voller blauer Flecken.

Nikola jedenfalls zog mich zum Snacktisch, wo die Boys abhingen, und schlug vor, die »voll uncoole Party« zu verlassen, um lieber oben im Zimmer abzuhängen. Wir schnappten uns eine Cola, einige Tüten Flips und schlichen mit den Jungs Richtung Ausgang.

»So sieht es also bei euch Mädchen aus. Ganz schön unordentlich.« Stefan latschte großspurig in unser Zimmer und setzte sich breitbeinig auf mein Bett. Mit spitzen Fingern und spöttischer Miene katapultierte er meinen am Morgen gedankenlos auf die Bettdecke geworfenen Bärchenschlafanzug in die Ecke. Schon damals dachte ich, dass dieses typische Platzhirschverhalten von Jungs absolut peinlich ist. (Genauso wie mein Schlafanzug. Wie konnte ich nur?!) Nikola warf mir diesen Ich-habe-dir-doch-gesagt-Bärchenschlafanzüge-gehen-gar-nicht-Blick zu. Sogleich versteckte ich das Ding im Schrank und setzte mich zu den anderen, die sich in der Mitte des Raums im Kreis auf den Boden gesetzt hatten.

Die Flips-Tüten wurden aufgerissen, und die Colaflasche war schnell geleert.

»Was machen wir nur mit der leeren Flasche ...?« Nikola grinste vielversprechend in die Runde und gab der Flasche einen ersten Schubs.

Stefan und Basti stießen sich kichernd an. Immerhin lag die Chance bei fünfzig Prozent, dass sie Nikola einen Kuss geben konnten – einem der schönsten Mädchen des Jahrgangs. Ich dachte keine Sekunde daran, dass die Vorfreude vielleicht auch mir gelten könnte.

»Und was ist, wenn zwei sich nicht küssen wollen?«, fragte ich in die Runde – bereits in der Erwartungshaltung, dass Stefan wohl lieber meinen Schlafanzug in der Öffentlichkeit tragen würde, als mir einen Kuss zu geben.

»Dann gilt Wahrheit oder Pflicht. Entweder beantworten beide eine Frage, oder sie müssen 'ne Mutprobe machen.«

Zufrieden nickten alle, die Regeln kannten wir sowieso.

Die Flasche landete – natürlich! – als Erstes bei mir und dann bei Basti. Mit kaum verhohlenem Spott sagte Stefan zu ihm:»Da haste deine Traumfrau.«

Bevor mein Kusspartner in spe auch nur ein Wort sagen konnte, rief ich reflexartig:»Wahrheit. Wir nehmen Wahrheit.«

Wenige Sekunden später wusste ich, dass ein kurzer Kuss wohl unkomplizierter gewesen wäre als die dreiste Frage, die Stefan sich daraufhin ausdachte.

»So, Magda, sag mal, würdest du für deinen Traummann ...«, Stefan zeigte grinsend auf Basti, »... würdest du für den zehn Kilo abnehmen?«

Ich funkelte ihn böse an.

»Na gut, dann soll Basti eben sagen, ob er Magda auch

noch mögen würde, wenn sie zehn Kilo mehr wiegen würde.«

»Scheißkerl!«, rief ich und sprang auf. Ich murmelte etwas von »mehr Cola holen« und rannte raus. Hinter mir hörte ich Stefan noch rufen: »Nun sei doch nicht gleich eingeschnappt, war doch nur 'n Scherz ...«

Auf meiner Flucht zum Gemeinschaftssaal traf ich auf Frau Kante. Verdammt noch mal, meine Glücksfee hat heute wohl schlecht gefrühstückt!

»Was machst du denn hier oben? Alle Schüler und Schülerinnen sollen unten in der Disco sein.« Sie sah mich mit prüfenden Augen an.

Kleine Flunkereien fielen mir schon immer leicht, so antwortete ich, ohne mit der Wimper zu zucken, dass ich auf mein Zimmer gegangen wäre, um mich etwas frisch zu machen. Immerhin wäre es unten ja ganz schön heiß geworden, und nach dieser ganzen Bergsteigerei ...

»Das finde ich sehr löblich von dir, Magda«, pflichtete sie mir bei. »Mit dem zusätzlichen, ja, ähm, du weißt schon, Gewicht auf den Rippen entwickelt man schnell einen, nun ja, ungünstigen Körpergeruch.«

Frau Kante nickte verständnisvoll in meine Richtung und gratulierte sich innerlich wahrscheinlich zu ihrer pädagogischen Glanzleistung, einem pubertierenden und hochemotionalen Mädchen schonend gesagt zu haben, dass es stinkt.

Rumms, das saß. Und brachte das Fass zum Überlaufen: zu viel Frau Kante, zu viel Stefan, zu viel Wahrheit an diesem Tag. Eiskalt fixierte ich diese drahtige Person und sagte langsam und überdeutlich: »Tja, ich weiß gar nicht, was Sie gegen meinen Geruch haben. Sie lieben es doch, uns zu überwachen. So können Sie nun immer riechen, wo ich bin.«

Sofort machte sich Empörung in Frau Kantes Gesicht breit. Ich ignorierte sie, ging festen Schrittes an ihr vorbei und fand den passenden Soundtrack zu meiner Stimmung im Discoraum. Aus den Boxen rappten die Musikerinnen von Tic Tac Toe, deren Worte ich zornig mitsang:

*Ich find dich scheiße*
*so richtig scheiße*
*ich find dich scheiße*
*so richtig sch-sch-sch-sch-sch-sch-scheiße*

Meiner Mama habe ich übrigens nie erzählt, wie ich Frau Kante sprachlos gemacht habe. Sie wäre sicher sehr stolz auf mich gewesen.

## *Turnhallenmief und Schwimmhallenblues*

Mal ganz ehrlich: Wer erinnert sich mit Herzchen in den Augen an die quietschenden Turnhallenböden, die nach Anstrengung und Errungenschaft rochen? Wer sehnt sich nach der motivierenden Trillerpfeife der Sportlehrerin im aparten blauen Baumwollanzug? Richtig: niemand.

Meine Erinnerungen an den Sportunterricht bringen mich heute noch ins Schwitzen oder sind schlicht nicht existent – schlimme Dinge verdränge ich nämlich gerne. Ich muss schon ganz schön heftig in meinem Kopf kramen, um mich an meine sportliche Zeit zu erinnern, und zwar nicht, weil sich meine Erfolge in Grenzen hielten, sondern weil ich mit diesem Kapitel in meinem Leben schlicht abgeschlossen habe. Frau kann halt nur soundso viele doofe Erfahrungen machen und verabschiedet sich dann endgültig vom Turnhallenglanz.

Mit Sport verbrachte ich als Knirps echt viel Zeit: Sei es beim Karate, im Tennisunterricht, beim leidigen Schulsport oder im Schwimmbad – nicht zu vergessen meine erfundene Spitzendisziplin Löffelstemmen, in der ich von Anfang an Spitzenwerte erzielte. Aber im Ernst: Meine ersten vorsichtigen sportlichen Schritte machte ich kurz nach meiner Einschulung in einem weißen Karate-Gi, einem in meinen Kinderaugen ungeheuer schicken japanischen Trainingsanzug, bestehend aus einer weißen Jacke, einer weißen Hose und einem Gürtel, genannt Obi. Nee, Moment. Den Anzug *wollte* ich tragen, musste ihn mir aber im Karateunterricht erst einmal verdienen. Um herauszufinden, ob wir Anfänger_innen auch wirklich Interesse daran hatten, Schlag-, Tritt- und Blocktechniken der jahrhundertealten Kampfkunst zu lernen und uns so in harter Arbeit bis zum schwarzen Gürtel hochzuarbeiten, mussten wir die erste Zeit im Jogginganzug üben. Erst dann durften wir den weißen Anzug tragen und uns Schritt für Schritt den weißen, gelben, lila oder gar schwarzen Gürtel erkämpfen. Nicht mit mir! Wenn ich schon keinen richtigen Anzug haben durfte, schmollte ich, wollte ich auch nicht weitermachen. Da brauchte ich schon etwas mehr Ansporn. Karate war also ein kurzes, aber lehrreiches Unterfangen: Ich lernte erstens, dass Sport Ausdauer und echtes Engagement verlangt, und zweitens wurde mir klar, dass der Style einfach stimmen muss.

Schwimmhallen sind zwar in der Regel keine Catwalks, aber dort lebte ich meine nächsten sportlichen Ambitionen aus:

Nachdem ich in der zweiten Klasse im verpflichtenden Schulschwimmen ohne große Mühe das Seepferdchen erreicht und mir meine Sportlehrerin großes Talent attestiert hatte, meldete mich meine Mutter zum Schwimmunterricht an. (Heute weiß ich, dass damals fast alle Kinder das Seepferdchen bekamen. Die Anforderungen bestanden darin, einen Sprung vom Beckenrand zu absolvieren, 25 Meter ohne Pause zu schwimmen sowie einen Gegenstand mit den Händen aus schultertiefem Wasser hochzuholen. Allerdings habe ich das heldenhafter in Erinnerung! Als Kind fühlte es sich so an, als würde ich den Kilimandscharo besteigen. Rückwärts!) Das Lob der Lehrerin gab meinem Selbstbewusstsein einen nicht unerheblichen Schub, und so schwamm ich von nun an zweimal in der Woche im Schwimmverein. Das Training war angsteinflößend, denn auf einmal waren da nicht mehr nur kleine stolze Seepferdchen, wie ich es war, sondern auch große Kinder: Zwölf- oder Dreizehnjährige, die olympiaverdächtig an mir vorbeiglitten.

Im Schwimmunterricht lernte ich, dass mein Körper wunderbare Dinge leisten kann. Auf dem Plan standen vierhundert Meter Brustschwimmen, zweihundert Meter Kraulen und einhundert Meter Rückenschwimmen. Und das war nur das Warmschwimmen! Wir tauchten fünfundzwanzig Meter ohne Luft zu holen und lernten unterschiedliche Schwimmtechniken, um unsere Ausdauer und Kondition zu trainieren. Ich wurde eine gute Schwimmerin und durfte während meiner Grundschulzeit sogar zweimal zu Schwimmwettbewerben mitfahren. Hört, hört, ich durfte in einer Sportart für meine Schule antreten! Also zumindest fast – denn die meiste Zeit verbrachte ich auf der Wartetribüne und jubelte meinem Team zu. Verlockend war es trotzdem. Den Tag nicht in der Schule abzusitzen, sondern an einem chlorgetränkten Wettkampf teilzunehmen, erweckte in mir unbändigen Kampfgeist.

Und dann kam der Tag, an dem ich meinen Wartetribünenjogginganzug gegen einen Badeanzug eintauschen durfte. Und was für einen: Es war ein schwarzer Einteiler mit grünen Streifen und Bein! Das fand ich nicht nur todschick, sondern auch der Sache dienlich. Weil ich meine Oberschenkel unmöglich in der Öffentlichkeit zeigen wollte, kam für mich nur ein Badeanzug in Frage, der mindestens einen Teil meiner Oberschenkel verdeckte. Also ein Badeanzug, der nicht an der Hüfte abschloss, sondern die Länge von Shorts hatte. Dass ich damit auffiel wie ein bunter Hund und so quasi noch mehr Blicke auf mich lenkte, war mir bestimmt nicht klar. Hauptsache, der Schwabbel war versteckt!

Aber zurück zum Wettkampf: Weil eine Mitschülerin plötzlich krank geworden war, rief man mich an den Startblock. Neben den Sportskanonen meiner Schule konnte nun auch ich endlich zeigen, wie viel Wasserratte in mir steckte. Da gab es nur einen klitzekleinen Haken: Ich hatte noch nie einen Kopfsprung vom Startblock gemacht. So ein Köpper, wie ich ihn nannte, benötigt nämlich richtig viel Überwindung: Die Arme über den Kopf gestreckt, springt man ins Wasser und hat so die optimalen Bedingungen für einen reibungslosen Start, um elegant in eine schnelle Schwimmroutine zu gelangen. Bisher hatte ich mich nicht getraut, kopfüber ins Wasser zu springen und die Arschbombenvariante vorgezogen, die zwar weniger effizient, mir aber ungemein sicherer erschienen war. Ein harter Aufprall auf dem Wasser war für meinen gut gepolsterten Po leichter abzufangen als für meinen Kopf, ist ja logisch. Und jetzt stand ich da, in einer lauten Schwimmhalle voller Sportcracks, und wusste, dass ich nicht die geringste Chance gegen meine Mitstreiter_innen hatte, wenn ich mit einer Arschbombe starten würde. Die Schwimmlehrerin machte mir freundlich, aber bestimmt deutlich, dass dies doch ein wunderbarer Moment wäre, mit Kopfsprüngen zu beginnen. Immerhin ging es hier um Medaillen und Schulehre und so!

Zitternd tippelte ich vor dem Startblock herum und war kreidebleich vor Nervosität. Der Druck und viele Augen lasteten auf mir. Würde ich das Wettschwimmen als Einzige mit einer spritzenden Arschbombe beginnen? Eine Lautsprecherstimme wies die nächste Gruppe an, die Startblöcke zu betreten und sich für den Fünfzigmetersprint im Kraulen bereitzuhalten. Damit war auch ich gemeint. Auf die Plätze! Ich betrat den Startblock und starrte ins kühle Nass. Während meine Kontrahent_innen sich hochkonzentriert auf den Sprung vorbereiteten, stand ich da wie ein nasser Waschlappen und betete für urplötzliche Unsichtbarkeit. Der erste Pfiff brachte uns in Stellung. Auf einmal war mein Kopf ganz leer, mein Blick starr nach vorne gerichtet. Ein weiterer Pfiff, und das Wettschwimmen würde losgehen. Dieser ließ nicht lange auf sich warten – und ich sprang. Ich glitt ins Wasser, tauchte mehrere Sekunden ein und begann zu kraulen. Ich schwamm wie von der Tarantel gestochen, als ginge es um mein Leben. Als ich nach fünfzig Metern den Beckenrand erreichte, erwartete mich meine Sportlehrerin und gratulierte mir: Ich hatte einen Köpper gemacht, einen richtigen Köpper! Stolz wie Bolle stieg ich aus dem Wasser und registrierte die Enttäuschung meines Teams kaum. Das Ziel erreichte ich nämlich nur als Zweitletzte; gebraucht hätten wir einen Sieg, um eine Medaille abzustauben. Für mich zählte allerdings nur eines: Ich hatte meine Angst überwunden, verdammt noch mal!

Das darauffolgende Jahr blieb ich wieder am Beckenrand sitzen und schaute meinem Team nur zu. Eingesetzt wurde ich nicht mehr, aber damit konnte ich leben. Hatte ich schon erwähnt, dass ich den ersten Köpper meines Lebens gemacht hatte?! Das kann mir niemand mehr nehmen.

Obwohl ich einige bestärkende Erlebnisse hatte, machte mir der Schwimmunterricht nicht immer Spaß. Im Gegenteil: Das konkurrenzbetonte Wettschwimmen stresste mich ungemein, weil ich selten so »richtige« Erfolge vorweisen konnte. Ich verbesserte mein Tempo nur langsam und kam stets als Letzte oder Vorletzte an. Beim Schwimmen zählt eben Technik und Schnelligkeit, und in beiden hatte ich Mühe mitzuhalten. Wie heißt es so schön? »Ein Team ist nur so stark wie das schwächste Glied.« Wenn man in einem wettbewerbsorientierten Sport permanent zu den Schwächsten gehört, ist es schwer, nicht irgendwann das Handtuch zu werfen. Zu allem Überfluss liebte es die Schwimmlehrerin, uns mit ganz eigensinnigen Übungen zu bestrafen: Wenn mehrere Kinder zu spät kamen oder tratschten, anstatt sich auf den Unterricht zu konzentrieren, musste der komplette Kurs einen sogenannten »Entchengang« um den Beckenrand machen. Dafür hockten wir uns hin, verschränkten die Arme auf dem Rücken und watschelten los – so schnell es nun einmal geht in dieser Position ... Ich hatte nicht nur Mühe, mit dem Tempo der anderen mitzuhalten. Wer stets versucht, den Bauch einzuziehen und möglichst viel vom eigenen Körper zu verstecken, kann sich bestimmt gut vorstellen, wie erfolgreich das in der Hocke abläuft. Das Ende

meiner Schwimm- und Watschelkarriere war vorprogrammiert.

Den letzten Rest gab mir ein Sportcamp in Ahlbeck an der
Ostsee. Damals hatte ich schon einige Jahre lang Schwimmunterricht gehabt, und so bot es sich an, auch einen Teil meines Sommers in einem Schwimmcamp zu verbringen. Wir
schliefen in riesigen Acht- bis Zehn-Mensch-Zelten, saßen
abends am Lagerfeuer und trieben quasi den ganzen Tag
lang Sport. Mir wurde schmerzlich bewusst, dass ich mit
den anderen nicht mithalten konnte. Schon mal am Strand
gejoggt? Wir taten es jeden Morgen als Frühsport. Jedes Mal
fiel ich bereits nach wenigen Minuten zurück und bildete das
Schlusslicht. Da ich so langsam war, musste eine Trainerin
stets neben mir herlaufen, damit ich nicht verlorenging. Ich
weiß nicht mehr, wer weniger begeistert davon war: die Trainerin, weil sie sich extra um mich kümmern musste, oder ich,
weil ich mich so dafür schämte. Während die anderen Kinder
und Jugendlichen scheinbar mühelos die Kilometer im Sand
abliefen, war ich froh, wenn ich am verabredeten Punkt überhaupt ankam.

Gemeine Sprüche war ich ja bereits vom Schulalltag gewohnt, gleichwohl ich immer Freund_innen hatte, die für
mich Partei ergriffen und die Sprücheklopfer an meiner Stelle
ausschimpften. Ich rühmte mich gar damit, dass ich recht beliebt war, »obwohl ich dick bin«! Bei diesem Camp war alles
anders. Ich war in der Hierarchie so weit unten, dass selbst
die Freundin, mit der ich gemeinsam hingefahren war, bald
kaum mehr mit mir sprach. Ganz im Gegenteil, sie beteiligte
sich lauthals an den Sticheleien.

Nach ein paar Tagen traute ich mich nicht mehr aus dem
Bett und sagte den Trainerinnen, dass ich krank sei. Ein An-

ruf bei meiner Mutter bestätigte, dass ich öfter Bronchitis hätte und damit nicht zu spaßen wäre. (Danke, Mama, für dieses Alibi, das du mir ohne Absprache gegeben hast.) So blieb ich eines Morgens einfach in meinem Schlafsack liegen und tat so, als würde ich schlafen, während die anderen Mädchen, mit denen ich mir das Zelt teilte, sich für den Frühsport anzogen. Ich hörte sie über mich reden und lachen: »Haste gesehen, dass die immer als Letzte ankommt? Ich weiß gar nicht, was die hier macht. Voll langsam und so. Die soll mal ein bisschen abnehmen, dann wird die auch schneller.«

Eine andere warf ihr nasses Handtuch auf mich. »Hier ist schon so wenig Platz für unsere Sachen und dann nimmt die auch noch so viel Platz weg.«

Ich spürte das nasse Handtuch auf meinem Schlafsack. Es gab keinen Zweifel, sie sprachen über mich. Ich bewegte mich kaum und versuchte, so flach wie möglich zu atmen. Bloß nicht auffallen. Das dachte sich wohl auch die Trainerin, die vor dem Zelt saß und nichts gegen die mobbenden Mädchen unternahm.

Krass, was Hänseleien so anrichten können: Sie bilden den perfekten Nährboden für Selbstzweifel. Abends heulte ich mich in den Schlaf. »Wenn ich nicht so dick wäre, könnte ich schneller laufen. Und niemand würde mich piesacken.«

Dass ich mich damals in meiner Freizeit sportlich betätigt habe, finde ich heute verwunderlich, denn schon der Schulsport hat mir überhaupt keinen Spaß gemacht. Er war Teil des schulischen Pflichtprogramms, aber er konnte mir kaum vermitteln, dass Bewegung Freude bereiten kann. Besonders nervig waren Teamspiele. Die Vorbereitung verlief immer sehr ähnlich: Die berühmt-berüchtigte Frau Kante wählte zwei besonders sportliche Schüler_innen aus, die dann jeweils ihre Teammitglieder wählten. Ich machte es mir dann erst einmal auf der Bank gemütlich. Auswahlprozesse sind ja nicht besonders glamourös, zumindest nicht für die, die erst am Ende aufgerufen werden. Ein prima Setting für Mobbingstrukturen übrigens, in denen sich zwei Teams um die Schnellsten und Besten reißen und dann motzend und augenverdrehend die Langsamen und weniger Beliebten unter sich aufteilen müssen.

Aber einmal kam meine sportliche Sternstunde: Einmal war *ich* eine der Ersten, die ins Team gewählt wurde. Hurra! Das hatte aber auch einen guten Grund: Beim Fußball sollte ich im Tor stehen, weil ich dieses angeblich mit meiner Breite umfassend ausfüllen würde und so kein Ball an mir vorbeikäme.

»Immerhin muss ich keinem dämlichen Ball hinterherrennen«, dachte ich, und nahm die Aufgabe gewissenhaft an.

Man muss jetzt keine Fußballexpertin sein, um zu ahnen, dass diese Theorie nicht aufging. Zum Leidwesen meiner Teamkolleg_innen hielt ich nicht einmal jeden zweiten Ball, und wir verloren haushoch. Dieses Mal war nicht der Schiri schuld.

Weil ich trotz sportlicher Betätigung dick blieb und meine Ärztin dies mit krauser Stirn zur Kenntnis nahm, begann ich mit vierzehn Jahren, regelmäßig zu einer Ernährungs- und Fitnessberaterin zu gehen. Jede Woche mittwochabends besuchte ich Frau Schneider in ihrem kleinen Büro in Berlin-Lichtenberg, das gleichzeitig als Sport- und Lehrraum fungierte. Frau Schneider war eine schmale, sportbegeisterte Person, die den Pfunden dieser Welt eine klare Kampfansage erteilte. Disziplin und Ausdauer waren ihre Lieblingswerte. Bei ihr lernte ich, wie viele Kalorien sich in einhundert Gramm Schokolade (500 kcal) oder Vollkornbrot (230 kcal) befanden. In einer Ernährungsstunde fragte sie mich dann zum Beispiel:»Welches Nahrungsmittel scheint sinnvoller zu sein, wenn du mit Genuss und Köpfchen satt werden möchtest: Schokolade oder Vollkornbrot?« Ich fing an zu träumen und dachte an Spaghetti Bolognese mit geschmolzenem Käse. Und zum Nachtisch Milchreis mit heißen Erdbeeren. Oder Kirschen! Nix da. Pflichtbewusst antwortete ich:»Vollkornbrot!«, und Frau Schneider war sehr zufrieden mit mir. Danach schickte sie mich aufs Laufrad, auf dem ich zwanzig Minuten schwitzte und Kalorientabellen an der Wand anstarrte.

Mit fünfzehn plante ich, nach der zehnten Klasse einen Auslandsaufenthalt an einer US-amerikanischen Highschool einzulegen. Frau Schneider machte schon allein der Gedanke daran nervös. Aber nicht, weil ich Tausende Kilometer von meiner Familie entfernt in einem mir unbekannten Land eine Sprache besser lernen wollte. Anstatt sich mit mir zu freuen, malte sie den sprichwörtlichen Teufel an die Wand und warnte mich vor meinem unausweichlichen Schicksal: Ich würde noch dicker nach Deutschland zurückkommen. In den USA bekäme man ja nur zuckrige Limo, fettige Burger und Erdnussbuttersandwiches. Bevor ich über den großen Teich flog, vereinbarten Frau Schneider und ich bereits einen Termin für die Zeit nach meiner Wiederkehr. Ich dürfe mein Ziel, Gewicht zu verlieren, nicht aus dem Auge verlieren, schärfte sie mir ein. Die Wahrheit ist: Frau Schneider und ich sahen uns nie wieder.

Als ich aus den USA wiederkam, mit zwölf Kilogramm

mehr Gepäck auf den Rippen, traute ich mich nicht mehr in einen Sportverein, geschweige denn zu der Person, deren Lieblingswerte Disziplin und Ausdauer waren. Ich war so fest davon überzeugt, dass ich versagt hatte, dass ich den Sport abhakte. Warum sollte ich mich mit etwas quälen, was mir kaum positive Momente oder gar Erfolgserlebnisse bescherte? Ich war nun alt genug, um meine eigenen Entscheidungen zu treffen. Also entschied ich: Sport kann mich mal. Kreuzweise. Ich hatte eh was Besseres vor.

Denn etwa zur gleichen Zeit wurde ein anderes Hobby in meinem Leben immer wichtiger: das Singen und die Musik. Wenn ich heute so zurückblicke, ist das ein bisschen absurd: Ich konnte weder Noten lesen noch eine komplette Strophe tonal richtig singen. Und trotzdem fand ich, dass ich eher auf eine Bühne gehörte als in eine Turnhalle oder ein Schwimmbad. Immerhin liebte ich Musik. Ich gehöre ja zu der Generation, die noch in mühevoller Kleinstarbeit Kassetten zusammengestellt hat. Die coolen Kids von heute nennen das »Mixtape«. Ich ließ das Radio den ganzen Tag dudeln, wartete sehnsüchtig auf meinen Lieblingssong, und wenn er dann kam, drückte ich in Sekundenschnelle auf den Aufnahmeknopf des Kassettenrekorders. Meine absolute Lieblingsband füllte nicht nur Dutzende Mixtapes, sondern auch mein Herz mit größter Freude, als ich sie das erste Mal live erleben durfte. Keine andere Gruppe konnte mich so verzaubern wie diese.

## Im Wampen- ... ähm,
## Rampenlicht

Es muss Anfang der neunziger Jahre gewesen sein, auf dem Alexanderplatz in Berlin. Es war bitterkalt, und die Schneeflocken tanzten zum Takt der Livemusik, die eine musikalische Großfamilie auf einer selbst zusammengezimmerten Bretterbühne spielte: Die neun – oder waren es gar zehn oder elf? – Geschwister spielten poppige Folksongs, und die Menge wippte sich warm. Zu sehen war die Kelly Family, die später mit ihrem Hit »An Angel« weltberühmt werden sollte.

In der Mitte der Bühne tanzte eines der Mädchen besonders wild, sie war vielleicht zwölf oder dreizehn, und schwang ihr zotteliges Haar im eiskalten Wind. Sie trug ein weites weißes Leinenhemd, einen Hippie-Rock und eine braune, gefütterte Weste. Wie elektrisiert starrte ich sie an: Maite Kelly, die zweitjüngste der Familie. Sie war das erste dicke Mädchen, das ich auf einer Bühne sah. Und wie selbstbewusst sie sich präsentierte! Sie drehte ihren Körper mehrmals im Kreis, griff zum Mikro und schmetterte den Refrain mit. Zu der Zeit war ich gerade eingeschult worden und hatte schon eine vage Vorstellung davon bekommen, was es heißt, mehr Kilos als andere mit mir herumzutragen. Immerhin hatte ich Monate vorher meine erste Diät gemacht und fing an, mich mit anderen Mädchen zu vergleichen. Oft schnitt ich dabei nicht besonders gut ab. Die meisten meiner Freundinnen waren schlanker und in meinen Augen schöner als ich, genauso wie die bekannten Musikerinnen und Schauspielerinnen, die ich zu der Zeit anhimmelte. Benennen konnte ich es damals natürlich noch nicht, aber ich spürte deutlich, dass mein Körpergewicht Einfluss darauf hatte, was ich oder andere mir zutrauten oder in mir sahen. Vielleicht war ich deshalb so fasziniert von diesem dicken, tanzenden Mädchen auf der Bühne, das ihren pfundigen Körper scheinbar mühelos hin- und herschwang.

Mit vierzehn stand ich das erste Mal selbst auf einer Bühne. Meine gerade neugegründete Band, zusammengewürfelt aus musikinteressierten Schülerinnen aus meiner Klasse, nahm an einem Bandtreffen im ländlichen Brandenburg teil. Leute, es war verdammt aufregend! Da tummelten sich so viele andere Musiker_innen unterschiedlichsten Alters, die Rock, Punk oder Gospel spielten, und wir mittendrin, zitternd. Vor Aufregung verknotete ich das ganze Konzert über meine Hände ineinander, eine Eigenart, die ich mir nie so richtig abgewöhnen konnte. Andere rauchen, ich knautsche mit meinen Händen rum. Meine Band rumpelte mit Müh und Not und dünnen Kopfstimmchen sowie experimentell anmutenden Tempiwechseln durch unseren ersten Auftritt.

Unser Name, Totally Stressed, war in den Anfangsjahren unfreiwillig Programm. Auf den Fotos sehe ich so aus, als würde ich mich am liebsten verstecken. Die Rampensau sollte noch einige Jahre in mir schlummern, bis sie endlich rausdurfte. Große Angst auf der Bühne hatte ich nicht nur vor schiefen Tönen. Stundenlang stand ich vor Konzerten vor dem Spiegel, sprang auf und ab, drehte mich von rechts nach links und übte, meinen Bauch einzuziehen, damit das Outfit auch perfekt saß. Schon als Teenager kapierte ich, dass es nicht nur auf meine Stimme ankommt. »Das Auge isst mit«, sagt man doch so schön!

Auf dem feministischen Gemeinschaftsblog Mädchenmannschaft, auf dem ich während meines Studiums zu bloggen anfing, veröffentlichte ich vor ein paar Jahren einen Beitrag mit dem Titel:»Wie viele Schlagzeugerinnen kennst du?« Darin beschrieb ich, wie es für mich und meine Bandkolleginnen war, als eine der wenigen Mädchen in einer männerlastigen Bandszene Musik zu machen, dort quasi aufzuwachsen.

*Ich wuchs im Ostteil Berlins auf und verbrachte fortan sehr viel Zeit im Jugendclub Linse, der meiner Band einen Proberaum und in den Folgejahren dutzende Auftrittsmöglichkeiten zur Verfügung stellte. Rockmusik, Metal, ein bisschen Hip Hop und Punk tönten aus den Proberäumen unserer (meist männlichen) Musikerkollegen. Ehe wir uns selbst eine Bandbeschreibung zulegten, waren wir »die Mädchenband« und unsere Musikrichtung wurde als »Mädchenrock« beschrieben. Wenige Jahre später übernahmen wir diese Zuschreibungen selbst und nannten unseren Musikstil »Female Art Rock«. In den männlich-dominierten Bereichen, in denen wir einen Großteil unserer Jugend verbrachten, lernten wir schnell, dass Geschlecht – vor allen Dingen von jenen, die von einer cis-männlichen Norm abweichen – irgendwie immer eine Rolle spielte, ob wir wollten oder nicht.*[2]

---

2    Als cis-männlich bezeichnet man Personen, deren Geschlechtsdentität – in diesem Fall männlich – mit dem bei ihrer Geburt zugewiesenen Geschlecht übereinstimmt. Die meisten Menschen hinterfragen weder ihre Geschlechtsidentität noch die Eionordnung von Menschen in ausschließlich zwei Geschlechter (Mann/Frau). Das nennt man Cis-Normativität.

Ich schrieb im Blog auch auf, welche dämlichen Sprüche wir regelmäßig hörten, weil rockende Mädchen und junge Frauen auf der Bühne heute anscheinend immer noch so außergewöhnlich sind wie rosafarbene Pudel. Da war der Tontechniker, der genervt war, weil der Soundcheck länger gedauert hat, und uns mitteilte, dass das »hier kein Kaffeekränzchen« sei. Oder der gutmeinende Bühnenhelfer, der der Bassistin erklärte, wo sie ihr Kabel reinstecken müsse. Das wusste sie natürlich selbst, immerhin war es ihr eigener Bass-Amp.

Oft fehlte unseren männlichen Kollegen schlicht die Vorstellung, dass Mädchen Gitarristinnen, Bassistinnen oder eben Schlagzeugerinnen sein können und nahmen automatisch an, dass frau die Sängerin sei. Andere wollten hilfsbereit sein und boten ihre starken Arme beim Tragen der schweren Technik an. Selbstredend kamen nur Musikerinnen in den Genuss dieses Service, nie die anderen Musiker. Es scheint so, als könnten wir zarten Wesen nicht unsere eigene Technik tragen. Ganz schön danebenliegen mit ihren »Komplimenten« konnten aber auch diejenigen, die eigentlich nur ihre Freude ausdrücken wollten, dass Mädchen und junge Frauen Musik machen: »Für eine Mädchenband seid ihr ganz gut« ist zu einem echt nervigen Schlager im Dauerloop geworden. Wer erzählt schon Musikern, ihre Songs seien ja ganz schön prima, *obwohl* sie Jungs seien?

Ein besonders eindrückliches Beispiel erlebte ich vor ein paar Jahren bei einem Festival in Berlin, auf dem ich mit meiner anderen Band auftrat, einer Coverband, die in der Mehrzahl aus männlichen Musikern bestand. Vor dem Backstagebereich wurde ich von der Security mit den Worten aufgehalten, dass »hier eigentlich nur Bandmitglieder reindürfen«. Keine Ahnung, für wen die mich hielten. Ich weiß nur, ich werde mich irgendwann rächen. Mit einem fiesen, lauten hohen C!

Was ich in dem Blogpost nicht angesprochen habe, waren meine ganz persönlichen Kämpfe, die ich auf der Bühne ausfocht. Ich kann mich kaum an ein Konzert erinnern, bei dem ich mir nicht kontinuierlich die Fragen gestellt habe, wie mein Körper in diesem oder jenen Licht wirkt, ob mein Kleid zu eng ist oder wie viele Leute jetzt darüber nachdenken, wie dick ich auf der Bühne aussehe. Mein Bühnenoutfit wähle ich heute strategisch aus: Erstens muss mir die Klamotte gefallen (nicht vergessen: Eine Bühne schreit förmlich nach Glitzer, Partyhütchen und aufregenden Mustern!). Zweitens muss ich mich in dem Outfit wohl fühlen. Und drittens, am wichtigsten: Ich brauche Bewegungsfreiheit. Früher achtete ich meist nur auf den ersten Punkt: Wenn ich eine tolle Klamotte trage, fühle ich mich doch automatisch großartig, und es kann nichts mehr schiefgehen, oder? Pustekuchen. Oftmals war ich das ganze Konzert über damit beschäftigt, mein rutschendes Jäckchen zurechtzuzuppeln oder gestresst an meinen Fingernägeln zu knabbern, weil ich darüber sinniert habe, wie viele meiner Speckrollen gerade sichtbar im Rampenlicht glänzen. Bauch einziehen *und* Singen ist auch eine ungünstige Kombi: Wie soll ich denn kraftvoll die hohen Töne treffen, wenn ich aus Angst vor einem aufgeblähten Bauch nicht ordentlich durchatmen kann? Wie zur Hölle soll ich denn so jemals mein hohes Rache-C hinbekommen?

Die Bühne wurde für mich ein widersprüchlicher Ort: Ich begann – langsam, aber sicher –, mich im Rampenlicht wohl

zu fühlen. Der Applaus, die freudigen Gesichter und Party-
gäste, die mit ihren Körpern nach *unserer* selbstgeschriebenen Musik wippten, konnten echt ganz schön süchtig machen. Ich suchte permanent Bestätigung. In meiner Jugend
stand ich ausschließlich auf Jungs – später sollte sich das ändern –, und ihre Aufmerksamkeit zu bekommen stand ganz
klar weiter oben auf meiner imaginären Wunschliste. Auf der
Bühne war ich nicht nur Künstlerin, sondern auch pubertie-
rende Jugendliche, die früh verstanden hatte, dass Schönheit
oftmals für Mädchen *der* Wert an sich ist. So richtig beliebt
bei den Jungs war ich leider nicht. Schuld waren die vielen
Kilos, die potentielle Boyfriends abschreckten, davon war ich
überzeugt. Nach außen hin war ich tough und großmäulig, in
mir drin tobte ein verunsichertes Durcheinander. Als junger
Mensch ist es verdammt schwer, ein gutes Selbstwertgefühl
zu entwickeln. Davon kann ich ein Lied singen. Also ernsthaft, ich kann *wirklich* ein Lied davon singen:

Mit siebzehn schrieb ich den Songtext *Hungry Girls Are
Popular* (»Hungrige Mädchen sind beliebt«). Drama, Baby,
Drama! Darin war ich richtig gut. Und meine Band auch. Vor-
stellen muss man sich das so: Der Song beginnt mit einem
melodiösen Bass, gefolgt von einer knarzigen Gitarre. Wenige
Sekunden später addiert die Geige Pathos dazu, während das
Schlagzeug sich langsam steigert und mit einem schweren
Viervierteltakt den ersten instrumentalen Refrain einleitet.
Kurz brechen alle Instrumente in einem gehetzten Up-Tem-
po-Teil aus, um im Folgenden in eine sehr reduzierte drum-
und basslastige Strophe überzuleiten. Dann beginnt meine
noch recht kindliche Stimme zu singen (den Text habe ich
gleich mal auf Deutsch übersetzt):

*(1. Strophe:)*
*Ich habe Todesangst,*
*an meinem Gewicht zu ersticken.*
*Ich kotze lieber,*
*als selbstbewusst zu sein.*
*Der Spiegel kann mir nicht zeigen,*
*wie toll ich sein kann.*
*Er offenbart,*
*dass ich weit entfernt bin von perfekt.*

*(Bridge:)*
*Rette mich, rette mich, rette mich.*
*Hol mich hier einfach nur raus.*

*(Refrain:)*
*Ich muss aufhören, mich selbst zu vergiften.*
*Mein Gewissen übernimmt meine Gedanken.*
*Und ich weiß, dass es falsch ist, mich zu verstecken,*
*aber meine Sorgen schmerzen zu sehr.*

*(2. Strophe)*
*Ich habe es mehr als einmal gespürt,*
*Ablehnung tut richtig weh.*
*Ich schaue den Mädchen zu,*
*wie sie Tausende Jungs daten.*
*Aber die sehen mich noch nicht mal,*
*sie sollten mal lieber damit anfangen,*
*weil ich süchtig bin nach Aufmerksamkeit.*

Du wirst es vielleicht bemerkt haben: Ich schäme mich nicht.
Das stimmt natürlich gar nicht, ganz im Gegenteil, aber ich

glaube an die Macht der Konfrontation mit den eigenen Unsicherheiten, oder wie mein Vater es ausgedrückt hat: an den Mut zur Hässlichkeit. Deshalb atme ich jetzt noch einmal kräftig durch, auch wenn mein siebzehnjähriges beschämtes Ich gerade versucht, sich unter der Bettdecke zu verstecken. (So muss es sich anfühlen, wenn man gezwungen wird, eine halbe Stunde lang Passagen aus dem eigenen Tagebuch in der Schulaula vorzulesen. Nackt.)

Wer hätte denn ahnen können, dass die doofe erwachsene Magda den Songtext Jahre später wieder rauskramt und in einem Buch abdruckt? Hätte, hätte, Glitzerkette. Selbstverständlich habe ich heute große Empathie für mein jugendliches Selbst, das anfing, sich über die Welt Gedanken zu machen, die es umgab. Und die nahm ich so wahr: Die schlanken, hübschen Mädchen sind beliebt bei den Jungs. Die Jungs wiederum stehen bei mir nicht wirklich Schlange. Das finde ich doof. Mein Spiegelbild auch. Doof ist auch diese giftige Welt, aber richtig abgrenzen davon kann ich mich nicht. Schuld gebe ich lieber den hungernden Mädchen.

Auch ich war hungrig. Nach Aufmerksamkeit. Es sollte noch einige Jahre dauern, bis ich kapierte, dass die anderen Mädchen – weder die Schönen noch die Hungernden – nicht wirklich das Problem sind. Die Probleme sind: Schlankheitsnormen und Schönheitsideale.

Ich suchte mir musikalische Vorbilder, die nicht als »perfekt« galten, manchmal sogar richtige Außenseiter waren. Mein Kinderzimmer tapezierte ich mit Postern der Kelly Family (etwa fünfzig bis sechzig, um genau zu sein, ich war ja eine fleißige Leserin der BRAVO, die mit ihren Starschnitten meine Wände verzierten und mehrere Fanordner füllten). Wenige Jahre später entdeckte ich Beth Ditto von The Gossip, die sich selbst gerne als »fett, laut und nerdy« beschreibt. Punkmusik, vorzugsweise die feministische Riot-Grrrl-Punkszene, übte eine richtige Faszination auf mich aus. Nicht wegen der Musik, die fand ich nervig. Es waren die kompromisslosen, lauten und wütenden Frauen, viele davon queer, die mein Herz eroberten. Sie lehnten sich gegen Ungerechtigkeiten auf und wollten nicht mehr »nur« Groupies auf Konzerten sein, sondern selbst die Drumsticks und Gitarren in die Hand nehmen. Dass eine knallharte Attitude nicht gleichbedeutend damit ist, dass da eine keine Probleme mehr hat, beschreibt Beth Ditto ausführlich in ihren Memoiren. Sie erinnert sich, dass sie sich selbst nie als Sängerin wahrgenommen hat. Richtige Sängerinnen seien nämlich schmal und hätten niedliche, sanfte Stimmen oder eben schrille Punkrockstimmen wie die Riot Grrrls von Bikini Kill. Beides trifft auf Ditto nicht zu. In ihrem Buch schreibt sie über ihre Zeit in einer einengenden US-amerikanischen Kleinstadt, die dem lauten, dicken und lesbischen Teenager nicht viel Platz zum Atmen ließ. Ein Körper ist schwer von einer Künstlerin zu trennen, das erkannte auch Ditto. Anstatt sich im Rampenlicht kleinzumachen, was ja eh nicht geklappt hätte, machte sie ihren Körper zum Markenzeichen. Das Gewicht hat ihr dabei geholfen, zu einer richtig guten Performerin zu werden. Das Klischee der »lustigen fetten Freundin« lebte sie auf der Bühne schonungslos aus. »Ein Konzert unterschied sich gar nicht so sehr davon, als fette Fünftklässlerin seine Freunde zum Lachen zu bringen«, schreibt sie. Und: »In der Schule musste ich den anderen zuvorkommen, bevor sie sich über mich lustig machten. Ich musste charmanter, scharfzüngiger und witziger sein als die anderen.«

Auch ich konnte meine Lehrer_innen mit meinem Schnattern auf die Palme bringen. Mein Mundwerk wurde zu meiner schärfsten Waffe. Einerseits signalisierte ich, mehr zu sein als mein (vermeintlicher) Makel. Andererseits stellte ich meinen Körper ständig in den Mittelpunkt, indem ich mich regelmäßig selbst auf die Schippe nahm. Getreu dem Motto: »Ich kann zwar nicht beeinflussen, wie Mitmenschen mit mir umgehen, aber die lautesten Witze mache ich immer noch selbst!«

Dass das Körpergewicht hilfreich sein kann, die eigene Rolle auf der Bühne zu etablieren, bewunderte ich bei anderen, aber für mich kam das nicht in Frage. Während Beth Ditto am Ende ihrer Konzerte oft in Unterwäsche herumsprang, ärgerte ich mich weiterhin über jedes Doppelkinn, das ich auf Fotos von mir erspähte. Und wenn Ditto dann doch mal angezogen war, traute sie sich Dinge, die ein regelrechtes Staunen in mir auslösten: Mal trug sie superkurze Shorts oder Minis (ohne Strumpfhose!), ein anderes Mal ein ärmelfreies, enganliegendes Etuikleid. Das kam für mich überhaupt nicht in die Tüte. So richtig glauben konnte ich auch nicht, dass das dicke Frauen überhaupt jenseits der Bühne tragen würden (oder sollten …). Ich setzte mich ja auch nicht mit meinen entblößten Oberschenkeln in eine volle S-Bahn!

Langsam, sehr langsam, bröckelten meine Vorstellungen davon, wie sich eine Frau anzuziehen hat, wenn sie mehr auf der Hüfte trägt als die Durchschnittsfrau in Deutschland (die gemäß eines Artikels in der BRIGITTE im Übrigen 1,65 Meter groß ist und immerhin Kleidergröße 44 trägt). Diese bröckelnden Vorstellungen legten den Grundstein für eine neue feurige und intensive Liebe:

# Fa(t)shion! –
## Meine erste große Liebe

Wenn mich heute jemand fragt, welche Sportart ich denn gerne ausübe, sage ich halb im Ernst, halb im Spaß:»Shopping!« Am liebsten gehe ich alleine ins Einkaufszentrum, nur in seltenen Fällen mit anderen Menschen. Dass mir das Abklappern von Geschäften, die nur Normgrößen führen, keinen Spaß macht, hat meine Schulfreundin Nikola zu verschulden. Über zwei Jahre – in der siebten und achten Klasse – waren wir BFFs (für alle Leser_innen über zwölf:»Best Friends Forever«). Wir pubertierten zusammen vor uns hin, schrieben uns jeden Tag seitenweise Briefe über die ätzende Mathestunde und den aktuellen Schwarm – und wir liebten beide Mode. Nikola war blond, schlank und in meinen Augen wunderschön. Sie war sich ihres Aussehens auch sehr bewusst. Und ich war davon überzeugt, dass sie nur mit mir abhing, weil sie neben mir noch schöner wirken konnte.

Eines Tages hatten wir uns in den Kopf gesetzt, auf ein Technofestival zu gehen.»Wie abgefahren wäre es denn, wenn wir beide das gleiche Outfit tragen würden?«, fragte mich Nikola begeistert und fügte noch hinzu, dass es»ganz unbedingt« ein weißes Shirt und eine rosa Hose sein müsse.»Voll süß, nee, so richtig geil wäre das«, war sie sicher. Nikola, Größe 36, wusste, dass *sie* damit bombig aussehen würde. Ich, irgendwas um die 44, schauderte bei dem Gedanken, meine Speckrollen in einen rosaweißen Alptraum zwängen zu müssen. Sie schleppte mich von einem Geschäft ins nächste und suchte rastlos nach genau dieser Kombination. Wir fanden sie nicht. Oder besser gesagt: Wir fanden keine passende Hose für mich. Mit jedem weiteren Geschäft, das wir betraten, nahm auch mein Schamgefühl mehr und mehr zu. Während Nikola beschwingt die Gänge entlanghüpfte, lugte ich nach den Größenschildern, die oftmals schon bei Größe 42 aufhörten. Die Geschäfte meiner Jugend – Pimkie, Orsay, H&M – meinten es nicht gut mit mir. Dass ich nicht in die Kleidung passte, war schlimm. Noch schlimmer war, dass ich mich dafür verantwortlich fühlte. Nikola war wenig empathisch, zumindest entnahm ich das ihrem genervten Zungenschnalzen. Unweigerlich baute sich die Hausärztin aus meiner Kindheit in meinen Gedanken theatralisch vor mir auf und spottete: »Tja, du wolltest ja nicht hören! Ich habe es dir gesagt: ›Kein Kleid passt, keine Hose geht mehr zu ...‹«

Nicht gerade zu Nikolas Freude kamen mir ihre strengen Eltern quasi zu Hilfe, aber anders, als man denken könnte: Als sie erfuhren, dass wir auf das Festival gehen wollten, machten sie einen Riesenaufstand. »Als ob wir zwei Vierzehnjährige auf eine Technoparty gehen lassen würden, auf der sich Hunderttausende Tanzwütige tummeln und irgendein weißes Zeug schnupfen!«, stellte ihr Vater kopfschüttelnd fest. Damit war das Festival vom Tisch und unser Partnerinnenlook gestrichen. Nach außen tief betroffen wirkend, jubilierte ich innerlich: Ich konnte es kaum fassen, dass sich die Verbote von Eltern auch mal positiv auswirken würden. Auf jeden Fall war das Ende vom Lied, dass mir das Shoppingtourerlebnis so peinlich war, dass ich mir vornahm, nie wieder mit schlanken Menschen shoppen zu gehen. Und weil ich in meinem Freundinnenkreis stets die Dickste war, ging ich fortan nur noch alleine in Konsumtempel. Das mache ich bis heute so, nur mit dem Unterschied, dass ich heutzutage vermehrt online einkaufe, weil ich aus den Größen der konventionellen Geschäfte »rausgewachsen« bin. Die meisten Einkaufsläden bieten Klamotten nur bis Größe 44/46 an; einige hören gar bei Größe 42 auf. Meine exorbitant große Ohrringsammlung ist quasi direkt auf die Tatsache zurückzuführen, dass ich jedes Mal, wenn ich kein passendes Kleidungsstück finde, ein neues Paar Ohrringe kaufe. Meine Ohren sind die einzigen Körperteile, die keine Größe in XL benötigen. Ganz unrecht hatte diese Hausärztin also nicht. Ihren missbilligenden Blick hätte sie sich trotzdem sparen können.

Dass es ab einer bestimmten Größe schwer wird, schöne und bezahlbare Kleidung zu bekommen, ist traurige Realität. Ich frage mich oft, warum Geschäfte wie Zara oder Esprit mein Geld nicht haben wollen. Wenn Münzen klingeln sollen, müssen sie meine Größe anbieten. Auf der Homepage von Zara werde ich gebeten, meine Größe und mein Gewicht einzugeben und lese dann: »Leider ist die Ihren Angaben entsprechende Größe nicht verfügbar.« Selbst riesige Modeketten wie H&M bieten ihre Kleidung regulär nur bis Größe 46 an, sie haben allerdings eine Kollektion für große Größen, die Kleidungsstücke bis 58 offeriert. Was mich daran ärgert? Dass sich diese Kollektionen häufig stark von den regulären Angeboten unterscheiden. Dabei wäre ich echt interessiert an dem knielangen knallgrünen Pünktchenkleid, das es nur bis Größe 44 gibt. Ich mag nicht immer nur Extrakleidung in deckenden Farben, urigen Mustern oder kaschierenden Schnitten. Nichts gegen diesen Fummel, manche mögen's halt schlicht. Aber wir Dicken haben eben auch unterschiedliche Geschmäcker. Modische Auswahl ist doch nicht nur was für Schlanke! Einzelhändler und auch größere Modeketten haben dicke Leute einfach nicht auf dem Schirm. Die Kapitalisten von heute scheinen keine Lust darauf zu haben, Geld von kaufkräftigen Kund_innen anzunehmen. Der US-amerikanische Einzelhändler Abercrombie & Fitch bietet Klamotten nur bis Größe 40 an und rühmt sich damit, eh nur die »coolen Kids« ansprechen zu wollen. Hingewiesen auf die Tatsache, dass vergleichbare, konkurrierende Modeketten wie H&M Bekleidung in größeren Größen anbieten, antwortete der damalige Geschäftsführer Mike Jeffries in einem Interview mit *Salon*, dass sein Unternehmen nun einmal auf Sex-Appeal aufbaue und dafür eine bestimmte Zielgruppe im Auge habe: schlank, schön und cool. Firmen, die alle ansprechen, »die Jungen, die Alten, die Dicken und die Dünnen«, so Jeffries, riefen doch keine Begeisterung mehr hervor. Die Logik dahinter: Wenn schlanke, schöne und coole Menschen shoppen, sollen sie auf schlanke, schöne und coole Verkäufer_innen treffen sowie auf andere Kund_innen, die – du ahnst es schon – ebenfalls schlank, schön und cool sind. Doch die Strategie ging nicht auf: Abercrombie & Fitch gehört heute zu den unbeliebtesten Läden in den USA, das Image hat gewaltig gelitten. Wir »Uncoolen« lassen uns schließlich nicht alles gefallen!

Wie kommt es, dass in dieser konsumorientierten Gesellschaft, die auf jede Nachfrage wie der Blitz reagiert (oder diese manchmal sogar künstlich generiert), der Ruf nach großen Klamotten selten gehört wird? Unbeantwortet hämmerte diese Frage in den letzten Jahren in meinem Kopf. Ständig wird sie mir gestellt, wenn ich bei Podiumsdiskussionen und Workshops Vorträge darüber halte, wie dicke Menschen in verschiedenen Bereichen der Gesellschaft ausgeschlossen werden. In einem winzig kleinen Kulturzentrum in Hannover sollte ich endlich eine Antwort bekommen. Eine Zuhörerin meldete sich etwas zaghaft und stellte dann die entscheidende Frage: »Wenn dicken Menschen ständig nahegelegt wird, dass sie unbedingt abnehmen müssen, warum sollten sie als Dicke dann überhaupt schöne Klamotten haben?« Damit traf sie den Nagel auf den Kopf: Der Istzustand als dicke Person ist nie akzeptabel. Erst das dünne Ich erlebt Glück – und trägt schöne Kleidung. Das erklärt auch, warum so viele Menschen Kleidung eine oder zwei Nummern kleiner kaufen: Nur das schlankere Selbst hat eine schöne Hülle verdient, und darauf muss ordentlich hingearbeitet werden. Gemäß dieser Logik macht es Sinn, dicken Menschen keine schönen Klamotten anzubieten: Wir sollen unsere Pfunde sowieso nicht behalten. Umso absurder wirkt die Tatsache, dass selbst Sportbekleidung häufig nicht in großen Größen angeboten wird. Denn einerseits wird uns Dicken ständig gesagt, dass wir Sport machen sollen, um abzunehmen, und andererseits ist es oftmals schlichtweg unmöglich, Jogginghosen oder Badebekleidung in XXL oder gar XXXXXL zu erwerben.

Viele Dicke haben keine Lust mehr, darauf zu warten, dass größere Bekleidungsfirmen endlich auf die Idee kommen, modischen Fummel für Schwergewichte anzubieten. »Ich mach's einfach selbst!«, dachte sich beispielsweise die zehnjährige Egypt »Ify« Ufele und gründete ihre eigene Modelinie, weil sie genug davon hatte, keine coolen Klamotten in ihrer Größe zu finden. Die pfiffige Amerikanerin fing bereits mit drei Jahren an, sich für Mode zu interessieren, und saß bald an der Nähmaschine ihrer Großmutter, um Kleidung zu designen und zu nähen. Zuerst kleidete sie ihre Puppen in farben- und musterreiche Kleider ein, später fing sie an, für sich selbst Kleidung zu nähen. Die kreative Grundschülerin hatte in der Schule allerdings wenig zu lachen. Andere Kinder mobbten das dicke Mädchen, schlugen ihr das Essen aus der Hand oder warfen Gegenstände nach ihr. Anstatt sich zu verkriechen, aktivierte Egypt ihr kreatives Potential: Mit Hilfe ihrer Großmutter arbeitete sie an einer Modelinie mit großen Größen und importierte dafür farbenfrohe Stoffe aus Nigeria. Im Bewusstsein, dass Mode in großen Größen häufig nicht nur langweilig, sondern auf den Laufstegen dieser Welt auch kaum vertreten ist, nutzte Egypt für ihre Kollektion leuchtende Farben und Mustermixe: Knalliges Gelb, Grün oder Rot wechseln sich mit blau- und schwarzgestreiften Mustern ab. Anfang 2016 liefen auf der New Yorker Fashion Week in Egypts Kollektion dünne und dicke, weiße und schwarze Models und repräsentierten so echte gesellschaftliche Vielfalt. Eine Zehnjährige machte vor, was erwachsene Modedesigner_innen bis heute nur selten schaffen, denn die Fashion Week ist dafür bekannt – und wird auch dafür kritisiert –, fast ausschließlich schlanke und weiße Models zur Schau zu stellen. Neben ihrem modischen Engagement sagt Egypt all denjenigen, die sich stets über ihr Gewicht lustig gemacht haben, offensiv den Kampf an: So nennt sie sich auf ihrer Instagram-Seite »bullychaser«, was so viel heißt wie »Mobbingjägerin«, und teilt neben Fotos von ihrer Arbeit positive und stärkende Botschaften: »Zufriedenheit mit dem eigenen Körper erlangt man nicht, indem man den perfekten Körpern nacheifert, sondern indem man den eigenen Körper umarmt.«

Vielleicht fragst du dich, warum ich mich so viel mit Mode und Aussehen beschäftige. Und das auch noch als Feministin ... Die Liebe zu Mode wird gerne als oberflächlich oder »unreifer Mädchenquatsch« abgetan. Mit Mädchenquatsch habe ich aber gar kein Problem, wie mein perfekter Lidstrich und die bunt lackierten Fingernägel beweisen. Ach, was rede ich: Schminke und Mode sind doch keine ausschließlich weiblichen Domänen. Glitzernde Fingernägel sind nicht Ausdruck eines bestimmten Geschlechts, sondern Ausdruck eines guten Geschmacks!

Ich kann mir nicht helfen: Wenn ich das Wort »Sommerschlussverkauf« höre, macht mein dickes Herz einen fetten Sprung mit dreifachem Salto. Mode hat für mich mit Ausprobieren, sich Verwandeln und Lebensfreude zu tun. Früher war das anders, da sollte Mode für mich primär einem Zweck dienen: mich schmaler zu machen. Die dafür »nötigen« modischen Dos and Don'ts kann ich auch heute noch aus dem Effeff runterbeten: Wilde Muster machen breiter. Querstreifen tragen auf. Lieber V-Ausschnitt als Rundausschnitt. Das Kleid muss immer bis über die Knie reichen. Kurze Ärmel gehen gar nicht. Grobstrick macht dick. Hohe Schuhe strecken das Bein. Skinny Jeans heißen ja nicht grundlos so – das ist nix für Dicke. Und bitte nicht vergessen: Ohne Bauch-Weg-Strumpfhose geht Mensch nicht aus dem Haus.

Während ich früher penibel auf diese Regeln geachtet habe und mich immer für das Outfit entschied, das ein paar Kilos wegmogelte, bin ich heute eine Regelbrecherin. Meine Kleider sind häufig gefährlich kurz, Schuhe mit Absatz finde ich ungemütlich, und Querstreifen gehören zu meinem Standardrepertoire. Heute sehe ich das kreative Gestaltungspotential eher so: Mit Mode kann ich ein Stück meiner Persönlichkeit präsentieren oder eine Stimmung besonders hervorheben. Am besten funktioniert das mit möglichst wenigen Vorgaben, denn dann ist der Gestaltungsraum riesengroß. Das heißt aber nicht, dass ich alle modischen Prinzipien über Bord werfe. Viele Dicke wissen, dass gutsitzende Kleidung die Basis für ein selbstbewusstes Auftreten ist. Wir leben in einer Zeit, in der das Äußere einen hohen Stellenwert hat. Wer dem trotzt, ist ein_e radikale Kämpfer_in gegen Kleidungs- und Schönheitsdiktate. Die Wahrheit sieht allerdings häufig so aus: Die meisten arrangieren sich damit, dass die äußere Hülle heute mehr denn je zählt, und versuchen innerhalb dieser Grenzen, ihren Stil zu finden. Die oben aufgezählten Dos and Don'ts bedeuten aber das Gegenteil von Freiheit. Sie schränken Dicke ein und sagen uns, was wir modisch zu tun oder zu lassen haben. Aber: Wenn du einfach gerne deine senfgelbe Tunika und die Punkteleggings trägst, warum denn nicht?

Genau das macht für mich eine waschechte Fatshionista – egal welchen Geschlechts – aus: Sie weiß, was ihr steht. Sie weiß, was sie mag. Und sie trägt ihre Klamotte mit Stolz. »Fatshion« ist ein Begriff, der die englischen Worte »Fat« (zu Deutsch: »dick« oder »fett«) und »Fashion« (also: »Mode«) kombiniert und etwas zusammenbringt, was nicht alle für logisch halten: dicke Körper und schöne Kleidung! Fatshionistas stellen sich ein verdammt heißes Outfit zusammen, in dem sie sich wohl fühlen: von knallig eng bis locker fallend, von bauchfrei bis knöchelbedeckt, von einfarbig bis kunterbunt. Da passt der Lidschatten zu den Schuhen. Oder der Schlüppi zur Mütze. Manche pfeifen auf alle modischen Imperative und gehen genau mit den Sachen auf die Straße, die sie auf dem Wäscheständer vorgefunden haben. Fatshion ist eher eine Lebenseinstellung als ein bestimmter Stil: Sie beinhaltet die Erkenntnis, dass es alle verdient haben, sich in ihrer Haut und Kleidung wohl zu fühlen. Und dazu gehört eine Auswahl an bezahlbarer Kleidung in allen Größen und Formen.

Obwohl Mode – oder vielleicht gerade weil? – so wenige Wandlungsmöglichkeiten für Dicke bietet, ist sie ein großes Betätigungsfeld für all diejenigen, die Körpernormen kritisieren. Ich designe zwar keine Mode wie Egypt, habe aber in all den Jahren frustrierender Einkaufstouren zum Glück auch ein paar Sachen gelernt. Zum Beispiel gibt es unterschiedliche Wege, um an schöne und große Kleidung zu kommen. Stundenlang online nach passenden Klamotten zu suchen oder darauf zu hoffen, dass man zufällig in die größte Größe gängiger Kleidungsgeschäfte passt, sind nur zwei Möglichkeiten. Eine andere sind selbstorganisierte Kleidertauschpartys – natürlich für XXL-Größen, versteht sich!

Vor ein paar Jahren fiel mir ein Flyer mit einer drallen Schönheit in die Hände. Die abgebildete illustre Person hatte grüne Haare, bildete mit den Fingern das Peace-Zeichen und trug ein knallenges Shirt mit dem Aufdruck »Volume is Power«. (Wie ich später erfuhr, stammt das Bild von der Comic-Künstlerin Henna Räsänen.) Daneben stand: »Queer Fat Femme Clothing Swap«.

»Jaaaaa, ein Kleidertausch für Dicke!«, dachte ich und markierte mir den Termin fett im Kalender.

Der Tausch fand in einem Projektraum eines alten Fabrikgebäudes in Berlin-Neukölln statt, der mit Secondhandmöbeln vollgestellt und von oben bis unten mit Postern und Graffitis geschmückt war. So eine richtig gemütliche Bude eben. Etwas unsicher stieg ich mit meinen aussortierten Kleidungsstücken die Treppen hoch und hörte bereits aufgeregte »Ahhs« und »Ohhhs«. Als ich die schwere, knarzende Tür öffnete, offenbarte sich mir ein Bild wie im Schlaraffenland: Fast ein Dutzend dicke Modefans durchwühlten Stapel von Hosen, Kleidern, Shirts und Röcken, die sortiert auf Tischen und

Sofas lagen. Die überwiegende Mehrheit der Kleidungsstücke fing ab Größe 42/44 an und ging hoch bis Größe 58/60. In einer Ecke lag ein kleiner, fast kümmerlicher Haufen mit dem Schild: »Größe 36 bis 40«. Niemand schenkte ihm Beachtung, diese Größen trug da sowieso keine. »Verkehrte Welt«, dachte ich und checkte den Raum ab: Zwei Punkerinnen quatschten an der improvisierten Bar und aßen pinke Cupcakes mit Buttercremehäubchen. Eine kichernde Brünette drehte sich im Kreis und präsentierte ihren Körper stolz in einem hautengen grünen Kleid mit einer riesigen Schleife direkt unter der Brust. Ein Teil der Schleife verschwand in der Falte zwischen ihrem voluminösen Busen und dem ausladenden Bauch. Keine einzige Modezeitschrift hätte dieses Outfit vorteilhaft genannt. Ich war ganz elektrisiert: Gibt es Frauen, die so etwas in der Öffentlichkeit tragen? Bevor ich noch einen Gedanken daran verschwenden konnte, hörte ich Miriam, eine gute Freundin, nach mir rufen: »Hey, Magda, hier bin ich! Kannst du mal den Reißverschluss ...?« Sie ließ den Satz unbeendet und drehte mir ihren Rücken zu. Der schwarze Faltenrock passte wie angegossen und kostete ... ja genau: nichts!

»Kannst du glauben, dass wir in einem Raum voller Klamotten sind, die uns passen und nichts kosten?«, fragte ich ungläubig.

»Klar«, gab sie zurück und hielt mir ihre Beute unter die Nase. »Drei Röcke, eine Bluse und – schau mal – dieser geile Gürtel!«

An diesem Tag schien sich die Welt ein Stückchen schneller zu drehen, so schwindelig fühlte ich mich. Ich fand ein lila Kleid, bestickt mit bunten Pailletten, das mir gerade so bis über den Po reichte. Bis dato trug ich viel kaschierendes Schwarz und Kleider, die mindestens knielang waren. Kaum vorstellbar, dass ich so ein kurzes und auffälliges Kleid auf der Straße tragen würde. Ich gebe zu: Oft geht das auch nicht, denn ich brauche immer wieder Mut dafür. Aber manchmal, wenn ich das Gefühl habe, dass ich die Welt einfach nur umarmen könnte, hole ich es aus dem Schrank und gehe spazieren. Dann freue ich mich, wenn die Pailletten in der Sonne glitzern und mein Po auch mal wieder ein bisschen frischen Wind abbekommt.

Die modischen Fatshionistas vom Kleidertausch oder kreative Köpfe wie Egypt sind gewiss nicht die Einzigen, die sich der Tatsache stellen, dass peppige Mode in großen Größen Mangelware ist. Besonders im Netz weht ein fett(!)ziger Wind. In sozialen Netzwerken tummeln sich Tausende Fatshionistas, die ihre dicken Bäuche und ihre Cellulite in die Kamera halten. Und wer weiß, so könnte doch gesellschaftlicher Wandel im Kleinen anfangen, indem man zeigt: Ich mag meinen Körper so, wie er ist, und alle haben das Recht, einen knallengen pinken Jumpsuit zu tragen! Auf Fotoplattformen wie Instagram finden sich Millionen Treffer unter den Suchbegriffen »Fatshion« oder »Plus Size«. Zu sehen sind meist junge dicke Menschen unterschiedlichsten Geschlechts in hautengen Jumpsuits, knallbunten Badeanzügen oder Bikinis, sexy Abendkleidern – in selbstbewussten Posen. Wer ausschließlich schlanke, makellose Models in Katalogen und auf Werbeflächen gewohnt ist, muss sich bei diesen dicken Schönheiten wohl die Augen reiben. Die stolzen Fatshionistas im Netz und auf der Straße kratzen gewaltig an gängigen Sehgewohnheiten. Sie verstecken weder die speckigen Arme noch die dicken Oberschenkel. Und verbreiten dabei so richtig gute Laune!

## Die dicke Identität

Wenn ich ehrlich bin, himmle ich diese coolen Instagram-Fatshionistas meist aus der Ferne an. Bin ich selber eine? Na klar. Ist ja mehr eine Lebenseinstellung als das Versprechen, ununterbrochen wie aus dem Ei gepellt auszusehen. Aber es ist ganz schön harte Arbeit, dabei auch noch selbstbewusst zu sein. Was zwischen mir und meiner Fatshion-Karriere zu liegen scheint, sind meine nagenden Selbstzweifel und die Angst vor den fiesen Glotzern, die ihre Fassungslosigkeit nicht verbergen können, wenn da eine dicke Frau Pünktchenleggings trägt. »Kann dir doch egal sein, was andere denken« ist leider *keines* meiner Lebensmottos. Die Meinung anderer war mir schon immer wichtig. Wenn ein Unbekannter oder – noch viel schlimmer! – eine gute Freundin abfällige Kommentare über ein Outfit von mir macht, ist meine erste Reaktion ein verächtliches Schnauben. Meist tue ich so, als würde mir das gar nichts ausmachen, womöglich fasele ich noch etwas von »unterschiedlichen Geschmäckern« oder »können ja nicht alle topmodisch sein«. Insgeheim packe ich dieses Outfit trotzdem auf die mentale Abschussliste und verstaue es weiter hinten im Kleiderschrank. Ich beneide diese Supercoolen, die die Kommentare anderer ausblenden und die verächtlichen Blicke abschütteln können wie Bäume überreife Äpfel. Oder tun die etwa nur so, als wären sie unnahbare Wesen, die sich durch nichts und niemanden verunsichern lassen, und schlecken dann zu Hause ein Trosteis? Vermutlich. Es ist nicht leicht, zuzugeben, dass man verletzt wurde, besonders dann, wenn diese Verletzung auf etwas abzielt, was man nicht so schnell ändern kann: nämlich den eigenen Körper. Ziemlich tief habe ich jene Botschaften verinnerlicht, die mir schon als Kind eingeimpft wurden: »Versteck dein Fett oder tu gefälligst was dagegen, dann hörst du auch keine Gemeinheiten mehr.« Und weil ich kaum erfolgreich darin war, meine Kilos loszuwerden, war ich eben lange Zeit davon überzeugt, dass ich mich auch nicht beschweren darf, wenn sich jemand über mein Doppelkinn lustig macht. Selbst schuld eben.

Schon seit Kindertagen gehöre ich immer zu den Schwersten in meiner Umgebung und fast genauso lange ist mir das auch bewusst. Mein Dicksein beeinflusst meinen Alltag, meine Entscheidungen, mein Selbstbild und letztlich mein Selbstwertgefühl. Es wirkt bis heute, ist schlicht und einfach Teil meines Lebens. Dabei gab es in meinen dreißig Lebensjahren immer wieder Veränderungen, die vordergründig nicht viel mit meinem Körper zu tun hatten: Ich wechselte Schulen, Wohnungen und später Jobs, probierte diverse Sportarten und fand dann doch zur Musik, zog eine Zeitlang in die USA und kam wieder nach Berlin zurück, hatte einige Partner, heute eine Partnerin. Eine der wenigen Konstanten in meinem Leben ist mein dicker Körper, der irgendwie immer eine Rolle spielt, zumindest für mich, und gemessen an den Reaktionen auch für mein Umfeld. Und wenn ich Umfeld sage, dann meine ich nicht nur Familie, Freund_innen oder Bekannte. Ich meine auch Leute, die ich gar nicht kenne, die aber trotzdem keine Scheu haben, meinen Körper zu kommentieren. Diese meine »dicke Identität« scheint so ausgeprägt zu sein, dass ich mich in schlankeren Zeiten trotzdem als (zu) dick empfand. Unzufrieden blieb ich auch dann, wenn ich wirklich mal Gewicht verlor, obwohl ich dafür Wohlwollen erntete und verhältnismäßig selten über meine Kilos gelästert wurde. Nie gab ich zu, dass mein Gewichtsverlust keine besondere Leistung war, sondern meist Resultat einer Magen-Darm-Grippe etwa oder einer länger anhaltenden Traurigkeit.

»Dicke Identität«, das hört sich so abstrakt an und gleichzeitig so allumfassend. Es klingt auch wie ein Widerspruch zu meiner am Anfang des Buchs getätigten Aussage, dass Dicksein einen Teil von mir benennt, aber eben nicht alles. Da behaupte ich, dass mich noch tausend andere Dinge ausmachen und dann spreche ich wenige Seiten weiter von »dicker Identität«, als wären alle Dicken gleich, als sammelten wir im Kollektiv dieselben Erfahrungen. Das stimmt natürlich nicht, aber ich bin mutig und behaupte, dass Dicksein oder die Angst, dick zu werden, das eigene Erleben verändert oder zumindest beeinflussen kann. Das kann sich unterschiedlich zeigen, manchmal nehmen wir es gar nicht aktiv wahr. Manch eine isst nicht so gerne in der Öffentlichkeit, weil sie nicht dem Stereotyp der gefräßigen Dicken entsprechen möchte. Ein anderer findet immer gute Ausreden, um nicht zum Arzt zu gehen. Die Nächste unterdrückt ihr starkes Hecheln, wenn sie Treppen steigt, weil sie nicht dick *und* unsportlich wirken möchte. Manch einer prüft, ohne darüber nachzudenken, die Sitzmöglichkeit, bevor er sich auf diese setzt. Die Nächste geht gar nicht mehr shoppen, weil sie ihre Größe eh nicht findet. Das alles müssen keine bewussten Handlungen sein, manchmal ist es auch nur ein Gefühl. Für sich allein gesehen, sind das Gegebenheiten, die nicht besonders auffällig erscheinen: Der eine ist halt ein Sportmuffel, die andere genervt von überfüllten Shoppingcentern. Meistens gibt es aber Gründe für das eigene Verhalten. Heißt das, dass alle Handlungen auf das Körpergewicht zurückzuführen sind, oder dass alle, die ihre Größe problemlos finden, absolute Shoppingfans sind?

Nee, das wäre auch zu einfach. Aber wie wäre es, wenn wir hohes Gewicht und die damit verbundenen Erfahrungen als einen Kontext verstehen, so etwas wie einen Bezugsrahmen, der eine Rolle dabei spielt, welche Entscheidungen Menschen im Alltag treffen (müssen). Mir hat diese Erkenntnis geholfen, mich und die Welt besser zu verstehen.

# Von #lowcarb bis #foodlove

*You know people always say*
*women should be thin,*
*they should be on diet,*
*but I don't care, I just enjoy eating.*

Miss Platnum

## Tischgespräche

Der Kohlrabi und die Kartoffeln dampfen auf den Anrichtetellern vor sich hin. Meine Schwiegermutter in spe, Kerstin, biegt um die Ecke und trägt einen großen Teller mit Hähnchenbrustfilets zum Esstisch.

»Ich hole noch die Cola aus dem Kühlschrank, okay?«, sage ich und springe vom Tisch auf, was meiner Freundin Rike einen genervten Schnalzer entlockt. »Ich hab Hunger, was dauert hier denn so lange?«, ruft sie gereizt, während Schwiegervater Jörg geübt den Tisch scannt und feststellt, dass die Soße fehlt.

»Filets ohne Soße, das ist ja Humbug«, murmelt er vor sich hin und schiebt energisch den Stuhl nach hinten, um aufzustehen.

»Jörg, jetzt bleib doch mal sitzen, ich hole die Soße ja noch, vier Hände hab ich nicht«, antwortet Kerstin, stellt die Hähnchenbrustfilets ab und macht sich wieder auf zur Küche. Jörg zuckt mit den Schultern, schiebt seinen Stuhl zurück an den Tisch und rückt sein Besteck gerade.

Auf dem Weg zur Küche trifft mich Kerstin mit einer Flasche Cola in der Hand. »Hast du die Soße mitgenommen?«, fragt sie mich, was ich kopfschüttelnd verneine. Wie auch, neben der Cola balanciere ich noch ein Glas mit Eiswürfeln.

»Boah ey, das kann doch nicht so lange dauern, die verdammte Soße zu holen«, ruft Rike sichtlich gereizt aus dem Wohnzimmer. Ich höre ihren Stuhl poltern und sehe sie an mir vorbei in die Küche sausen. »Muttern, jetzt mach aber mal hin«, motzt sie, während ich mich setze. Beide kommen zurück an den Tisch, Kerstin mit der kleinen Sauciere in der Hand.

»Nun aber, guten Appetit«, wünscht uns Kerstin und greift nach den Kohlrabis.

»So ein Glas Cola hätte ich ja auch ge...« Bevor Jörg den Satz aussprechen kann, poltert Rike: »Nö, das hättest du dir früher überlegen können, jetzt steht hier keiner mehr auf! Cola ist eh nix für dich, der ganze Zucker macht dich doch nur hibbelig.« Dann ruft sie im Befehlston: »Vatern, das Fleisch bitte!«

Heute gibt's wohl keine Cola für Jörg. Rike ist ein wahrer Engel, wenn sie Hunger hat, denke ich schmunzelnd, und platziere eine Ladung Kohlrabi auf meinem Teller.

Jörg zeigt auf die Filets und fragt, wie groß mein Stück sein soll.

»Groß und mächtig!«, antworte ich wie aus der Pistole geschossen.

Zielsicher pikt er mit der Fleischgabel in eines der größten

Stücke, bugsiert es auf meinen Teller und nimmt sich selbst ein großes Stück. Rike und Kerstin grinsen sich an und rollen zeitgleich mit den Augen.

»Lass uns eins teilen, ich bin noch satt vom Frühstück«, schlägt Kerstin Rike vor, und fügt kopfschüttelnd hinzu: »Ich habe das Gefühl, dass wir den ganzen Tag mit Essen beschäftigt sind: Frühstück, Mittagessen, Kaffee und Kuchen und dann noch Abendbrot. Bald rollen wir nur noch vom Fernseher zum Esstisch und wieder zurück ...« Mit einem kritischen Blick auf den Fleischberg stellt sie kopfschüttelnd fest: »Die sind ja auch riesengroß ... Also nee, Jörg, welchen Metzger hast du denn wieder ausgeraubt?«

Rike feixt. »Du weißt doch, Vati kauft mit den Augen ein, nicht mit dem Verstand.«

Während der Beschuldigte mit den Achseln zuckt, denke ich, dass das Frühstück doch schon über drei Stunden her ist.

Alle sind mit Kauen beschäftigt, die Gespräche sind verstummt. Der große Zeiger der Wanduhr gibt jede Sekunde gnadenlos sein knackendes Geräusch von sich, die Messer kratzen über die Teller. So viel Stille macht mich ganz zappelig. Vorsichtig schaue ich von meinem Teller auf und beobachte diese Familie, die so manierlich am Mittagstisch sitzt. Gelegentlich stößt Kerstin einen Seufzer aus, während Jörg zufrieden nickend sein Filet in kleine Stücke teilt. Ich kippe mir vorsichtig einen Schwupp Soße auf den Teller (bloß nichts verschütten), was Rike mit einem Grinsen kommentiert. Sie tätschelt mein Bein und streicht sich kurz danach über den Bauch.

»Mensch, die Kartoffeln stopfen ja mächtig. Drei Kartoffeln, mehr gehen nicht rein!«

Routiniert bugsiert sie ihre vierte Kartoffel auf meinen

Teller. Eingeschnappt gebe ich ihr zu verstehen, dass ich kein Mülleimer bin und schneide die Kartoffel dann doch zurecht. Eins zu null für Rike. Während sich Rike und Kerstin die Münder mit den Servietten blankputzen, schiele ich auf die restlichen Filets. Gegen eine zweite Portion hätte ich nichts einzuwenden, und Jörg ganz sicher auch nicht.

Er strahlt mich vielsagend an und zeigt mit seinen Augen auf das letzte Stück Hähnchenbrustfilet.

»Jörg, das ist jetzt nicht dein Ernst, oder?«, entgegnet Kerstin mahnend und schaut ihn fassungslos an.

»Ach Kerstin, wenn der kleine Hunger nun mal noch nagt?«, gibt er verteidigend von sich und schiebt gleich hinterher: »Ich wollte es ja nur unserem Gast anbieten ...« Der Gast, das bin wohl ich, hätte nichts gegen eine zweite Portion.

»Ja, gerne!«, sage ich. »Lass uns das Stück doch teilen, Jörg«, schiebe ich aufmunternd hinterher. Da habe ich die Rechnung aber ohne Kerstin gemacht.

»Der hat genug, der muss mal ein bisschen auf seinen Fleischkonsum achten. Iss lieber den Kohlrabi, der ist gut für dich!«, stellt Kerstin trocken fest und tätschelt Jörgs Bauch. »Und du wunderst dich, dass deine Hemden immer enger werden ...«

Jörg zieht sein Hemd gerade, guckt etwas schuldbewusst in die Runde und gibt sich geschlagen. Somit ist entschieden, dass das letzte Stück Fleisch einsam auf dem Servierteller liegen bleibt. Auch ich wage es nicht, danach zu greifen, sondern putze meinen Mund artig mit der Serviette ab. Bevor ich mich versehe, räumen Rike und Kerstin die Teller zusammen. Das Mittagessen ist offiziell vorbei.

Ich war ganz schön irritiert, als ich das erste Mal zum Essen bei Rikes Familie eingeladen war – obwohl Rike mich vorbereitet hatte. Wie viel, wann, was oder warum jemand etwas isst, war schon immer ein vielbesprochenes Thema in ihrer Familie. Ich hatte mich also darauf eingestellt, dass der eine oder andere Kommentar auch mich treffen würde, immerhin bin ich ein richtiges Schleckermaul. Das Gegenteil traf ein: Diese schlanke Familie war so sehr damit beschäftigt, gegenseitig ihr eigenes Essverhalten zu beobachten und zu kommentieren, dass das einzige Dickerchen in der Runde – ich! – seelenruhig eine ganze Ladung Kartoffeln wegschmatzen konnte. Sicher, das letzte Filet ließ ich liegen. Das zeigt eben, dass die Gespräche auch mich beeinflusst haben, obwohl ich gar nicht direkt angesprochen wurde. Es war schon eine kuriose Situation: Normalerweise werden ja die Dicken in der Runde argwöhnisch betrachtet. Da ich mich selbstverständlich nicht darüber beschwere, wenn ich mal in Ruhe gelassen werde, genoss ich die unbehelligten Momente und dachte daran, wie es in meiner Familie zuging.

»Gibt es Familien, die am Tisch nicht feixen, rumbrüllen oder sich gegenseitig mit Gurken bewerfen?«, fragte ich mich und dachte an ein ganz normales Essen in meiner Kindheit zurück:

Mit einem ohrenbetäubenden Knall ließ mein Vater die Faust niedersausen.

»Himmel, Arsch und Zwirn, seid ihr jetzt mal leise!«, rief er mit bebender Stimme über den Abendbrottisch.

Es war Mitte der neunziger Jahre in einer großen, urgemütlichen Ostberliner Wohnung in der Küche meiner Kindheit. Die graue, abgewetzte Tischplatte war auf der einen Seite an der Wand angebracht, am anderen Ende thronte mein Vater und behielt als Patriarch die Familie und den ganzen Tisch im Blick. Darauf verteilt standen ein Brotkorb, eine weiße Butterglocke, verschiedene Wurstsorten – Mettwurst, Salami und Blutwurst – sowie der billige Käseaufschnitt von Aldi. Und natürlich Mamas Lieblingskäse: ein dunkelgelber Stinkekäse, dessen Namen ich mir nie merken kann. Der Geruch hingegen war unverwechselbar ... ganz furchtbar! Daneben standen ein Schmalztopf und ein Teller mit Salzgurken.

Es war ein durchschnittlich chaotischer Abend in unserer Küche. Ich fummelte mir ein Stück Gurke aus dem Haar, das mein kleiner Bruder Benjamin zielgenau in meine Richtung katapultiert hatte. Meine Mutter sog scharf die Luft ein, massierte ihre Schläfen und redete auf Benjamin ein, seine Gürkchen zu essen, statt seine Schwester damit zu bewerfen. Grinsend grabschte Benjamin nach einer weiteren Gurke und fing laut an zu schmatzen. Währenddessen nörgelte ich rum, dass ich meine Brüder hasse und sie gegen eine Schwester eintauschen möchte.

»Nun ist mal gut, ist ja nichts passiert«, wiederholte meine Oma mehrmals zur Beruhigung, während Benjamin bereits das nächste Stück Gurke so zwischen seine Hände platzierte, dass auch dieses in meinem Haar landen würde.

»Hör auf, du dumme Kröte«, schrie ich in Erwartung der Attacke und versuchte, Benjamin unter dem Tisch gegen das Knie zu treten. Ich traf nicht. Genau in dem Moment knallte die Faust meines Vaters ein zweites Mal auf die Tischplatte und ließ uns alle zusammenzucken.

»Du, jetzt reicht's aber«, wies Mama Papa in die Schranken.

»Ha!«, dachte ich. »Wenigstens bin ich nicht die Einzige, die hier ständig angemeckert wird.«

Nur einen Wimpernschlag später landete das nächste Stück Gurke in meinem Haar. Musste wirklich komisch gewesen sein, denn mein großer Bruder spuckte vor lauter Lachen seinen Schluck Milch quer über den Tisch. »Ruhe«, polterte mein Vater und guckte jeden von uns drohend an. Mama rollte mit den Augen. Aber immerhin zeigte es Wirkung, zumindest für die nächsten paar Minuten.

Trotzig steckte ich das letzte Stück Mettwurststulle in meinen Mund und nahm gleichzeitig eine weitere Scheibe aus dem Brotkorb, während meine Mutter mit einem Küchentuch die ausgespuckten Milchreste vom Tisch wischte.

»Gib die Butter, du Kröte«, zischte ich Benjamin zu. Mit seinen kleinen Fingern schob er die Butterdose weiter von mir weg und streckte mir dabei die Zunge raus. Ein weiteres Mal holte ich kräftig aus und trat genüsslich zu, dieses Mal mit Erfolg. Mein Fuß versetzte Benjamins Kinderbein einen ordentlichen Tritt. Dieser brach in Tränen aus. Jackpot. Mama warf das Küchentuch in die Mitte des Tisches und schaute mich drohend an. »Magdalena, wage es nicht noch einmal, deinen Bruder zu treten!« (Wenn Mama »Magdalena« sagte, war das kein gutes Zeichen. Ich wusste dann ganz sicher: Die Kacke ist am Dampfen!) Auch meinen Vater hörte ich wütend schnaufen. Mit dem Schmalztopf in der einen und einer großen Salzgurke in der anderen Hand hielt er mir kauend eine Standpauke. Eingeschnappt schmierte ich meine zweite Scheibe Brot fingerdick mit Butter ein und schnappte mir eine große Scheibe löchrigen Maasdamer Käse. Meine Mutter tröstete den weinenden Benjamin und sagte dann in meine Richtung: »Iss mal ein Stück saure Gurke.« »Nö, viel zu salzig, bäh«, gab ich zurück und strafte sie mit einem Schmollen. Beherzt biss ich in meine Stulle.

Bei uns zu Hause war immer was los. Voller Tisch, volle Teller, volles Haus. Es wurde lautstark debattiert, es wurden Gedichte rezitiert, oder man hat sich gestritten (um die letzte Bulette zum Beispiel). Aber Kartoffeln wurden nicht gezählt, geschweige denn Kalorien. Wichtig war, dass alle satt wurden. Meine Eltern waren selten streng. Na gut, wenn es zu laut wurde, dann knallte Papas Faust auf den Tisch. Aber ansonsten gab es nicht viele Regeln, schon gar nicht beim Essen.

Ein zweites Stück Kuchen? Sicher, welches denn? Abends beim Film noch etwas naschen? Klar, soll es Marzipan oder Nougat sein? Mama, kann ich ein Eis haben? In Ordnung, aber bring deinen Brüdern auch eins mit!

Dass das in den wenigsten Familien Normalität ist, konnte ich regelmäßig an den Esstischen meiner Freund_innen beobachten. So Jahre später auch bei meinen Schwiegereltern in spe, die sehr darauf bedacht sind, maßvoll zu speisen und sich gerne gegenseitig am Tisch ermahnen, nicht zu viel, nicht zu fettig, nicht zu süß zu essen. Dieses bewertende Sprechen über Essen scheint ein festes Ritual bei der Nahrungsaufnahme zu sein. Eigentlich ist es komisch: Da macht sich eine Person so viele Gedanken darum, was gekocht wird, serviert es liebevoll, und dann sitzen alle am Tisch und reden erst einmal darüber, wie viele Kohlenhydrate sich in dem Gericht verstecken. Und wie viel man jetzt davon essen darf, ohne am nächsten Tag eine Extrarunde laufen zu müssen. Die meisten Menschen machen das, ohne viel darüber nachzudenken. Ist doch nur ein bisschen Konversation. Und es schadet ja nicht, zu reflektieren, was man so in sich hineinschaufelt, oder? Die Antwort (Ja) scheint auf der Hand zu liegen, aber da steckt noch viel mehr dahinter. Innerlich Kalorien zu zählen, sich eine weitere Kartoffel zu verkneifen oder nach dem fettarmen Joghurt zu greifen ist das Resultat einer ganz grundlegenden Angst, nämlich: dick oder noch dicker zu werden.

Noch einmal zurück zu Rike und ihrer Familie. Weil Schwiegermama hier mitliest und ich weiterhin ihre exzellenten Blechkuchen genießen möchte, muss ich zur Ehrenrettung der Familie noch sagen: Trotz der kleinen und großen Sticheleien muss niemand so wirklich an Hunger leiden. Kuchen gibt es immer, eine ganze Roller-Derby-Truppe könnte man damit satt bekommen. Und als erfahrene Kuchenesserin ist meine Meinung auch immer gefragt:

»Mausi, komm mal her, den musst du probieren!«, rief Rike kurz nach dem Mittagessen aus der Küche, während sie Pflaumenkuchen mit dicken Streuseln aus dem Ofen holte und ganz aufgeregt mit der Hand darüber wedelte, als würde der Kuchen dadurch binnen weniger Sekunden abkühlen. Dieser Moment, wenn der süße, teigige Geruch in die Nase zieht und ein Lächeln aufs Gesicht zaubert ... Gibt es ein schöneres Gefühl als die Vorfreude, gleich in ein warmes Stück Himmel zu beißen? – Sie trennte ein kleines Stückchen Pflaumenkuchen ab, sprühte ein bisschen Sahne drüber und hielt es mir vor die Nase. »Iss, Mausi, aber pass auf, der ist noch heiß!«

Spitzfindig grinste ich sie an und fragte: »Moment mal, habe ich die Erlaubnis zu naschen, oder muss ich das erst mit dem Familienrat besprechen?«, während Rike mit hochkonzentriertem Gesicht die Gabel so vor meinem Mund platzierte, dass ich nur noch zuschnappen musste.

»Logisch, nun probier schon, du wirst ihn lieben! Vati darf dann auch mal probieren ... Versprochen!«

## Punkte zählen für die schmale Taille

Obwohl es in meiner Familie verhältnismäßig locker zuging, merkte ich doch ganz genau, wie die Außenwelt auf meine Kilos schaute. Das schlechte Gewissen am Esstisch, die spöttischen Kommentare und die allgegenwärtige Angst, zu viel oder etwas »Falsches« zu essen, gehörten zu meinem Alltag dazu wie Sahne auf einen saftigen Pflaumenkuchen. Kalorien gezählt habe ich selbst so oft, als hätte es dafür eine Medaille gegeben. »Das Stück Käsekuchen verkneife ich mir: 410 Kalorien! Das mit Pflaume? Nur 189. Ausnahmsweise.«

Meine frühere Kalorienzählerei ist kein ausgefallenes Hobby, es scheint in Deutschland sogar ein richtiger Volkssport zu sein: Fast jeder zweite Deutsche will abnehmen, mehr als ein Drittel der Bevölkerung hat schon eine oder mehrere Diäten gemacht, bei den Frauen ist es jede zweite. Und wer einmal auf Diät war, macht meistens noch eine zweite oder dritte. Wer weiß, vielleicht klappt es ja irgendwann? Meine erste machte ich kurz vor meiner Einschulung, viele weitere sollten folgen. Das eigene Essverhalten im Blick zu haben, ja sich bestimmte Lebensmittel gar zu verbieten scheint heute zum bewussten Leben dazuzugehören – wenn man denn die so oft verteufelten Pfunde loswerden will. Getreu dem Motto: Wer »richtig« isst, wird irgendwann auch schlank. Für viele gehört das ständige Kalorienzählen einfach zum Leben dazu, das galt auch für mich lange Zeit. Ziemlich nervig, fand ich, aber eben notwendig.

Ungefähr so war es auch bei meiner Mama, die zeit ihres Lebens wegen ihrer drallen Figur gehänselt wurde und schon einige Nulldiäten absolviert hatte. Offensichtlich konnte auch sie sich nicht von dem Wunsch verabschieden, schmaler zu werden.

Eines Tages wurde ein großes Paket zu uns nach Hause geliefert. Mein Geburtstag war noch Monate entfernt, weshalb ich mir dieses wundersame Ding kaum erklären konnte. (Damals hat man sich noch nicht von der DVD bis zum Klopapier alles nach Hause liefern lassen, es war also ein echtes Ereignis!) Ich betrachtete das Paket von allen Seiten und hatte die Hoffnung noch nicht so ganz aufgegeben, dass es sich um ein Geschenk für mich handelte. Es war ein echtes Happening: Wir Kinder standen um den Tisch herum, während meine Mutter das Paket behutsam öffnete. Sie packte ein Kochbuch, eine kleine Waage und Dutzende Blätter mit Punktetabellen, Listen von Nahrungsmitteln und Erklärungen aus. Neugierig grabschte ich nach der Pappe im Karton und suchte nach weiteren spannenden Inhalten, aber viel mehr war leider nicht zu finden. Mama schien auch nichts zu vermissen.

Sie zählte von nun an Weight-Watchers-Punkte.

Meine Eltern hatten sich vorgenommen, bis zum Ende des Jahres zu heiraten. Gemeinsam hatten sie ja schon drei Kinder, da könne man auch endlich mal die steuerlichen Vorzüge einer Ehe auskosten, fand Mama. Sie hatte sich aber noch etwas anderes in den Kopf gesetzt: nämlich bis zur Hochzeit erheblich an Gewicht zu verlieren. Eine dicke Braut wollte sie nicht sein.

Während Oma von da an komplett das Kochen für uns Kinder übernahm und wir Buletten, Kartoffeln und Mischgemüse aßen, kaute meine Mama Salat mit abgewogenem Dressing und knabberte an einer schmalen Scheibe Schwarzbrot mit ein bisschen Magerquark. Alle Lebensmittel hatte sie von nun an punktemäßig für sich abgezählt. In ihrem Kopf muss es ungefähr so geklungen haben:»Ein Stück Brot: zwei Punkte. Ein Croissant: sechs. Gemüse: null. Ein Stück Schokolade: ein Punkt.« Mama sagte nicht mehr:»Oh, das ist aber lecker!«, sondern:»Das hier sind drei Punkte, das da aber nur zwei … Ja, wie toll, dafür berechne ich gar keine Punkte. Nee, das hier lieber nicht: zu viele Punkte! Da rauche ich lieber noch eine.«

Das Abnehmprogramm von Weight Watchers basiert auf einer recht simplen Idee: Jedes Lebensmittel bekommt eine Anzahl von Punkten zugeordnet, einige wenige Nahrungsmittel, wie zum Beispiel Gemüse, haben gar keine Punkte und dürfen mit»gutem Gewissen« gegessen werden. Andere Produkte hauen so dermaßen in die Punkteskala rein, dass die Diäthaltenden sich lieber zweimal überlegen, ob sie da beherzt reinbeißen wollen. Der Punktewert der Nahrungsmittel errechnet sich aus den enthaltenen Kalorien und dem Gehalt an Zucker, gesättigten Fettsäuren und Eiweiß. Speisen mit viel Eiweiß entsprechen wenigen Punkten. Lebensmittel mit viel Zucker und gesättigten Fettsäuren haben dagegen viele Punkte. Am Tag darf eine bestimmte Punktzahl nicht überschritten werden. Wie viele Punkte man essen»darf«, hängt von Geschlecht, Alter, Größe, Gewicht und Aktivität ab.

Gegründet wurde das heute milliardenschwere Unternehmen Anfang der Sechziger von der New Yorker Hausfrau Jean Nidetch (1923–2015), deren große Leidenschaft mit Schokolade überzogene Marshmallows waren – zumindest bis zu jenem Zeitpunkt, der ihr Leben verändern sollte: Eines Tages traf Nidetch in einem Lebensmittelladen eine Bekannte, die ihr sagte, wie gut sie aussehe, und dann wissen wollte, wann es denn bei ihr so weit sei. Dieses nette Kompliment löste einen bitteren Nachschmack aus, denn Nidetch hatte zwar einen dicken Bauch, war aber gar nicht schwanger. (Bietet sich hier der Lebenstipp an, niemals potentielle Babybäuche zu kommentieren?)

Obwohl Nidetch schon seit Kindheitstagen Diäten und Pillen ausprobiert hatte, um Gewicht zu verlieren, war dieses eine Erlebnis der Auslöser für jene Diät, mit der sie über dreißig Kilogramm Gewicht verlieren sollte: In einer Klinik, in der hochgewichtige Menschen mit professioneller Hilfe abnehmen sollten, lernte sie, keine Mahlzeit auszulassen und fünfmal die Woche Fisch sowie viel Obst und Gemüse zu essen. Außerdem verzehrte sie pro Tag zwei Scheiben Brot und trank zwei Gläser fettarme Milch. Eine Sache vermisste sie jedoch im Klinikalltag, nämlich den Austausch mit anderen Diätwilligen.

Daraus erwuchs die Idee, für die Weight Watchers weltberühmt werden sollte: Nachdem Nidetch aus der Klinik entlassen wurde, lud sie in ihre Wohnung im New Yorker Stadtteil Queens abnehmwillige Freund_innen ein, mit denen sie Essgewohnheiten und Abnehmtipps diskutierte. Die Treffen erfreuten sich bald so großer Beliebtheit, dass Nidetch sogar einen extra Raum dafür anmietete. Dort begrüßte sie immer wieder neue, mehrheitlich weibliche Teilnehmer_innen, die bei den bis zu dreimal täglich stattfindenden Infoveranstaltungen vorbeischauten.

Viele Jahre später erzählte Nidetch in einem Interview mit dem *Guardian*, dass sie niemals jemandem nahegelegt hätte, dass er oder sie Gewicht verlieren *müsse*. Ganz im Gegenteil, sie schärfte den Teilnehmenden stets ein, niemals für andere abzunehmen, schon gar nicht für den eigenen Ehemann. Und wenn sich jemand nach den Weight-Watchers-Treffen dafür entschied, seine Kilos zu behalten, dann sei das eben auch okay.

Die wöchentlichen Gruppentreffen gehören auch heute noch zu den wichtigsten Elementen des Konzepts von Weight Watchers, die motivieren und Raum für Austausch geben sollen. Gemeinsam sitzen die Mitglieder im Stuhlkreis und sinnieren, mit welchen Lebensmitteln sie ihren Heißhunger auf Süßes stillen können. Da werden dann schon mal die Gummibärchen einzeln abgezählt oder die mächtig teuren Weight-Watchers-Produkte großzügig beworben. Für Nidetch selbst war die Gründung von Weight Watchers Gold wert: Sie verdiente mit ihrer Idee richtig viel Asche. Die Unternehmerin färbte sich ihre Haare platinblond – was zu ihrem Markenzeichen wurde –, ließ sich von ihrem Mann scheiden, zog nach Los Angeles und hatte heiße Dates mit Fred Astaire. Sie liebte den Ruhm und die Aufmerksamkeit, die Erste-Klasse-Flüge und die vielen öffentlichen Auftritte. Großzügig war sie ebenfalls und spendete Geld an Studierende, die sich die Collegegebühren nicht leisten konnten.

Sie scheint ja eigentlich eine ziemlich coole Socke gewesen zu sein, die Frau Nidetch, wenn da nicht der Umstand wäre, dass ihr Unternehmen bis heute von den Unsicherheiten und gutgefüllten Geldbeuteln ihrer Kund_innen lebt. Nicht nur die Treffen kosten Geld, sondern auch die App fürs Handy, die es nun seit einigen Jahren gibt. Während meine Mutter in den Neunzigern noch Dutzende Papierseiten mit Punkten studieren musste, gibt es das Punktesystem heute bequem fürs Handy, um im Alltag nicht den Überblick bei all den Verlockungen zu verlieren. Ob mit App oder ohne: Für so ein umfassendes Programm braucht man Geduld und Zeit, ein beinhartes Durchhaltevermögen und gute Nerven.

Aber zurück zu meiner Mutter: Sie war eine vielbeschäftigte Frau. Sie arbeitete Vollzeit, bewältigte mit meiner Oma den größten Teil der Sorgearbeit für uns drei Kinder, sie war politisch interessiert und diskussionsfreudig. Sie ging morgens ins Büro und nach der Arbeit oft noch einkaufen. Am Samstag stand der Hausputz an, am Sonntag waren diverse Freizeitaktivitäten dran, oder eben die Wäsche. Als ich meine ersten Auftritte mit meiner Band hatte, stand sie oft im Publikum. Sie hatte zu wenig Zeit, um bei all den vielen Aktivitäten meiner Brüder und mir dabei zu sein, aber ab und zu tauchte sie eben doch auf. Kurz gesagt: Mamas Alltag war megastressig. Dazu kam dann noch das Punktezählen, das ihre Laune irgendwie nicht steigern wollte. Sich an strenge Tabellen zu halten war einfach nicht ihr Ding. Sie war ständig schlecht gelaunt und fand alles so richtig »zum Kotzen«! Das wurde dann auch zu ihrem Lieblingswort. Alles, was ihr so richtig auf den Wecker ging, wurde mit diesem kleinen Wörtchen kommentiert:

Die Schuhe meines kleinen Bruders Benjamin waren mal wieder kaputt?

»Kotze!«

Waschmittel alle?

»Kotze!«

Magda hat den Müll nicht rausgebracht?

»Definitiv Kotze.«

Einer meiner Lieblingswitze ist übrigens der: »Ich habe bei Weight Watchers angerufen, aber es hat niemand abgenommen.«

Ganz so war es bei meiner Mutter nicht: Sie nahm bis zu ihrer Hochzeit gute fünfzehn Kilo ab und sah auf ihrem Hochzeitsfoto deutlich verschlankt aus. Was Diätunternehmen wie Weight Watchers aber meist verschweigen: Entweder zahlt man sein Leben lang Geld für Tabellen, Treffen und Rezepte und zählt weiter fleißig Punkte, oder die Kilos kommen eben zurück, weil die wenigsten Menschen diätähnliche Ernährungsweisen im Alltag sinnvoll integrieren, geschweige denn die nächsten Jahrzehnte damit durchhalten können.

Als es sich die ersten Kilos wieder auf Mamas Rippen gemütlich machten, sagte sie mehrmals hintereinander »Kotze« und warf die Punktetabellen weg. Manchmal im Leben muss man sich entscheiden: Soll man das eigene Nervenkostüm schützen oder Diäten machen bis zum Umfallen? Meine Mutter entschied sich für Ersteres, auch wenn ich ihr ansah, dass sie nicht wirklich glücklich damit war.

Als Kind hatte ich nie das Gefühl, dass Mama das Abnehmen aufgab, weil sie erkannte, dass Diäten eben nichts bringen. Vielleicht dachte sie, sie sei einfach nicht mit genügend Durchhaltevermögen ausgestattet und hätte versagt. Als meine Schulärztin dann stirnrunzelnd verkündete, dass ich aufpassen solle, dass ich noch länger in mein Kleid passe, gab meine Mama den Staffelstab wohl unbewusst an mich weiter. Ungefähr als meine Mutter *ihre* letzte große Diät machte und die Weight-Watchers-Pfunde kurze Zeit später wieder an ihre Tür klopften, begann *meine* Diätgeschichte. Obwohl Mama kaum negativ über meinen Körper sprach, merkte ich doch instinktiv, dass sie verunsichert war. Wenn die Ärztin schon eine krause Stirn zog und überall von der Killerkrankheit »Fettleibigkeit« die Rede war, was sollte dann bloß aus ihrer pummeligen Tochter werden?

Ich jedenfalls nahm den Staffelstab an: In meiner Kindheit wechselten sich Kalorienzählen und Heißhungerattacken ab. So richtig lange hielt ich keine Diät durch. Manchmal wahrte ich nach außen hin den Schein, aber aß doch heimlich. Es gab unzählige Momente, in denen ich höchst dramatisch das Handtuch warf und seufzte: »Ich bin ein hoffnungsloser Fall, mir ist einfach nicht zu helfen ...« In meinem Diätverhalten unterschied ich mich jedoch kaum von meinen Klassenkamerad_innen. Ob dick oder nicht, abnehmen wollte fast jede. Und die Schlanken, die essen konnten, was sie wollten, wurden von allen beneidet.

Das Thema Essstörungen war zu meiner Teenagerzeit zwar schon ein Begriff, aber die große Mehrheit der Mädchen hätte man nicht als essgestört beschrieben, obwohl einige das Frühstück wegließen oder sich zeitweise ausschließlich von diesen kleinen Gläschen mit Kinderbrei ernährten. Das nahmen einige Erwachsene irritiert zur Kenntnis, während andere es als jugendlichen Spleen belächelten. Die Alarmglocken schrillten aber bei keinem wirklich. Im Gegenteil: Jene Jugendlichen, die nach Meinung der Erwachsenen ein paar Pfund »zu viel« mit sich herumtrugen, wurden richtiggehend animiert, auf ihre Ernährung zu achten. Das galt als normal.

## Von der Diätetik zur Diät

Ich bin ziemlich neugierig. Wenn ich etwas wissen will, dann richtig. Ich lese Dutzende Bücher, recherchiere mir die Finger wund und bohre mit Fragen kilometertief. So wie eine wissbegierige Fünfjährige, die zwar ganz bezaubernd, aber auch ein bisschen nervig ist.

So wollte ich wissen: Seit wann gibt es Diäten? Warum sind Körper verschieden? Wer bestimmt eigentlich, wer oder was als schön empfunden wird? War Dicksein in allen Epochen der Menschheitsgeschichte verpönt? Ist das ein schweres Los, mit dem wir Dicken uns abfinden müssen? Und, nur mal so in die Runde gefragt: Warum gibt es heute eigentlich eine größere Auswahl an Diätprodukten als an passender Kleidung für Dicke?

Um etwas Ordnung in meinen Kopfsalat zu bringen und die Fünfjährige in mir zufriedenzustellen, fange ich ganz von vorne an:

### Was bedeutet Diät eigentlich?

Eine Diät ist, einfach formuliert, eine bestimmte Ernährungsweise, die der Gewichtsabnahme oder -zunahme sowie der Behandlung von Krankheiten dient. Würde ich heute zehn Menschen fragen, was eine Diät ist, würden sie wahrscheinlich einstimmig antworten:»Na, das macht man, wenn man abnehmen will!« Gut die Hälfte hätte sicher noch die eine oder andere Anekdote parat:»Letztes Jahr habe ich zehn Kilo abgenommen, na ja, heute sind es zwölf Kilo mehr. Aber die Frau Meyer von nebenan, die schwört auf ihre Kohlsuppe. Wir machen das jetzt gemeinsam!«

Wenn das Wort Diät fällt, assoziieren die meisten damit schlicht und einfach Gewichtsreduktion. Und Hunger. Oder schlechte Laune. Das ist aber keineswegs die ursprüngliche Bedeutung. Die Bezeichnung Diät, eigentlich »Diätetik« oder »Diätologie«, kommt aus dem Griechischen und bedeutet so viel wie die »Lehre von der Lebensweise«. Für den griechischen Arzt Hippokrates (460–370 v. Chr.), der in unseren Breitengraden als Begründer der Medizin als Wissenschaft gilt, umfasste die Diätetik die gesamte Lebensweise in Bezug darauf, was die Gesundheit fördert oder eben auch nicht. Alle Bereiche des Lebens waren dabei mit einbezogen: zum Beispiel die Ernährung, die Arbeit, die Körperpflege, der Schlaf und auch die sexuellen Beziehungen. Gesundheit und Krankheit wurden als etwas betrachtet, was alle Bereiche des Lebens betrifft, beides wird auch durch all diese Bereiche bedingt.

Hippokrates vertrat die Ansicht, dass die Menschen ihre Gesundheit durch eine bestimmte Lebensführung beeinflussen können. Er glaubte, dass niemand ein Arzt oder eine Ärztin sein müsse, um selbstbestimmt Entscheidungen zu treffen, die das eigene Leben anbelangen. Etwas für die eigene Gesundheit tun, das können fast alle. Auch, wenn nicht alle gleich gesund sein können – Menschen bringen ja unterschiedliche Voraussetzungen mit. Ausschlaggebend dabei sei allerdings, wie ein Mensch individuell lebt und nicht, wie alle womöglich leben *sollen.* Je nach Geschlecht, Alter, sozialer und wirtschaftlicher Situation, Klima und Lebensumständen galten nach Hippokrates unterschiedliche »Lebensregeln«. Dafür schrieben die griechischen Mediziner jener Zeit Texte, die auch für Laien verständlich waren. Sie formulierten unterschiedliche Lebensweisheiten zum Beispiel für Reisende, Seefahrende, für Jüngere und Ältere oder für Ledige. Darin enthalten waren etwa Vorschriften für die Zubereitung von Speisen oder für die Erziehung von Kindern sowie die Versorgung von älteren Menschen. Es ging nicht allein um die Vorbeugung von Krankheiten, sondern auch um die Erhöhung der Lebensqualität gemäß den individuell vorhandenen Möglichkeiten. Ernährung war dabei lediglich *ein* Faktor, der das Wohlbefinden beeinflusst. Andere Aspekte waren zum Beispiel Trauer oder Stress.

Klar bezog sich der alte Hippokrates vordergründig auf die freien, männlichen Bürger seiner Zeit. Es wird auch nicht verwundern, dass einige seiner Überzeugungen heute vollkommen überholt sind. Der früher weitverbreitete Aderlass wird hierzulande heute nur noch sehr selten und Abführmittel werden nur noch sehr gezielt eingesetzt. Die Schreiberlinge jener Zeit befassten sich auch kaum mit chronischen Krankheiten oder Behinderungen, auch wenn Hippokrates durchaus über Epilepsie schrieb und diese als gängige Krankheit (und nicht etwa als göttliche Strafe) bezeichnete. Hippokrates formulierte zu seiner Zeit allerdings etwas, was heute gerne mal vergessen wird: Individuen sind unterschiedlich, und ein einziges Rezept für alle gibt es nicht. Auch nicht für die Dicken.

Mit dieser Komplexität wurde gebrochen, als die Wissenschaften, darunter auch die Medizin, im neunzehnten Jahrhundert langsam, aber stetig begannen, vielschichtige menschliche Realitäten in kategorisierbare Diagnosen und Erklärungsmuster zu quetschen. Die Idee des »Idealgewichts« bahnte sich ihren Weg. Und dieses sollte fast ausschließlich über die Nahrungszufuhr geregelt werden. So wurde aus der umfassenden Diätetik die recht eindimensionale Idee von Diät.

Diese zeigt sich heutzutage in erster Linie darin, dass nicht konsequent die ganze Bandbreite an gesundheitsbeeinflussenden Faktoren in den Blick genommen wird, wie zum Beispiel Überarbeitung, Schlaflosigkeit oder Arbeitslosigkeit als Stressfaktoren, sondern oftmals das Gewicht als *der* Verursacher körperlicher Gebrechen und Krankheiten herhalten muss.

Doch bis zum neunzehnten Jahrhundert verging mächtig viel Zeit, in deren Verlauf sehr unterschiedliche Überzeugungen darüber herrschten, was einen »guten« und »gesunden« Körper ausmacht. Geschichtlich gesehen, herrschten in den verschiedenen Epochen teils sich widersprechende Körper- und Gesundheitsideale, die aus heutiger Sicht mal mehr für Lust und mal mehr für Verzicht standen.

In ihrem Buch *Die verrückte Geschichte der Diät. Schlankheitswahn und Schönheitskult* nimmt uns Dr. Anja Dostert mit auf eine Reise durch die Epochen der Zeit. Ich lege dir ans Herz, dich ordentlich anzuschnallen, denn nun folgt ein flotter Ritt durch die Geschichte der Körperbilder und Diäten:

– Die ersten dokumentierten Abbildungen von Menschen sind Höhlenmalereien aus der Altsteinzeit, die kräftige Figuren mit großen Brüsten und fülligem Oberkörper darstellen. Bekanntestes Beispiel ist wohl die Venus von Willendorf, eine elf Zentimeter große Figur aus Kalkstein. Deren Fund vor mehr als 100 Jahren stellte eine echte archäologische Sensation dar: Mit ihrem stolzen Alter von 27 000 Jahren gehört sie zu den ältesten menschlichen Abbildungen der Welt. Die rotbraune Figur hat sehr große Brüste, einen ausladenden Bauch, einen breiten Po und eine ausgeformte Vulva sowie

sehr schmale Arme, die oberhalb der Brüste ruhen. Expert_
innen konnten sich nie einig werden, was die Figur symboli-
siert – Fruchtbarkeit etwa, oder eine Art Gottheit vielleicht?

– Viele Tausende Jahre später, im alten Ägypten, galt ein
striktes Schlankheitsideal. Fettröllchen und Körperhaare
entsprachen so gar nicht der Mode. Die Venus von Willendorf wäre sicher kein Idol jener Zeit gewesen.
Waschen, Eincremen und Rasieren gehörte zum täglichen
Ritual im damaligen Ägypten. Es gab bereits Pinzetten und
Rasierklingen, Salben, Parfüms und Lidschatten. Die Ägyp-
ter_innen trugen auch Make-up, und das nicht nur aus äs-
thetischen Gründen: Es sollte sie schützen vor Fliegen und
anderen kleinen Tierchen. Auch die Ganzkörperhaarentfer-
nung hatte den Effekt, Läuse und Milben fernzuhalten.

– Im antiken Griechenland waren »harmonische Proportio-
nen« von hohem Wert, etwa kleine Brüste und ein breites,
»gebärfreudiges« Becken sowie ein trainierter, olympiareifer
Körper. Um dieses Ziel zu erreichen, galt es als legitim, sich
regelmäßig zu erbrechen.

– Im antiken Rom hingegen stand der leibliche Genuss im Mittelpunkt: Dort galt ein sehr dicker Körper als Geschenk der
Götter und repräsentierte Wohlstand und Wohlbefinden. Die
Dicken von heute, die auf der Straße gerne mal »Fettarsch«
zugeraunt bekommen, wären im alten Rom hoch angesehen
gewesen! Auch manch ein Römer übergab sich damals, aber
nicht, um abzunehmen. Ganz im Gegenteil: Er musste Platz
schaffen, um noch mehr Essen in sich reinzuschaufeln!

– Viele Jahrhunderte später, mitten im europäischen Mittelalter, war man froh, wenn man überhaupt genug zum Beißen hatte. Zwar deklarierte die Kirche die Völlerei zu einer der sieben Hauptsünden (neben Stolz, Geiz, Wollust, Jähzorn, Neid und Faulheit). Das hielt aber die, die sich einen reichgedeckten Tisch leisten konnten, nicht davon ab, ausschweifende Feste zu feiern. Mittendrin im feuchtfröhlichen Festschmaus: Mönche und andere Geistliche.

Zu jener Zeit herrschte ein interessantes Schönheitsideal: Die Wohlhabenden und der Adel legten großen Wert auf die »perfekte« Stirn einer Frau. Diese hatte im besten Falle eine obere Rundung, wofür sich die Damen auch mal die Haare am Haaransatz ausrissen.

Das Statussymbol wohlhabender Menschen in der Renaissance, insbesondere von Frauen, drückte sich in einer wohlgenährten, prallen Figur aus. Hier wurde noch anständig geschlemmt, und Diäten waren dafür da, zuzunehmen und nicht etwa an Gewicht zu verlieren. Sehr schlanken Frauen begegnete man(n) mit Skepsis, weil die Überzeugung vorherrschte, dass diese nicht fähig waren, Kinder zu gebären. Etwa zur gleichen Zeit wurde die Wespentaille, umspielt von kräftigen Rundungen, verehrt, und der Maler Peter Paul Rubens malte seine noch heute bekannten Rubensfiguren. Diese drallen Schönheiten hatten speckige Arme, mehrere Fettringe, einen dicken Po und stramme Oberschenkel. Und nicht zu vergessen: ganz viel Cellulite.

– In der Neuzeit, ungefähr ab der Zeit der Erfindung des europäischen Buchdrucks Mitte des fünfzehnten Jahrhunderts, erfolgte ein langsam voranschreitender, aber umfassender gesellschaftlicher Wandel: Werte wie Leistungsfähigkeit,

Pflichterfüllung, Gottgefälligkeit und Gesundheit gewannen an Bedeutung und wurden teilweise auch synonym verwendet. Krankheit interpretierte man als Resultat eines nicht gottgefälligen Lebens. Diese sogenannte protestantische Ethik beeinflusste auch die Sicht auf Körper und Ernährung: Der dicke, wohlgenährte Körper passte nicht mehr zum christlichen Ideal der Selbstbeherrschung. Ein guter Christ oder eine gute Christin hatte Überfluss und Wollust gefälligst abzulehnen. Das Motto hieß: Lieber fasten als fressen.

Dies ebnete den Weg für die Schlankheitsnorm, die in der zweiten Hälfte des neunzehnten Jahrhunderts in Amerika und Westeuropa letztendlich zum wissenschaftlichen Maßstab erhoben wurde.

So oder so ähnlich werden die verschiedenen Ideale der einzelnen Epochen von der Antike bis zur Neuzeit häufig skizzenhaft beschrieben. Dabei fällt auf, dass in den Erzählungen die Geschmäcker und Geschichten wohlhabender Menschen mit hohem gesellschaftlichen Status im Zentrum stehen. Was als schön und erstrebenswert galt, wissen wir von Gemälden und einzelnen Schriften, und dies fast ausschließlich aus der Feder oder durch die Augen von Männern, die damals mehrheitlich diejenigen waren, die schrieben, malten und Wissen archivierten. Wenig erfahren wir vom Rest der Bevölkerung, der immerhin den größten Teil der Gesellschaft ausgemacht hat. Zu vermuten ist, dass es ihnen eher darum ging, dem harten Leben als Bauer, Bedienstete oder Marktverkäuferin gerecht zu werden, als einem bestimmten Körperideal hinterherzurennen. Die Erzählungen der unteren Schichten sind nicht Teil der Geschichtsschreibung. Die oben skizzierten Körperbilder stellen wohl lediglich *eine* Sichtweise von vielen dar. Anzunehmen ist allerdings, dass die Gemälde und Schriften Einfluss auf jenen Teil der Bevölkerung hatten, der lesen konnte, ähnlich wie Zeitungen oder das Internet auch heute unsere Seh- und Denkgewohnheiten beeinflussen. So konnten sich auch damals Geschmäcker und Vorlieben formen lassen.

Ab Mitte des neunzehnten Jahrhunderts befanden sich Medizin und Wirtschaft im Wandel: Das Leben veränderte sich von einer landwirtschaftlich zu einer industriell geprägten Gesellschaft. Die Leute arbeiteten meist nicht mehr auf dem eigenen Hof, sondern strömten in die großen Städte, um in den entstehenden Fabriken oder im Dienstleistungsgewerbe eine Anstellung zu finden. Hunger war zwar immer noch ein Problem der ärmsten Schichten, aber mehr und mehr Menschen bekamen Zugang zu ausreichend Nahrungsmitteln – dank der industriell gefertigten Lebensmittel. Die reicheren Schichten verloren gewissermaßen ihr alleiniges Vorrecht, immer genügend Essen zur Verfügung zu haben. Satt konnte man nun auch dann jeden Tag sein, wenn man nicht zur Crème de la Crème gehörte.

Und genau zu jener Zeit passierte etwas Interessantes: Der beleibte Körper verlor endgültig sein bisschen Prestige, das er geschichtlich zumindest zeitweise innehatte. Wenn alle gut essen und Körperfett aufbauen konnten, was ist dann daran noch so Besonderes? Es ist gewiss kein Zufall, dass der Wunsch nach Gewichtsverlust just zu jener Zeit enormen Anklang bei den oberen Schichten fand. Abnehmen, oder »Entfettung«, wie man es nannte, war in Mode gekommen. Ärzte begannen, mit verschiedenen Diäten zu experimentieren, um den neuen Feinden der Moderne den Kampf anzusagen: dem Fett, den Kilos, den Wohlstandsbäuchen! Zu der Zeit schossen Diäten wie Pilze aus dem Boden. Man träumte von einem langen, gesunden Leben.

## Kalbfleischsaft, Steinzeitkost und Nazibrot

Was hat ein britischer Bestattungsunternehmer aus dem neunzehnten Jahrhundert mit *dem* Ernährungstrend des zwanzigsten Jahrhunderts zu tun? Ganz schön viel, denn auf diesen besagten Bestatter, William Banting, ist die erste kommerzielle Diät zurückzuführen. Die Geschichte war folgende: Sein Arzt hatte ihm nach mehreren gescheiterten Abnehmversuchen zu einer fleischhaltigen Ernährung geraten, womit Banting über zwanzig Kilogramm an Gewicht verlor. Erfolgsbeseelt schrieb er 1863 ein Buch mit seinen Erfahrungen, das er unter dem Titel *Offener Brief über Korpulenz, an das Gesamte Publikum gerichtet* veröffentlichte. Darin erzählt er seine persönliche Geschichte und beteuert, dass nicht der Mangel an Arbeit und Bewegung oder eine sonderlich ausschweifende Ernährungsweise zu seinen stattlichen neunzig Kilo bei einer Größe von 1,65 Meter geführt haben. Schuld sei der Genuss der einfachen Lebensmittel wie Brot, Milch, Butter, Zucker und Kartoffeln gewesen. Diese Nahrungsmittel haben den »Parasiten« erzeugt, der so schädlich für sein Wohlbefinden, ja, für seine Gesundheit gewesen sei. Mit »Parasit« meinte Banting den dicken Körper, den er für das schlimmste Übel aller möglichen körperlichen Zustände hielt. Er schreibt:

*Unter allen Parasiten, welche den Menschen befallen können, giebt es nach meiner Ueberzeugung keinen Schlimmeren als die F e t t s u c h t, und da ich nach einer sehr langen und schweren Prüfung diesem Uebel so eben glücklich entronnen bin, drängt es mich dazu, die Erfahrungen, welche ich hierbei gemacht habe, in aller Bescheidenheit hier mitzuteilen.*

Da hohes Gewicht zu der Zeit noch nicht bei allen Medizinern die Alarmglocken schrillen ließ, mahnte Banting an, dass jeder Mensch, besonders Ärzte, endlich die »Gefahren des Parasiten« erkennen sollten. Als Lösung pries er seine selbsterprobte Ernährungsumstellung an, die Stärke und Zucker untersagte und jeden Tag reichlich Fisch und Fleisch erlaubte.

Einen typischen Essensplan für einen Tag beschreibt Banting wie folgt (liebe vegetarisch oder vegan lebende Menschen, ihr müsst jetzt ganz, ganz stark sein):

Zum Frühstück genoss Banting hundertzwanzig bis hundertfünfzig Gramm Fleisch (mit Ausnahme von Schweinefleisch), eine große Tasse Tee (ohne Zucker und Milch), etwas Zwieback oder Brot, aber ohne Butter. Zum Mittagessen wurde hundertfünfzig bis hundertachtzig Gramm Fleisch oder Fisch (mit Ausnahme von Lachs) aufgetischt, etwas Gemüse (außer Kartoffeln), eine Scheibe Brot oder ein Kompott aus Früchten, etwas Geflügel oder Wild, zwei bis drei Gläser eines guten Rotweins, wohingegen Champagner, Portwein und Bier verboten waren. Der Fünf-Uhr-Tee bestand aus etwas Obst, Zwieback und ungesüßtem Tee. Abends gab es noch einmal neunzig bis hundertzwanzig Gramm Fleisch oder Fisch sowie ein bis zwei Gläser Rotwein. Als

Mitternachtsumtrunk wurde ein Grog serviert (Branntwein oder Rum, aber ohne Zucker) oder ein bis zwei Gläschen Rotwein.

Herr Banting zog seinen Ernährungsplan beinhart durch: Während er vor der Diät gebutterte Toasts, Früchtekuchen, Milch und Gebäck genossen hatte, standen nun kaum Kohlenhydrate oder Zucker auf dem Essensplan. Neben Kartoffeln riet er auch von Karotten, Rüben und Roter Bete ab. Vor Alkoholismus sorgte er sich scheinbar nicht …

Banting schwor auf seine Diät und mutmaßte, dass mit dieser wohl auch Gicht geheilt oder mindestens abgemildert werden könne. Sein kleines Buch sorgte für ordentlich Aufruhr in den medizinischen Kreisen und fand Unmengen Fans. Banting verkaufte über 60 000 Exemplare; ein echter Bestseller, der sogleich ins Deutsche übersetzt wurde.

Hierzulande wurde die Diät unter dem Namen »Banting-Kur« populär. In *Meyers Konversationslexikon* (circa 1890) beschrieb man sie als »neue Methode zur Heilung der übertriebenen Wohlbeleibtheit und der Fettsucht«. Was heute klingt wie ein überbordendes Fleischmahl, etablierte sich Ende des neunzehnten Jahrhunderts zu einer Speisenfolge, die in allen großen Kurorten Deutschlands verordnet wurde.

Na, wer hat es erkannt? Die Banting-Diät gilt als die erste »Low-Carb«-Ernährungsweise der Moderne! Wenn heute jemand ein Foto auf Instagram teilt, auf dem ein saftiges Stück Steak garniert mit dem Hashtag #lowcarb abgebildet ist – ohne kohlenhydratreiche Beilagen, versteht sich –, kannst du dir sicher sein: Herr Banting hätte sich gefreut und ein (oder zwei) Gläschen Rotwein darauf getrunken.

Zu Bantings Zeit gab es noch weitere Ernährungsexperimente, wie etwa die Milchdiät, die in der Tat fast ausschließlich aus Milch, Milchkaffee oder Kakao bestand und teilweise mit Massagen gepaart wurde, die die Fettpolster in Bewegung bringen sollten. Auf Milch schwor auch die österreichische Kaiserin Sisi (1837–1898). Sie zwang sich jeden Tag in ihr knallenges Korsett und ernährte sich hauptsächlich von Milch, Orangen, rohen Eiern und ausgepresstem Rind- oder Kalbfleischsaft, um niemals ein Gewicht von fünfzig Kilogramm zu überschreiten – wohlgemerkt bei einer Größe von 1,72 Meter. Dafür wog sie sich dreimal am Tag und nahm ihre Kuh für die tägliche Dosis Frischmilch mit auf Reisen. Während wir uns heute feuchtigkeitsspendende Gurkenmasken auflegen, gab Sisi Rindfleisch für die jugendliche Frische auf ihr Gesicht. Ihre radikalen Diäten hatten auch unangenehme Folgen: So soll sie wegen der andauernden Fastenkuren in späteren Jahren Hungerödeme bekommen haben.

Zu Sisis Zeiten hatte die Idee, dass der schlanke Körper ein Zeichen einer höheren Klasse sei und somit »moralisch überlegen«, in Europa bereits Fuß gefasst. Die angesagten Autor_innen der Zeit, Emily Brontë (1818–1848) oder Edgar Allen Poe (1809–1849) etwa, hatten Tuberkulose und waren sehr schmal. Tuberkulose interpretierte man als Zeichen für eine »intellektuelle« und »delikate« Wesensart. »Es war glamourös, krank auszusehen«, analysierte Susan Sontag dieses Phänomen in ihrem Essay *Illness as Metaphor* von 1978.

In der zweiten Hälfte des neunzehnten Jahrhunderts wurden unzählige Ernährungs- und Bewegungstrends ausprobiert. Jeder Erfinder (meistens waren es Männer) schwor darauf, dass seine Diät die einzige, wahre, richtige Art war, den eigenen Körper »in den Griff« zu bekommen, um ein langes Leben ohne Beeinträchtigungen zu führen. Mal schwor man auf Fleisch, mal wurde dieses gänzlich verbannt. Die einen tranken Milch, die anderen Wasser, die nächsten gar nichts mehr.

Der deutsche Apotheker und Heilpraktiker Theodor Hahn (1824–1883) war Vorreiter der vegetarischen Ernährungsweise. Er ging davon aus, dass Fleischessen »hässlich, schwerfällig, faul, träge, dumm und plump« mache. In einer Zeit, in der grausame, moderne Massentierhaltung noch kein Begriff und ein gutes Stück Fleisch für viele noch Luxus war, galten diejenigen, die sich dem Fleisch verweigerten, als Sonderlinge.

Ganz schön sonderbar klingt auch folgende Abnehmmethode: Ab den 1880ern fand die elektrische Entfettungsmethode Anwendung: Dafür nahm man in einem mit Elektroden bestückten Liegestuhl Platz und hatte weitere Elektroden, die wiederum an schweren Säcken hingen, am Bauch oder an den Beinen haften. Der Strom sollte die Muskeln in Bewegung bringen. Immerhin zweifelten schon damals viele die Wirksamkeit dieser Methode an. Durchsetzen konnten sich die kleinen Stromschläge nicht, auch wenn es diese Praktik immer noch gibt.

Rindfleisch aufs Gesicht, Alkohol in rauen Mengen? Manche Ernährungs- und Schönheitstipps des neunzehnten Jahrhunderts wären heute noch Stoff für eine gute Satire. Aber es geht noch absurder: In den USA machte sich der Unternehmer Horace Fletcher (1849–1919) einen Namen als »der große Käuer«. Seine einfache Idee: Alle können essen, was sie wollen, sofern jeder Bissen so lange im Mund gewälzt und gekaut wird, bis er vollständig eingespeichelt als Brei entweder runtergeschluckt oder ausgespuckt wird. Hunderte Kaubewegungen sollen dazu führen, dass das Essen bereits gut aufgelöst und verflüssigt ist und das Hungergefühl so gedämpft wird. Wer nicht ordentlich kaut, so Fletcher, den bestraft die Natur mit hohem Gewicht. Die Kautechnik wurde als »Fletschern« bekannt und fand viele Anhänger, wie etwa Franz Kafka oder John Rockefeller. Fletcher verdiente auf seinen Vortragsreisen zu diesem Thema Millionen. Ob das Procedere noch viel mit Genuss zu tun hat, mussten die fletschernden Diäthaltenden wohl mit sich selbst ausmachen.

Abnehmkuren boomten Ende des neunzehnten und zu Beginn des zwanzigsten Jahrhunderts, zumindest in der Ober- und aufstrebenden Mittelschicht. In der Sommerzeit trafen sich die Reichen und Schönen in Bade- und Kurorten. Zur Bekämpfung der vielen Pfunde wurden wahlweise Wasseranwendungen, Trinkkuren, Durstkuren, Abführmittel, Schwitzkuren, Einläufe, extrem kalorienreduzierte Kost (höchstens tausend Kalorien am Tag) oder Gymnastik und Wanderungen empfohlen. Dazu gab es Duschen, Saunen, Massagen oder Bäder. Wer es sich leisten konnte, aß nicht mehr, sondern hungerte, schwitzte oder bewegte sich. Der Bremer Soziologe Dr. Friedrich Schorb, der sich in seiner Forschung mit der Geschichte des Übergewichts und Diäten befasst, resümiert: »Auf dem Land und unter einfachen Leuten galt dagegen ein stattlicher Ranzen nach wie vor als Zeichen von Gesundheit, Kraft und Wohlgenährtheit. Ungefähr ab 1910, in den USA schon ab etwa 1890, wurde der moderne Schlankheitskult dann zur allgemeinen Modeerscheinung.«

Es mag wenig überraschen, dass der Erste Weltkrieg das allgemeine Diäthalten erst einmal bremste. Nach Kriegsende spielte der Schlankheitskult in den Zwanzigern jedoch wieder eine beträchtliche Rolle: Die »wilden Zwanziger« waren geprägt von einem schlanken, weiblichen Körperideal mit wenigen Rundungen. Frauen in Deutschland hatten gerade das Wahlrecht errungen, trugen Hosen und erstmals auch Röcke, bei denen ganz schön viel Bein zu sehen war (ein echter Schocker zu der Zeit!). Von nun an musste man sich auch nicht mehr in der Öffentlichkeit auf einer der Münzwaagen wiegen, sondern konnte sich eine private Waage für das Badezimmer kaufen und so das eigene Gewicht regelmäßig überprüfen. Da wohl die wenigsten eine schmale, gerade Figur hatten, kamen die extremen Diäten wieder in Mode. Zahlreiche Mediziner_innen schlugen Alarm und warnten vor Radikalkuren, da nun gehäuft Magersucht und Essstörungen auftraten.

Der Zweite Weltkrieg stellte eine weitere Zäsur dar. In Zeiten von Hunger, Not, Vertreibung und Mord dachte niemand ans Diäthalten. Schlanksein war aber gewiss Teil der Nazilogik. Die Nationalsozialisten propagierten eine schlanke, trainierte Figur, weil diese der Idee eines »gesunden, leistungsfähigen Volkskörpers« entsprach. Für die Nazis war Ernährung ein bedeutendes Instrument, um »arische Reinheit« zu gewährleisten und das Volk – wohlgemerkt das weiße, christliche Volk ohne Behinderung – bei Kräften zu halten.

1939 wurde der Reichsvollkornbrotausschuss gegründet, der für »Vollwertkostpropaganda« zuständig war. Um die Essensrationierungen sicherzustellen, popularisierte man das dunkle Brot aus ungeschältem Getreide, weil dadurch eine höhere Ertragsmenge erreicht werden konnte als beim Weißbrot, bei dem nur ein Teil des Getreidekorns verwendet wird. »Der Kampf um das Vollkornbrot ist ein Kampf für die Volksgesundheit«, sagte der NS-Reichsgesundheitsführer Leonardo Conti. Das Vollkornbrot passte gut zur arischen Ideologie, weil dieses »natürlich« und »gesund« sei, »gegen Karies helfe« und somit den »deutschen Volkscharakter« in besonderem Maße unterstreiche.

Was viele nicht wissen: Bis zum Zweiten Weltkrieg war Vollkornbrot gänzlich unbeliebt und wurde lediglich von wenigen Leuten aus der sogenannten Lebensreformbewegung bevorzugt, die einen natürlichen Umgang mit Lebensmitteln forderten und gegen die Industrialisierung und den überbordenden Materialismus waren. Die nationalsozialistische Vorliebe für dunkles Brot führte dazu, dass innerhalb weniger Jahre Zehntausende Vollkornbäckereien eröffneten. Jahrzehnte stritten sich Ernährungswissenschaftler_innen darüber, ob Vollkornbrot wirklich gesünder sei als das schnöde Weißbrot. Heute wissen wir: Das kommt ganz auf den Menschen und seine Darmflora an. Eine pauschale Antwort gibt es darauf nicht.

In der Nachkriegszeit wollten die wenigsten in Deutschland von Diäten und Hungerkuren hören. Der Konsum von Fleisch, Milch und Eiern stieg deutlich an; es fanden sich Zucker, reichlich Obst (auch aus Übersee, zumindest in Westdeutschland) und Butter (keine Margarine!) in den Einkaufskörben. Was die Ossis an Nahrungsmitteln nicht zur Verfügung hatten, machten sie durch Alkoholkonsum wieder wett. Im Westen trank man dagegen eifrig Coke.

Das fette Schlemmen sollte nicht lange anhalten. In den

Sechzigern erlebten Frauenzeitschriften und die Mode- und Kosmetikindustrie in Westdeutschland einen boomenden Umsatz. Die Nachkriegskinder kamen ins Jugendalter und prägten die typische Sixties-Mode: Viele Frauen trugen taillierte Kleider mit schwingenden Röcken und Petticoats, Hosenanzüge oder Minis mit Ballerinas.

Wohl nicht ganz zufällig erfreute sich das britische Model Twiggy Mitte der sechziger Jahre in (West-)Deutschland größter Beliebtheit. Mit ihrem blonden Kurzhaarschnitt, den superkurzen Miniröcken sowie den schwarz getuschten, langen Wimpern um ihre Kulleraugen prägte die aus London stammende sechzehnjährige Twiggy – eigentlich Lesley Hornby – das Frauenbild der damaligen Zeit und wurde Ende der Sechziger zum meistfotografierten Gesicht der Welt. Ihre schmale Figur – angeblich nur vierzig Kilogramm bei einer Größe von 1,66 Meter – verschaffte ihr den Spitznamen »Twiggy«, was so viel bedeutet wie »dünner Zweig«. Obwohl sie nur wenige Jahre professionell modelte und sich später der Musik und der Schauspielerei widmete, war ihr Einfluss auf das Schönheitsideal jener Zeit enorm. Nach eigener Aussage aß sie ausreichend, trank kaum Alkohol und nahm keine Drogen. Ob sie heimlich hungerte oder einfach eine sehr schlanke Zeitgenossin war, lässt sich heute nicht mehr klären. Fakt ist, dass die meisten Frauen dem Twiggy-Ideal nicht einmal annähernd entsprachen, weder damals noch heute. Dafür kann weder die junge Twiggy etwas noch die Millionen von Frauen, die sich an diesem Ideal messen mussten. Zu der Zeit galt Twiggys Figur als erstrebenswert, auch weil das sogenannte Idealgewicht damals mit zweifelhaften Messmethoden als sehr niedrig festgelegt wurde (dazu mehr im Kapitel »Eine kleine Geschichte des Body-Mass-Index«). Viele versuchten, diesem Ideal zu entsprechen, die Frauenzeitschriften fütterten diesen Trend ungemein.

1969 schenkte uns die *Brigitte* dann ihre bis heute bekannte Brigitte-Diät: eine fettreduzierte Kost von circa eintausend Kalorien am Tag. Das ist wirklich richtig wenig. Unter dieser Voraussetzung könnte man zum Beispiel über einen ganzen Tag verteilt lediglich ein trockenes Laugenbrötchen, einen halben Muffin, dreihundert Gramm Weintrauben sowie eine kleine Hand voll Mandeln essen und ein großes Bier dazu trinken.

Nachdem die Deutschen nach dem Krieg zwei Jahrzehnte lang aßen, konsumierten und ... noch mehr aßen, ließen die Mediziner_innen wieder von sich hören: Die Deutschen würden immer dicker werden. Die ersten Fitnessstudios öffneten ihre Pforten, im TV liefen Werbespots für gesunde Ernährung, Magerprodukte füllten zunehmend die Regale, und die gute Hausfrau tauschte wieder Butter gegen Margarine aus.

In den Siebzigern wurde dann eine Diät so richtig erfolgreich, die es bereits schon seit 1937 gab. Sie klingt in der Theorie eigentlich ganz gut: die Bonbondiät. Auswählen konnte man zwischen Schoko, Schoko-Mint, Sahne und Karamell. »Her damit!«, hätte ich damals begeistert gerufen, aber da gab es einen Haken: Die zuckrigen Dinger enthielten Appetitzügler, genaugenommen Amphetamine, die das Hungergefühl dämpfen sollten. Wenn man einen Bonbon vor dem Essen lutschte, sollte man alles essen können, was man wollte – das versprachen zumindest die Hersteller. Heute wären diese Bonbons verboten, da zu den Nebenwirkungen von Amphetaminen Herzrhythmusstörungen, Herzinfarkte oder Gehirnschläge zählen. Vom Markt genommen wurden die Bonbons aber, weil sie wegen ihres Namens (»Ayds«) niemand mehr kaufen wollte, der so klang wie die damals neu entdeckte Immunschwächekrankheit Aids.

Die Siebziger waren geprägt von extremen Diäten: Die Firma SlimFast, die mit ihren Shakes weltberühmt werden sollte, wurde gegründet. Die Stars und Sternchen waren auf Nulldiät (nur Wasser) oder nahmen Schlaftabletten ein, um ihren Hunger zu verschlafen.

Eine andere Ernährungsweise erlebt seit nunmehr fast vierzig Jahren immer mal wieder einen Hype und versucht, an die Urinstinkte des Menschen zu appellieren: Um die modernen Wohlstandspfunde loszuwerden, so die Logik der Befürworter_innen jener Ernährungsweise, müssen wir in die weite, weite Vergangenheit blicken und schauen, was unsere Vorfahren in der Altsteinzeit zu sich genommen haben. »Zurück zu unseren kulinarischen Wurzeln«, heißt die Devise, also zurück zum »authentischen, natürlichen« Essverhalten. Dieses soll immerhin dazu beigetragen haben, dass sich die Menschen zu dem entwickeln konnten, was sie heute ausmacht.

Die sogenannte »Steinzeitdiät« ist auch bekannt als »Paläo-Diät«, was die Kurzform für den Zeitraum des Paläolithikums, der Altsteinzeit, ist. Diese Diät setzt auf Nahrungsmittel, die unsere Vorfahren angeblich verspeist haben sollen, bevor sie sesshaft geworden sind: Fleisch, Fisch, Gemüse, Früchte und Nüsse. Den größten Teil der Geschichte hat der Mensch demnach mit einer Ernährungsweise bestritten, die aus wenig Kohlenhydraten und viel Eiweiß und Fett bestand. Aus Getreide gewonnene Nahrungsmittel (wie zum Beispiel

Brot), jegliche industriell verarbeiteten Lebensmittel oder Milchprodukte sind hingegen neuere kulinarische Erfindungen. Und da die Steinzeitmenschen diese Lebensmittel nicht aßen, sollen auch wir heute davon die Finger lassen. Zucker und Alkohol sind übrigens ebenfalls tabu. Den guten Wein zum saftigen Steak brauchen wir also gar nicht erst zu entkorken! Oder vielleicht doch, denn so richtig konsequent sind die Paläo-Essenden auch wieder nicht: Obwohl den Steinzeitmenschen Insekten und Würmer als Proteinquelle dienten, verzichten die heutigen Steinzeitfans doch lieber auf diese Delikatessen. Authentizität hin oder her, ekeln will sich ja niemand!

Unzählige Menschen jedenfalls schwören auf Paläo und führen gerne an, dass die kohlenhydratarme Kost die Gesundheit und Gehirnfunktionen des früheren Homo sapiens gestärkt und somit den modernen Menschen geformt hätte. Das scheint zu überzeugen: So manche Bestsellerliste wird von dem einen oder anderen Paläo-Ratgeber angeführt, wovon es mittlerweile schon Hunderte geben muss. Millionen von Menschen ernähren sich wie die Steinzeitmenschen und hoffen dadurch auf langandauernde Gesundheit und Fitness. Die Kost soll immerhin den sogenannten »Zivilisationskrankheiten« wie Herzleiden, hohes Gewicht und Diabetes entgegenwirken. Auch diese Diät gehört in die Kategorie #lowcarb. Was für Trendsetter diese Steinzeitmenschen doch waren!

Ein paar Zweifel sollten allerdings gestattet sein: Lässt sich die Ernährungsweise der Menschen von vor 20 000 Jahren wirklich auf die heutige Zeit übertragen? Die Ernährungswissenschaftlerin Prof. Dr. Marion Nestle, die an der New York University lehrt, findet die fleischhaltige Paläo-Diät für die heutige Zeit nicht wirklich angemessen. Sie weist in ihrer Forschung darauf hin, dass es gar nicht lupenrein nachzuweisen sei, wie die Ernährung der Steinzeitmenschen wirklich ausgesehen habe und ob tatsächlich die Mehrzahl der Kalorien durch den Konsum von Fleisch aufgenommen worden sei, wie von Paläo-Anhänger_innen gerne behauptet wird.

Was auch zum Nachdenken anregen sollte: Die Lebenserwartung der Menschen in der Steinzeit betrug nur rund fünfundzwanzig Jahre. Klingt nicht gerade vielversprechend. Prof. Nestle sieht insofern keine Beweise für die Behauptung, dass Paläo zu einem gesünderen und vor allen Dingen längeren Leben führt. Im *Wall Street Journal* schreibt sie: »Essen ist so viel mehr als ein Bündel an Nährstoffen. Was wir essen, nährt uns auch psychisch und kulturell. Auch wenn eine Paläo-Diät nicht unbedingt schlecht ist, warum der Aufwand? Ich fände es traurig, mir all die köstlichen, verbotenen Speisen entgehen zu lassen.«

## Genuss ist gesund!

Ich weiß nicht mehr genau, wann ich aufgehört habe, an den Weihnachtsmann zu glauben. Es gibt Fotos von mir, da stehe ich heulend vor dem bärtigen Mann im roten Mantel und strecke meinen Arm aus. Ich schreie zwar vor Angst das ganze Haus zusammen, aber nach dem Geschenk greife ich sicherheitshalber doch. Da lasse ich mich nicht lumpen. Sieben war ich da vielleicht.

Mit fünfzehn lernte ich, dass es zwar einen Ort namens Baden-Baden gibt, aber keine Stadt mit dem Namen Essen-Essen. Keine Ahnung, wie ich darauf kam, aber ich sagte immer:

»Essen-Essen liegt im Ruhrgebiet.« Irgendwann klärte mich meine Mutter auf:»Mein liebes Schleckermäulchen, die Stadt heißt Essen. Musst nicht alles, was du liebst, doppelt sagen.« Jeder von uns hat im Leben irgendwann diese Aha-Erlebnisse, also wenn man etwas herausfindet, was die eigene Weltsicht ein bisschen ins Wanken bringt.»Waaas, den Weihnachtsmann gibt's gar nicht? Das war die Mama, die mir das Brettspiel gekauft hat? Voll der Schwindel!« Meine liebevoll zusammengestellten Wunschlisten kamen also gar nicht am Nordpol an, sondern landeten in der Schreibtischschublade meiner Eltern? Ich kann auch immer noch nicht fassen, dass die Stadt schlicht und einfach Essen heißt!

Noch heute habe ich diese Aha-Erlebnisse. Ich ging zum Beispiel lange Zeit davon aus, dass Obst und Gemüse die gesündesten Lebensmittel seien. Bis ich Menschen kennenlernte, die davon extreme Magenprobleme bekommen und sich tagelang mit Bauchschmerzen herumquälen, wenn sie einen frischen Salat essen. Sicher hast du auch schon mal die Empfehlung gehört, fünf Obst- und Gemüseeinheiten am Tag zu essen. Der Witz ist: Es gibt gar keine Beweise, dass wir davon alle gesünder werden oder gar länger leben. Der gute Kopfsalat hat so gut wie keine Vitamine. Die grüne Gurke besteht zu fünfundneunzig Prozent aus Wasser. Da ist kaum Verwertbares für den Körper drin. Und trotzdem erhält sie das Prädikat »gesund«.

Kein Lebensmittel ist ausschließlich gut oder schlecht. Und schon gar nicht für alle gleichermaßen verträglich. Alle drei Hauptnährstoffe – Kohlenhydrate, Fette und Eiweiße – sind wichtig. Wie viel man davon isst, kann sich jedoch stark unterscheiden und hängt von persönlichen Vorlieben und der Reaktion des Körpers auf die Nahrungsmittel ab. Der eine verträgt Milchprodukte nicht so gut, die nächste hat Schwierigkeiten mit Weizen. Und trotzdem sind Ernährungsmythen verdammt hartnäckig. Schon die Kleinsten lernen, was »gutes« und »schlechtes« Essen ist und bekommen so gleich das negative Gefühl eingeimpft: Es ist schlecht, schlecht, schlecht, Pommes oder Pudding zu essen. Es ist gut, gut, gut, Möhren zu knabbern.

Ich gestehe: Kaum etwas gibt mir so viel Zufriedenheit wie ein mit Liebe zusammengestelltes Buffet voller Leckereien oder ein dampfender Milchkaffee neben einem Erdbeerküchlein. Ich plane Termine am liebsten nach meinen Mahlzeiten – und nicht andersrum. Kino finde ich geil, weil ich dabei Popcorn snacken kann. Ich gehe mit größter Begeisterung spazieren, wenn dabei auch ein Eis rausspringt. Und ich gehöre zu den Glückskindern, die fast alles essen können (und wollen) und sich kaum über Bauchkneifen oder Allergien Gedanken machen müssen. Der Löffel in meiner Hand und ich – wir sind ein echtes Dreamteam!

Wie für jedes Kind gab es allerdings auch für mich eine Handvoll Lebensmittel, die ich nicht leiden konnte. Da waren zum Beispiel Rosinen. Auch heute esse ich sie höchstens, wenn sie von Schokolade ummantelt sind und ich nichts anderes in der Süßigkeitenecke meiner Küche finde – diese ist übrigens besser gepflegt als meine Werkzeug- oder meine Putzmittelecke! Hashtag: Prioritäten. Jedenfalls habe ich in meiner verzweifelten Suche nach Zucker schon die eine oder andere Tüte mit Schokorosinen aufgerissen, die Schokolade von den Rosinen abgelutscht und die verschrumpelten Dinger dann wieder ausgespuckt. Okay, okay, es gibt wohl Momente in meinem Leben, auf die ich stolzer sein kann ...

Mein zweites Hasslebensmittel waren Pilze, oder Champignons. Oder wie die auch immer heißen. Ich bin mir immer noch nicht sicher, was der Unterschied ist, obwohl ich diese labberigen grauen Dinger heute nicht mehr aus dem Gericht rauspicke. Rosenkohl, Oliven und Kapern werden nie einen Platz in meinem Herzen bekommen. Genau wie Stinkekäse, dieser unsägliche Harzer Käse, dessen ranzig-gelblicher Anblick keine schönen Gefühle in mir weckt. Vom Geruch mag ich gar nicht sprechen. Ich war zwar ein neugieriges Kind und habe viel probiert, aber manche Nahrungsmittel habe ich auch dann nicht angerührt, wenn der Kühlschrank sonst nichts anderes herzugeben hatte. Das Argument, dass Rosenkohl oder Pilze gesund seien, hat mich schon damals nicht überzeugt. Wie kann etwas gesund sein, was mir gar nicht schmeckt?

Mein Vater, der schon ein stolzes Alter hatte, als ich noch klein war, Jahrgang 1932, und meine Oma, Jahrgang 1914, fanden das dekadent. Sie hatten Krieg(e) miterlebt und wussten, wie sich Hunger anfühlte. Also so richtiger Hunger, über Tage oder gar Wochen. Mein Vater klaute als Kind kein Spielzeug, sondern Äpfel, weil sein Magen knurrte. Ich erinnere mich, wie beleidigt Oma war, wenn meine Brüder ein Gericht von ihr verschmähten. Wir waren so selbstverständlich mit genügend Nahrung aufgewachsen, dass wir wussten: Die nächste Leckerei wird schon kommen. Wir konnten es uns schlicht und einfach leisten, wählerisch sein. Das kannten mein Vater und meine Oma nicht aus ihrer Kindheit, woran sie uns auch gerne erinnerten, wenn einer von uns sich weigerte, etwas Bestimmtes zu essen. Mäkelige Kids waren wir trotzdem nicht. Ganz im Gegenteil, wir waren der Schrecken jedes Kuchentischs.

Was für ein Glück, dass heute nicht mehr nur Sattwerden zählt, sondern eben auch Genuss. Wenn ich Rosenkohl nicht mag, dann kaufe ich halt Bohnen. Die meisten von uns können wählerischer sein als noch vor hundert Jahren. Klar setzt das voraus, dass man viele verschiedene Lebensmittel kennt. Nicht jede Familie ist gleichermaßen experimentierfreudig, dafür braucht man ja auch das nötige Kleingeld. Manche Speisepläne sehen ziemlich einseitig aus. In den Medien lese ich dann häufig Schreckensnachrichten: Die Kinder können heute eine Gurke nicht mehr von einer Zucchini unterscheiden! Ich finde das immer amüsant und denke: Dann erklärt es den Kids doch einfach! Meine Güte. Anstatt Panik zu verbreiten und sich stundenlang darüber zu mokieren, dass die Nachbarskinder vielleicht gerade mal Tomaten kennen, könnte man sie doch einfach mal zu einem Marktbummel einladen und sich von der Marktverkäuferin die Sorten erklären lassen, die die Kids noch nicht kennen. Gemeinsam Spaß haben, vielleicht die eine oder andere Sorte mitnehmen und dann gemeinsam zubereiten ist die spielerischste Art und Weise, etwas Neues zu lernen. Und diejenigen, die ein bisschen mehr im Portemonnaie haben, bezahlen dann einfach den Einkauf.

Meine erste Zucchini und meine erste Aubergine habe ich gegessen, als ich längst erwachsen war. So etwas befand sich nicht im Einkaufskorb meiner Eltern. Als ich auf eigenen Beinen stand, in meiner eigenen Küche, wurde ich auf einmal wütend auf sie. Unser Essen damals war meist recht zweckmäßig gewesen. Viel gemeinsam gekocht wurde bei uns nicht, und so waren meine Kenntnisse dementsprechend gering. Für das Kochen waren meine Oma und mein Vater verantwortlich. Als ich auszog, konnte ich gerade mal Nudeln mit Tomatensoße zubereiten, und Kartoffeln. Die habe ich dann mit Quark angerichtet oder mit Butter und Mais. Ich wusste noch nicht mal, wie ich meine heißgeliebten Buletten selber machen sollte, geschweige denn eine Lasagne oder ein Risotto.

Weder meine Oma noch meinen Vater konnte ich nach Rezepten fragen, als ich frustriert in meiner Küche stand. Sie starben in meinen Jugendjahren. Zwei wichtige, großartige Menschen hinterließen in unseren Herzen riesige Löcher – auch in der Küche, denn diese blieb immer öfter kalt. Der Koch und die Köchin der Familie waren nicht mehr da.

Wenn ich mich an die beiden erinnere, denke ich auch an Essen. Meine Oma konnte die besten Buletten mit reichlich Zwiebeln machen (Ich erwähnte es wohl schon ein- oder zweimal, aber ehrlich: Die waren fantastisch …). Und erst ihre Buttermöhrchen! Die waren leicht zuckrig und butterweich im Mund! Mein Vater schaffte es, aus Wasser, einem Rindermarkknochen, ein paar Rüben, Zwiebeln und Kräutern eine Suppe zuzubereiten, die vielleicht nicht sterneverdächtig schmeckte, aber deren Erinnerung noch heute ein zufriedenes Schmunzeln in mir hervorruft. Diese Suppe ist Teil meiner Kindheit und somit fest in meinem Herzen verankert. Viele Vitamine waren da sicher nicht mehr drin, denn sie köchelte sonntags meist stundenlang vor sich hin, bis sie serviert wurde.

Mit knapp achtzehn Jahren zog ich mit meinem damaligen Freund in unsere erste eigene Wohnung. Auf dem Speiseplan standen: Brot, Käseaufschnitt, Salami, Nudeln, Ketchup, Tomaten, Gurken und Fertigprodukte: Fertigbuletten, Fertiglasagne, Fertigmuffins. Chips für den Freund, Schokolade für mich. Es schmeckte alles okay, wir wurden satt. Doch ich war unzufrieden. Und ein bisschen gelangweilt. Ich lief zielstrebig an all den spannenden Sachen in der Gemüse- oder Frischetheke vorbei, weil ich nicht wirklich wusste, was ich damit anfangen sollte. Muss man Auberginen schälen? Ich hatte keine Ahnung.

Damals war es noch nicht üblich, alles zu googeln. Dieses »damals« ist noch gar nicht so lange her: Facebook wurde gegründet, als ich achtzehn war. Die sozialen Netzwerke, wie wir sie heute kennen und selbstverständlich nutzen, befanden sich zu der Zeit noch in den Kinderschuhen. Instagram, wo ich aktuell meine Rezepte abspeichere, erschien erst Jahre später. So erkläre ich mir, dass es noch einige Jahre dauern sollte, bis ich mich an Gemüsesorten wagte, die ich nicht aus meiner Kindheit kannte. Auf YouTube finden sich heute Hunderte kurze Videos, die erklären, was man so alles mit einer Aubergine machen kann. Good news: Man muss sie gar nicht schälen!

Ich schaue gerne anderen über die Schulter, wenn sie kochen. So lernte ich, wie man eine fabelhafte Bolognesesoße zubereitet. Oder eine Spargelquiche. Und ich fand heraus, dass Kochen zweckmäßig und trotzdem abwechslungsreich sein kann. Für eins meiner Lieblingsgerichte braucht man nicht mal einen einzigen Topf, was meiner Abwaschallergie, ähm, ich meine natürlich Antipathie, wirklich entgegenkommt:

*Schnibble Gemüse deiner Wahl (Kartoffeln, Möhren, Zucchini, Aubergine, Süßkartoffeln, Zwiebeln ...) und schneide sie in Streifen, Scheiben oder meinetwegen auch zu Sternen, verteile diese auf ein Backblech, sprenkle etwas Öl drüber, dann würze mit Salz, Pfeffer, Paprika – oder was auch immer dein Gewürzregal so hergibt.*

*Während das Ofengemüse 30 bis 40 Minuten im Ofen
brutzelt, kannst du Guacamole als Dip vorbereiten: ein
oder zwei reife Avocados mit der Gabel zerquetschen
und wahlweise mit Zitrone, Zwiebeln, Pfeffer und Salz
würzen.*

*Wer es lieber cremig-sahnig mag, nimmt saure Sahne
oder Schmand, wirft frische Petersilie und/oder Schnitt-
lauch rein und salzt und pfeffert nach Geschmack.*

*Ketchup oder Mayo als Dip gehen selbstverständlich
auch. Am besten ist natürlich, alle Dips auf dem Teller
zu haben! Nicht kleckern, sondern schmatzen ist die Devise.*

Für Ofengemüse mit einem knackigen, frischen Salat lasse
ich sofort alles stehen und liegen. Ja, am liebsten sogar mit
der wasserhaltigen Gurke und dem vitaminlosen Kopfsalat!
Das ist mir ehrlich gesagt egal, denn es schmeckt mir. Ich
liebe Gemüse in allen Variationen, und deshalb esse ich es.
Nicht, weil ich es muss. Ich liebe Gemüse roh, gebraten oder
im Ofen gebrutzelt. Ich scheue nicht davor zurück, es in ordentlich Mayo und Ketchup zu dippen. Weil ich es mag. Obwohl es als ungesund gilt. Es fühlt sich fast rebellisch an, das
zu tippen. Wird irgendein Troll bald ins Netz schreiben, dass
mein Mayobauch kaum zu ertragen ist? Ich kann es kaum erwarten!

Ob viele meine Mayonnaiseliebe teilen? Wahrscheinlich
nicht, denn Mayo ist bekanntlich das Schreckgespenst jeder
Ernährungsberaterin. 2013 gab ungefähr ein Drittel der Befragten einer Studie der Technischen Krankenkasse an, dass
ihnen beim Essen am wichtigsten sei, dass es gesund ist. Nur
drei Jahre später sagt bereits knapp die *Hälfte* der Befragten,

dass die Lebensmittel, die man zu sich nimmt, gesund sein müssen. Die Anzahl derjenigen, die Genuss an die erste Stelle setzen, nahm hingegen ab.

Nun ist ja wirklich nichts Verwerfliches daran, sich Gedanken darüber zu machen, welche Lebensmittel einem guttun oder gesund sind. Interessant ist, dass gesund und lecker gerne als Gegensätze verstanden werden. Ein wohlschmeckendes Essen, egal, ob es dem Qualitätsstempel »gesund« entspricht, kann mir doch auch echt guttun, eben ein richtiges Seelenessen sein! Warum sollte das das Gegenteil von gesund sein?

Die Suche nach der »richtigen« Ernährung kann dich vierundzwanzig Stunden am Tag beschäftigt halten. Was für manche eine lästige Pflicht ist, weil sie aufgrund einer Unverträglichkeit oder Allergie peinlichst genau auf Inhaltsstoffe achten müssen, ist für andere ein selbstauferlegter Zwang, bloß nicht einen Millimeter vom eigenen Ernährungsplan abzuweichen.

Manchmal scheint eine Ernährungsumstellung die Garantie eines segensreichen Lebens gleich mitzuliefern, als ob es eine »One-size-fits-all«-Kost für alle gäbe. Da hört man dann die Fans eines bestimmten Essenstrends so etwas sagen wie: »Seitdem ich XYZ weglasse, werde ich nicht mehr müde, fühle mich stark wie ein Bär und werde weniger krank!« Wichtig dabei ist, dass sie konsequent in der Ausführung sind und so vielen Leuten wie möglich davon erzählen, damit auch diese »gerettet« werden können. Dabei versichern sich die bereits Überzeugten gegenseitig, auf dem richtigen Weg zu sein. Instagram und YouTube sind voll mit motivierenden Videos und Tipps und Tricks zu diesem und jenem Essenstrend. Der Religionswissenschaftler Dr. Kai Funkschmidt bezeichnete das im WDR als eine moderne Form des Glaubens, weil die Versprechungen einer »guten« Ernährung fast einem Heilsversprechen gleichkommen. Das Lebensziel: den Körper im Hier und Jetzt fit, gesund und vor allem schlank zu bekommen. Wer den Regeln folgt, kommt in den Himmel.

## #healthyliving

Manche der heute existierenden Diätprogramme und empfohlenen Ernährungsweisen klingen immer noch genauso sonderbar wie ihre Vorreiter aus den vorherigen Jahrhunderten. Meine Lachmuskeln jedenfalls sind gut im Training. (Lachen soll ja auch ein paar Kalorien verbrennen, habe ich mal gehört.) Da gibt es die Fit-For-Fun-Diät (viel Sport), die Fit-For-Life-Diät (Trennkost) oder die Forever-Young-Diät (hochkonzentrierte Eiweißdrinks). Dann gibt's Diätbücher mit Titeln wie *Pray Your Weight Away* oder *The Drinking Man's Diet* – übrigens in dreizehn Sprachen übersetzt und millionenfach verkauft!

Nicht zu vergessen die Kartoffel-, Kohlrabi-, Kohlsuppen- oder Kuchendiät. (Warte mal ... wie bitte? Mag sein, dass ich eine davon erfunden habe.) Aber mal im Ernst: Eigentlich wissen wir doch ganz genau, dass einseitige Ernährung und Hungern kaum etwas bringen. Vielleicht heißt es neuerdings deshalb weniger: »Ich mache eine Diät«, sondern eher: »Ich mache eine Ernährungsumstellung«?

In meinem Umfeld verabschieden sich mehr und mehr Menschen vom strengen Kalorienzählen und von dogmatischen Ernährungsweisen. Ist ja auch ein bisschen verstaubt. Zu viele Generationen vor uns haben es ausprobiert, und die

Erfolgsgeschichten halten sich echt in Grenzen. Erfolgsversprechende Diäten bewerben heute doch nur noch vorsintflutliche Frauenzeitschriften oder die teuren Bezahldiätprogramme, aber komischerweise selten die Menschen im eigenen Umfeld, die schon auf Diät sind, seit sie denken können. Klar gibt es immer mal wieder jemanden, der langfristig das eigene Gewicht reduziert. Gerne teilt die Person dann motivierende Botschaften mit detaillierten Anleitungen, wie das Wunschgewicht erreicht werden kann. Dazu lädt der oder die stolz Erschlankte auf Facebook oder Instagram das obligatorische Vorher-Nachher-Bild hoch: Da wird das alte Ich (meist dick und unglücklich) neben das neue Ich (gerne in schlankerer Siegespose) gestellt. Bonuspunkte gibt es für diejenigen, die ihre beiden schmalen Beine in *ein* Hosenbein der nun aussortierten XXL-Hose schieben können. »Garantiert« und »mühelos« sollen die Pfunde purzeln, wenn man die Ernährung umstellt, sich ein bisschen mehr bewegt und einen Funken Willenskraft zeigt – und die richtigen Hashtags benutzt, das versteht sich von selbst. Diäten bringen nichts, nur der Lebensstil muss geändert werden, heißt es dann. #healthyliving eben.

Das ist längst kein Grund, die Befreiung vom Diätregime zu feiern und bunte Feuerwerkskörper in die Luft zu jagen. Das Wort »Diät« wird in der Tat zunehmend gescheut, es gleicht fast einem Pfuiwort, das die emanzipierte Frau von heute nicht mehr in den Mund nimmt. Aber vom Diäthalten selbst können wir uns nicht wirklich verabschieden.

»Ich bin doch nicht auf Diät, ich achte nur auf meine Ernährung!«, sagt meine Freundin Miriam gerne, weil sie Diäten voll sch... – und unfeministisch – findet, aber natürlich trotzdem irgendwie auf ihre Linie achten will.

Oft haben wir beim Mittagstisch darüber diskutiert. Jahrelang pflegten wir das Ritual, einmal die Woche in die Unimensa zu gehen, um dort ein vollwertiges Essen unter fünf Euro zu verspeisen, Dessert inklusive. Miriam studierte dort bis vor kurzem Geschichte auf Lehramt. Meinen Abschluss hatte ich schon ein paar Jahre in der Tasche und begann kurz danach, an der Uni zu arbeiten: Ich organisierte Workshops zur beruflichen Orientierung für die Studierenden, die sich auf ihre ersten Jobs vorbereiteten. Irgendwie ironisch war das, denn ich hatte selbst keine Ahnung, was ich mit meinem Leben anfangen wollte. Eins aber wusste ich: Irgendwas mit Politik und Welt verändern wäre nicht schlecht. Politikerin selbst, nee, das konnte ich mir nicht vorstellen. Also engagierte ich mich in meiner Freizeit: Noch während meines Studiums begann ich, ab und zu Vorträge oder Workshops auf selbstorganisierten feministischen Festivals anzubieten. Ich sprach über meine Arbeit als Bloggerin, in der ich mich gegen Sexismus, Rassismus und all die ekligen Dinge dieser Welt einsetzte. Und ich prangerte Diäten als sexistische Strategie an, uns mit Kalorienzählen abzulenken und so von den wichtigen Dingen des Lebens abzuhalten – Sahnetorte zu essen etwa oder die Revolution anzuzetteln.

Es waren aufregende Jahre, in denen ich mich ausprobierte, viel lernte und sich daraus langsam, aber stetig ein Job entwickelte. Leute boten mir auf einmal Geld für meine Vorträge an, weil auch sie fanden: Dieser Schlankheitsfetisch stresst ganz schön.

In dieser Zeit hatte ich regelmäßig Zoff mit meinen Freund_innen. »Du bist echt so radikal geworden«, hörte ich mehr als einmal und wusste manchmal nicht, ob das ein Kompliment war (Wie ändert man sonst die Welt?) oder ein

Warnsignal, den Bogen nicht zu überspannen. Besonders oft führte ich diese Diskussionen in der Mensa jener Uni, meistens mit dabei: Miriam.

Wir trafen uns Punkt zwölf Uhr dreißig zum »Essenfassen«. Nicht zum ersten Mal fand ich, dass dieses Erwachsensein doch total komisch war: Da blickte man schon mittags um zwölf Uhr kopfschmerzig und hungrig auf einen ganzen Vormittag an Arbeit zurück, während ich in meiner Studienzeit oftmals erst um diese Zeit zur ersten Vorlesung schlurfte – der größte Luxus überhaupt! – und selten vor zehn Uhr morgens Frühstück zu mir nahm. »Tja, willkommen im Berufsleben«, dachte ich und schnappte mir eines dieser grauen Tabletts. Damit stellte ich mich zu Miriam und den anderen Mittagshungrigen in die Schlange.

»Worauf hast du Lust?«, fragte Miriam und reckte ihren Hals in alle Himmelsrichtungen, um ja keine Leckerei zu übersehen.

»Hmm, weiß nicht. Heute wohl nicht die süße Theke.«

Diese war sonst mein absoluter Lieblingsplatz: Vor aller Augen bereiteten hier die Mensamitarbeiter_innen pralle, mit Pflaumenmus gefüllte Knödel, Kaiserschmarrn oder Crêpes zu. Dazu konnte man zwischen Vanillesoße, Kirschen, einem dicken Klecks Sahne und Ananaskompott wählen. Freundliche Studentinnen (ich), die ganz lieb bettelten, bekamen auch mal zwei Beilagen auf den Teller.

Miriam begutachtete währenddessen das vegane Angebot: ein viermal durchfrittiertes Gemüsedings, Kartoffeln, matschig gekochter Brokkoli, und eine durchsichtig-gelbliche Soße.

»Nein danke, heute nicht! Morgen auch nicht«, murmelte ich, als ich dieses kulinarische Verbrechen erblickte, und machte leise Würgegeräusche, die Miriam mit einem liebevollen Knuff in meine Seite beendete.

»Ich habe seit gefühlten hundert Jahren nichts gegessen, bitte entscheide dich, bevor die Sonne untergeht!«

»Zu Befehl, Frau Lehrerin!«, bellte ich zurück und ließ meine Augen durch das Mensaangebot schweifen. »Vielleicht fange ich mit dem Nachtisch an. Wenn ich Glück habe, erwische ich noch einen Pudding mit Sahnehäubchen.«

Nur wenige Minuten später balancierten wir unsere Tabletts zu den Kassen. Veggie-Schnitzel mit Pommes für Miriam, Kartoffeln mit der undefinierbaren gelben Soße, der griechische Salat und Pudding – ohne Sahnehäubchen – für mich.

Kauend und schmatzend unterhielten wir uns über Miriams anstehenden Umzug nach Bremen.

»Das mit Bremen, hast du dir das eigentlich gut überlegt? Ich meine, das kommt ja jetzt doch etwas holterdiepolter. Du hast doch gerade erst dein Studium beendet ...«

»Darling, du weißt doch, dass ich meine Entscheidungen schnell und kompromisslos treffe. Ich habe keine Zeit, wochenlang über mein Leben zu sinnieren. Außerdem passt es perfekt zusammen: Berlin nervt, in Bremen wohnt der Boy, und gerade herrscht dort Lehrkräftemangel. 100 Prozent Jobchancen, sag ich dir!«

»Du kennst den doch erst ein paar Monate, und schon ziehst du zu dem. Und uns lässt du hier vergammeln, du treulose Tomate!«

»Ich zieh ja nicht mit ihm zusammen. Ich brauch schon meinen eigenen Space. Aber jemanden in der Stadt zu kennen ist ja nicht das Schlechteste auf der Welt. Und selbst wenn ich den Boy in ein paar Monaten abschieße, ist die Aussicht auf einen Job ziemlich verlockend. Ich hab keinen Bock, rumzuhartzen. Sag mal, wie ist der Salat?«

»Ganz gut. Probier mal, die Oliven kannst du rauspicken, die mag ich eh nicht. Die Kartoffeln sind auch lecker, aber die Soße, ey, die geht gar nicht.«

Miriam bugsierte die Oliven und eine kleine Ladung Salat auf ihren Teller.

Ich pickte mir ein vorgeschnittenes Stück von Miriams Teller und fand, dass es ganz gut schmeckte für ein Veggie-Schnitzel.

»Fleisch ist nicht das Maß aller Dinge, Darling«, kommentierte Miriam meine kulinarische Einschätzung.

Im nächsten Moment hörte ich ein lautes »Juhuuuu!« und sah, wie eine junge brünette Frau freudestrahlend auf uns zukam.

»Miriam, Liebes, das ist aber schön, dass ich dich hier entdecke! Darf ich ...?«

Sie deutete mit ihrem Kinn auf einen der freien Plätze an unserem Tisch.

Miriam sagte: »Hi«, und: »Klar, warum nicht«, und die Unbekannte platzierte ihr Tablett direkt neben meinem. Ich war so gar nicht in Stimmung für Neue-Leute-Kennenlernen, wollte aber auch nicht unhöflich sein. Freundlich nickte ich der neuen Tischnachbarin zu.

»Hi, ich bin Magda, nice to meet you.«

»Und ich bin die Juliane. Ich habe mit Miriam, der guten Seele, studiert.«

Ich war froh, dass ich Weltmeisterin bin im belanglosen Rumquasseln, denn Juliane schien in Small-Talk-Stimmung zu sein. In meine Richtung gewandt fragte sie:

»Ich glaube, dich habe ich hier noch nie gesehen. Woher kennt ihr beide euch denn?«

»Ich kenne Miriam schon seit Jahren, ähm, woher eigentlich ...?« Ein paar kurze Momente kramte ich in meinem Hirn und kam dann gleich drauf:»Ach ja, ich hab sie über meine Freundin kennengelernt, auf einer Party. Das ist ja schon richtig lange her«, stellte ich erstaunt fest.

»Ach, wie schön! *Eine* Freundin oder *deine* Freundin?« Juliane machte ein verzücktes Gesicht und wartete geduldig meine Antwort ab.

»Meine Freundin«, antwortete ich kurz und schob mir ein großes Stück Kartoffel in den Mund.

»Wie schön, das finde ich einfach ... schön! Jeder so, wie er es mag.«

Zufrieden stocherte Juliane in ihrem Antipasti-Salat rum.

Aha, so sterben also Gespräche innerhalb von Sekunden ab, dachte ich, und verdrehte kaum merklich die Augen, was Miriam mit einem Grinsen zur Kenntnis nahm.

»Puh, ich hab vielleicht einen Kohldampf, mir hängt der Magen meist schon gegen elf Uhr in den Knien«, sagte Juliane nach wenigen Minuten und seufzte, während sie an einem Stück eingelegter Paprika knabberte.

»Du kannst gerne noch ein paar Kartoffeln von mir haben, wenn du magst. Nur die Soße ist nicht so der Hammer.«

Ich zeigte auf meinen Teller, auf dem sich die Kartoffeln nur so stapelten.

»Ach, wie lieb von dir, liebe Martha, aber ...«

»Magda.«

»Natürlich, Magda, bitte entschuldige. Danke für das Angebot, aber ich verzichte gerade.«

»Auf Kartoffeln mit langweiliger Soße?«

»Auf Kohlenhydrate.«

»Aha.«

Nun erklärte sich mir auch, warum die hungrige Juliane nur einen kleinen Antipastiteller vor sich stehen hatte.

Ohne meinen Blick von Juliane zu nehmen, spürte ich Miriams bohrenden Blick auf mir. Wir wussten beide, was jetzt kommen würde.

»Wieso?«, fragte ich, und versuchte, möglichst unschuldig zu klingen.

Miriam verdrehte die Augen (das wusste ich ohne hinzugucken) und sagte mehr zu sich selbst: »Here we go ... again.«

Juliane schien das nicht mitbekommen zu haben und erklärte bereitwillig, dass sie ein bisschen mehr auf die Zusammenstellung ihrer Ernährung achten wolle.

»Das ist gar nichts Weltbewegendes, ich will mich nur ein bisschen bewusster ernähren und nicht immer alles in mich reinstopfen. Beim Essen bin ich ja eher ein Fass ohne Boden.« Sie kicherte. »Ich kann den Leckereien einfach nicht widerstehen.« Juliane schaute dann fast bedauerlich auf ihren Teller, seufzte und schnitt die kleinen Karotten in noch kleinere Stücke.

»Aber wirst du davon denn überhaupt satt?«, fragte ich.

»Ach, ich esse einfach langsamer. Du wirst nicht glauben, wie oft Menschen einfach nur so nebenbei futtern, ohne Sinn und Verstand. Manche tun sich eine volle Ladung Pommes auf den Teller und verputzen das, ohne darüber nachzudenken, was sie da gerade in sich reinschaufeln. Eigentlich ein Unding, dass man sich hier in der Mensa so viel nehmen darf, wie man will. Viele kennen gar kein Maß.«

»Ohhhhkaaay ...«, sagte ich betont langsam und schaute etwas pikiert auf meinen mit Kartoffeln beladenen Teller.

Juliane bemerkte meinen Blick und fügte noch schnell hinzu: »Jeder so, wie er mag, meine Liebe! Ich erlaube mir da gar kein Urteil. Ich achte nur gerade etwas mehr auf meine Gesundheit. Und«, das fügte Juliane mit einem Zwinkern dazu, »der nächste Sommer kommt bald. Ich traue mich ja sonst gar nicht in meinen Bikini.«

Mir war derweil der Hunger vergangen, was nicht nur an der scheußlichen Soße lag, sondern auch am reizenden Tischgespräch. Kartoffeln sind jetzt also auch schon ungesund, spöttelte ich im Stillen. Für schlanke Brünette vielleicht.

Miriam kannte mich zu gut. »Die gute Seele« wechselte mit Eleganz das Thema, während ich leicht genervt noch ein paar Kartoffeln aß und mich gänzlich aus dem Gespräch ausklinkte. Wenige Minuten später schob ich meinen Teller zur Seite und platzierte den Pudding vor mir. Ich konnte es kaum erwarten, meinen Löffel in die sahnige Creme zu tauchen.

Auftritt: Juliane.

»Lass es dir schmecken, liebe Magda«, flötete sie und fügte gleich noch hinzu, dass der Pudding fantastisch aussehe.

»Ich nehme an, dass du davon auch nichts möchtest?«, fragte ich so unschuldig wie möglich in Julianes Richtung, aber eigentlich wollte ich nur ein bisschen sticheln. Meinen Pudding zu teilen käme eh nicht in Frage. Das wusste auch Miriam und schaute mich genervt an.

»Nein danke, das ist ja wirklich lieb von dir, aber Zucker versuche ich auch zu vermeiden.«

»Das ist konsequent«, sagte ich, »wenn schon Diät, dann aber auch richtig!«

»Ich nenne es eher Ernährungsumstellung«, ließ mich Juliane wissen.

»Na ja, Diät heißt nichts anderes als eine bestimmte restriktive Ernährungsweise …«, antwortete ich, nun in wachsender Kampfesstimmung.

»Also, nee, so ist das aber nicht … Ich will einfach nur ein bisschen darauf achten, was ich esse. Ist das jetzt schon schlimm, oder was?« Juliane schien sichtlich irritiert zu sein von meinem angespannten Ton und schoss etwas hilflos hinterher: »Ist das heute schon komisch, wenn man einfach normal und gesund essen will?«

Miriam schnaufte. Laut und hörbar. Sie wusste, was das Wort »normal« bei mir auslösen würde (keine guten Gefühle). Und ich wusste, wie sehr es Miriam hasste, wenn ich auf Konfrontation ging. Ich hatte aber keine Lust, mich geschlagen zu geben.

»Pah, was heißt schon normal? Findest du es normal, dir Essen zu verbieten?«

»So meinte ich das doch gar nicht …«, antwortete Juliane, und fügte dann etwas entschlossener hinzu: »Ich tue einfach, was mir guttut. Das muss jeder für sich selbst entscheiden.«

»Oh, man …« – gerade machte ich mich warm für einen Monolog zur milliardenschweren Diätindustrie, da unterbrach Miriam unsere kleine Auseinandersetzung mit den Worten: »Jetzt reicht's aber. Ich habe keinen Bock auf diesen Quatsch. Ich möchte in Ruhe mein Schnitzel essen. Kein Gequatsche über Kohlenhydrate, Diäten oder Bikinis mehr.«

»Whatever …«, sagte ich und tauchte meinen Löffel in den Pudding.

Diese oder ähnliche Tischgespräche führe ich oft. Es fängt meist recht harmlos an: Irgendwer kommentiert den Zuckergehalt des Nachtischs oder lässt noch mal alle wissen, dass er

126

oder sie jetzt aber mal wirklich ein bisschen auf die eigene Linie achten muss. Zugegebenermaßen klingt das erst einmal nicht besonders problematisch: Immerhin spricht da jemand über sich selbst und beleidigt keine anderen. Ich werde aber das Gefühl nicht los, in diesen Gesprächen implizit mit angesprochen zu sein – nicht als die Person Magda, aber ganz sicherlich als »die Dicke«. Immerhin geht es bei Verzicht auf Zucker oder Kohlenhydrate meist nur zu einem kleinen Prozentsatz um gesundheitliche Aspekte, sondern schlicht und einfach um gewünschten Gewichtsverlust. Wir wissen doch alle, dass »mal ein bisschen auf sich achten«, sich »gesünder ernähren« oder »die Bikini-Figur in Schuss bringen« übersetzt so viel heißt wie: »Ich will abnehmen.« Ich wette eine Himbeertorte darauf, dass alle mehr Zucker und Kohlenhydrate essen würden, wenn irgendein so ein Diätguru morgen im Fernsehen behaupten würde: »Abnehmen leicht gemacht – mit dreizehn Zuckerwürfeln und einem Pfund Kartoffeln am Tag!«

»Was gibt's da zu meckern – ist doch eine persönliche Entscheidung!«, könnte man einwenden. Ja! Aber solange »Dicksein« permanent mit »ungesund« verknüpft wird, solange Nahrungsmittel in »gut« oder »schlecht« eingeteilt werden, solange Dicke fast jeden Tag hören, dass sie abnehmen sollen, um »gesünder zu werden«, sind solche Aussagen eben nicht neutral, sondern verknüpfen Gesundheit immer und immer wieder mit einem schlanken Körper. #healthyliving und genussvoll essen? Scheint sich irgendwie auszuschließen – zumindest so lange, wie unsere Idee von Gesundheit so stark von Schönheits- und Körpernormen abhängt.

## Kurz erklärt: Diet Talk

*»Eiscreme ist nicht gut für dich!«*

*»Nach dem zweiten Stück Torte passt der Badeanzug aber nicht mehr.«*

*»Du siehst toll aus. Hast du abgenommen?«*

»Diet Talk« nennt man das, also Diätgespräche.

In diesen Gesprächen, die sich besonders gerne unter dem Deckmantel von »Gesundheit« oder »Sorge« tarnen, geht es meist ums Abnehmen, auch wenn das so direkt nicht ausgesprochen wird.

*»Ich verzichte gerade auf Zucker. Solltest du auch mal ausprobieren.«*

*»Wenn ich jetzt noch was esse, muss ich morgen aber eine Extrarunde laufen.«*

*»Sei mal ehrlich, sehe ich fett darin aus?«*

Diet Talk ist gesellschaftlich so normalisiert, dass er uns kaum mehr als das auffällt, was er ist: in kleinen Dosierungen verpackte Normierungen. Diet Talk ist wie ein Kontrollmechanismus, das implizite Ideal »schlank« und den expliziten Feind »fett« nicht auch nur einen einzigen Tag aus dem Auge zu verlieren.

*»Na, Ihnen schmeckt es aber ...«*

*»Mit dem Bauch würde ich das enge Kleid aber nicht tragen.«*

*»Ich mache mir doch nur Sorgen um deine Gelenke.«*

Oder, mein absoluter Favorit:

*»Dem kann man seine Leidenschaft fürs Essen ja förmlich ansehen.«*

Wie sieht er denn aus? Wie eine Pizza?

Dabei liegen die Antworten auf die ganz obenstehenden Fragen oftmals auf der Hand:

*»Ja, ich hab schon wieder Hunger.«*

*»Wenn der Badeanzug zu klein wird, dann kauf ich mir einen neuen.«*

*»Korrekt, ich habe abgenommen. Ich hatte eine Lebensmittelvergiftung. War nicht so geil.«*

### Mit Intuition – und Liebe! – essen

Heute treffe ich einen waschechten Naturwissenschaftler, genaugenommen einen Molekularbiologen. Er befasst sich schon sein halbes Leben lang mit dem Thema Ernährung und hat sogar ein Buch darüber geschrieben. Wir sitzen bei Apfelschorle und Cappuccino in einem hippen Café in Kreuzberg und sind die Einzigen, die keinen Laptop vor der Nase haben. Ganz altmodisch reden wir miteinander! Eine gemeinsame Bekannte hatte uns, das gebe ich zu, ganz modern über Facebook verbunden: »Guck mal, Magda, der Moritz arbeitet zu ähnlichen Themen wie du: ein positives Körpergefühl und Ernährung.«

»Grandios«, dachte ich und bat Moritz Warntjen um ein Treffen.

Ich rede gerne über Essen. Über das gute Essen, das Wohlfühlmomente kreiert, nicht über die verteufelten Kalorien. Ich habe dafür schon Irritation geerntet, als käme mit dem dicken Bauch die Verpflichtung dazu, jedes Stück Brot abzuwiegen. Deshalb habe ich früher tierisch aufgepasst, was ich vor wem esse und wie viel. Es ist nie besonders angenehm, wenn einer einen als »gestrandeter Wal« bezeichnet. Noch ätzender ist es aber, wenn man gerade was richtig Leckeres nascht und dann ein gemeiner Spruch folgt. Stressfrei essen sieht anders aus. Egal übrigens, ob der Kommentar von jemand anderem oder von einem selbst kommt: Wer sich selbst bei jedem Stück Schokolade auf die Finger schlägt, hat kein entspanntes Verhältnis zum Essen.

Vor zehn Jahren hätte Moritz Warntjen mir heftig widersprochen. Damals schlug er sich selbst noch oft auf die Finger. Eine beachtliche Diätkarriere liegt hinter ihm: tägliches Wiegen, regelmäßige Körperfettmessungen, Schritte- und Kalorienzählen, Aufzeichnung der Schlafrhythmik, und nicht zu vergessen: Sport bis zum Umfallen. Kaum haben wir die Getränke bestellt, tauschen wir Diätgeschichten aus wie beim Kaffeeklatsch. Wir sind schnell beim Du.

Moritz erzählt mir, dass er bis zu seinem Studium ziemlich schlank war. Dann legte er kräftig zu und fing an, Diät zu halten. Abnehmen, zunehmen, abnehmen, noch mehr zunehmen. Über zehn Jahre lang. Seine Gewichtsentwicklung beschreibt er wie eine Sägezahnkurve.

Ich male eine Kurve auf, die aus einer auf- und abschwingenden Linie besteht, wie beim Herzschlag.

»So?« Ich tippe auf meine Kritzelei.

»Ja, genau. Nur dass die Kurve mit der Zeit immer weiter nach oben ausschlug.«

Er hatte konstant zugenommen.

»Ist es nicht komisch, dass man so lange etwas macht, was offensichtlich nicht funktioniert?«, frage ich Moritz.

»Klar. Das hat dann auch den Naturwissenschaftler in mir gepackt, weil ich nicht verstand, dass etwas eigentlich Logisches nicht funktioniert: Wer weniger Kalorien isst, sollte abnehmen. Das tat ich zwar anfangs auch, nahm aber nach der Diät noch mehr zu. Das konnte ich mir nicht erklären.«

Er begann, Studien und Bücher zu Ernährung und Diäten zu lesen. Sein Studium war dafür ziemlich nützlich.

»Das Biostudium war ein krasser Drill. Aber dadurch bin ich heute in der Lage, naturwissenschaftliche Studien zu verstehen und auch kritisch zu lesen. Ich kapiere halt die Methodik dahinter. Und es ist nicht so, dass die Studien alle schlecht sind. Aber es passiert schon, dass die ganze Komplexität von jahrelang durchgeführten Erhebungen verlorengeht, wenn die Medien dann in reißerischen Titeln darüber berichten. Das ganze Wenn und Aber geht verloren.«

Nach jahrelanger Recherche schrieb Moritz ein Buch darüber, wie man sich ohne Essenszwänge und Diäten endlich wieder vernünftig ernähren kann, oder besser gesagt: wie man mit Liebe isst. Der Titel: *Food 'n' Love*.

Was er darin beschreibt, klingt stark nach intuitivem Essen: Iss einfach, was du magst und was dir guttut. Wann immer du willst und wie viel du brauchst. Er lacht und sagt: »Ehrlich gesagt, wusste ich anfangs gar nicht, dass das ›intuitives Essen‹ heißt, was ich da mache. Ich kannte die Health at Every Size-Bewegung und die Arbeiten der Ernährungswissenschaftlerin Linda Bacon. Aber in Deutschland war das noch kein so bekanntes Schlagwort.«

Worin er das größte Problem heutzutage bei der Ernährung sehe, frage ich ihn.

Wie aus der Pistole geschossen antwortet er: »Ganz klar die vielen Essenseinschränkungen. Egal, ob man recht vage sagt: ›Jetzt muss ich aber mal gesund essen‹, oder ob man Zucker meidet, weil der ja angeblich so schlecht für dich ist – das ist immer Diätlogik.«

Ich kenne das ziemlich gut. Wenn ich was nicht haben darf, will ich es erst recht. Ich denke oft darüber nach, wie selbstverständlich diese Gedanken auch heute noch in meinem Kopf schwirren. Da kämpft die Zucker-Magda dann gegen die Mecker-Magda:

»Muss der zweite Schokoriegel sein?«, fragt Mecker-Magda.

»Na klar, lass es dir schmecken!«, entgegnet Zucker-Magda.

»Denk doch mal darüber nach, ob du auch wirklich Hunger darauf hast!«, insistiert Mecker-Magda.

»Alles, was zählt, ist, dass du Lust darauf hast. Scheiß auf die Kalorien!«, ermutigt mich Zucker-Magda.

Ich finde Zucker-Magda viel sympathischer, aber so ganz ignorieren kann ich die meckernde auch nicht, dafür kennen wir uns schon viel zu lange.

»Warum sollte sie weiteressen, wenn sie gar kein Hungergefühl mehr hat?«, stellt Mecker-Magda die Zucker-Magda zur Rede.

»Weil sie sonst stundenlang darüber nachdenkt, ob der Riegel jetzt noch sein muss. Sie hat doch Besseres zu tun ...«, erklärt Zucker-Magda mit engelsgleicher Stimme.

Mir dauert das zu lange, ich habe den Schokoriegel gedanklich schon längst aufgerissen. Sollen die beiden sich doch weiter streiten.

Moritz unterbricht mich während meines inneren Schlagabtauschs und teilt eine passende Anekdote: »Stell dir mal vor, du sitzt mit deinen Freunden gemütlich zusammen und jemand stellt eine Schale mit Snacks hin. Wenn dann der Gedankengang losgeht: ›Soll ich das jetzt essen, was denken die anderen?‹, nimmt man nicht mehr am Gespräch teil, sondern ist permanent mit den eigenen Gedanken beschäftigt. So kann man super Tischgespräche abtöten. Man ist ständig im Alarmzustand. Und der Körper merkt sich, wenn sein Hungergefühl eingeschränkt wird.«

Ich komme ins Grübeln, und Mecker-Magda in mir setzt sich wieder durch. Es wird Zeit, Moritz die harten Fragen zu stellen! »Sag mal, geht das überhaupt, so ganz ohne Regeln essen?«

»Fühlt sich wie der absolute Kontrollverlust an, nicht?«

»Auf jeden Fall, ich werde schon beim Zuhören nervös.«

»Diese Aussage: ›Ich esse nur, wenn ich Hunger habe‹, ist eben auch eine Essenseinschränkung.«

Klingt logisch.

Aber ich hake noch mal nach, Mecker-Magda krakeelt doch ein bisschen zu laut in meinem Kopf. »Du findest Vorgaben beim Essen also immer doof?«

»Ja und nein. Gesunde Leute brauchen keine Regeln. Die essen vielleicht mal eine Weile etwas, was ihnen nicht guttut, aber das lassen die dann auch irgendwann sein. Aber es gibt natürlich Menschen, die müssen ihr Essverhalten einschränken. Wenn ich eine Darmerkrankung habe, muss ich anders auf meine Ernährung achten, das ist ja klar.«

»Okay, dann lass uns mal über dein Buch sprechen.«

»Ach nee, lieber nicht. Da finde ich manches veraltet.«

»Dann erzähl mir doch etwas über die Onlinekurse, die du mit deiner Kollegin organisierst, die hast du ja nach der Veröffentlichung des Buchs gestartet. Mich interessiert, wer sich bei euch anmeldet. Lass mich raten ...«

»Überwiegend Frauen.«

»Logo.«

»Die haben oft eine lange Diätgeschichte hinter sich, fünf Jahre oder gar zwanzig. Sie kämpfen mit den Auswirkungen von Diäten. Trotz der Diäten wurden sie immer dicker.«

»Mit welchen Fragen oder Problemen kommen sie zu euch?«

»Weißt du, da geht es um etwas ganz Elementares: Glück. Sie kommen mit dem Wunsch, glücklich sein zu wollen. Und Abnehmen ist immer noch das größte Ziel. Wenn ich frage, wie denn ihr Leben aussähe, wenn sie abgenommen hätten, kommen wahnsinnig unrealistische Vorstellungen: Das ganze Leben wäre dann nur noch eine riesige Party und ein einziger Regenbogen!«

»Klingt klasse, wer will das nicht?«, sage ich und mache mir eine mentale Notiz, mal nach den Regenbogenpartys meiner schlanken Freund_innen zu fragen.

»Und sie nehmen es in Kauf, auf dem Weg bis zu diesem ominösen Regenbogenland total zu leiden. Viele ziehen sich zurück, auch sozial. Man geht nicht mehr auf Treffen mit Freunden, man pflegt keine Hobbys mehr. Eine richtige Diät ist ja auch ein Halbtagsjob.«

»Aber wenn sie so viele Diäten gemacht haben, dann haben sie doch gar kein Gefühl mehr für den eigenen Körper. Und wenn dann einer sagt: ›Du kannst essen, was du willst‹, dann gibt es doch kein Halten mehr!«

»Und?«

»Und? Aber ...«

»Vielleicht kaufst du dir dann erst einmal zwei Gläser Nutella. Aber irgendwann merkst du doch: Ich habe auch Lust auf was anderes. Ich mag gar nicht den ganzen Tag Schokoaufstrich essen. Und das ist ehrlich gesagt noch nicht mal das, womit die meisten beim intuitiven Essen kämpfen.«

»Womit kämpfen sie?«

»Viele sagen: ›Ich muss mit dem emotionalen Essen aufhören.‹«

»Also, wenn man bei Traurigkeit isst.«

»Zum Beispiel. Ich sage dann immer: Wie kann man denn unemotional essen? Wir sind doch keine Maschinen. Wenn mir etwas schmeckt, ist das doch ein gutes Gefühl.«

»Oh ja, viele gute Gefühle!«

»Wäre ja auch traurig, wenn nicht. Ich sage auch immer: ›Ein Stück Schokolade zu essen ist kein falsches Glück, sondern real.‹ Wenn sich Leute aber sozial zurückziehen, nehmen sie sich jede andere Glücksquelle. Wenn dann nur noch das Essen da ist, das glücklich macht, und dann alle sagen, dass man das mit dem emotionalen Essen aber in den Griff kriegen sollte, dann ...«

»Dann hat man nichts mehr.«

»Genau. Und es ist riskant, bei so etwas Wichtigem wie Lebensglück nur auf eine Quelle zu setzen: auf das Essen. In unseren Kursen sprechen wir deshalb auch darüber, dass es wichtig ist, am Leben teilzunehmen.«

»Oh Gott, muss man bei euch Sport machen?«

»Ach Quatsch. Ich spreche auch lieber von Bewegung. Gerade weil es Leute bei dem Wort Sport ganz schnell mit der Angst zu tun bekommen.«

»Zu Recht ...«

»Sport wird von vielen echt komisch definiert: Da musst du eine Tasche nehmen, dir ein bestimmtes Outfit anziehen, am besten steht da noch jemand mit einer Trillerpfeife. Darum geht es aber gar nicht. Mit dem Fahrrad zur Arbeit fahren ist Bewegung. Einen schönen Spaziergang machen oder mit den Kindern rumtollen ebenso. Aber nein, Leute denken, richtiger Sport ist offiziell und unangenehm. Dabei gibt es so viele Möglichkeiten, in Bewegung zu bleiben.«

»Haha, du solltest mal mein Kapitel zum Schulsport lesen ...«

»Schulsport, oh Mann, ja ... Ich finde: Der einzige Grund, Sport zu treiben, ist Spaß. Wenn du keinen Spaß dabei hast, lass es sein oder denk noch mal über eine andere Form von Bewegung nach.«

»Das sind ja eigentlich die besten Schlussworte, aber eine Frage habe ich noch: Wenn ich ›Intuitives Essen‹ google, dann springen mir erst mal teure Bezahlprogramme entgegen, die damit werben, dass ich garantiert davon abnehme. Kommt mir irgendwie bekannt vor, klingt doch wie ...«

»Ja, wie eine Diät.«

»Findest du das nicht doof? »

»Na aber! Inzwischen scheue ich mich schon, den Begriff zu verwenden, weil das eben so ein Abnehmding geworden ist. Beim intuitiven Essen geht es nicht darum, den Kilos den Kampf anzusagen. Es geht darum, diese elende Diätspirale zu beenden, aber vor allem: Frieden mit der eigenen Ernährung zu schließen. Und im besten Falle auch mit dem eigenen Körper.«

# So gefährlich leben Dicke ... nicht

*I know girls who are trying*
*to fit into the social norm*
*like squeezing into*
*last year's prom dress.*

Mary Lambert

## Mein Fett ist, ähm, politisch

Bereits auf der Zugfahrt nach Potsdam knetete ich nervös an meinen Händen rum. Das mache ich schon, seit ich denken kann, dafür gibt es reichlich Beweise: Das erste Konzert mit meiner Band war eine einzige Knetparty, so aufgeregt war ich. Auf fast jedem Foto sehe ich so aus, als ob ich beten würde. Deswegen habe ich in den letzten Jahren schon mehrere Antistressbälle zum Geburtstag bekommen. Das sind so kleine bunte Schaumstoffbälle, auf denen man rumknautschen kann, um Stress abzubauen. Kein Stressball dieser Welt konnte mich an diesem Tag beruhigen, denn gleich sollte ich einen Vortrag halten. Das war nicht mein erster Vortrag, aber der erste zu dem Thema »Dickenfeindlichkeit – und was das überhaupt sein soll«. Der Titel des Vortrags: »Mein Fett ist politisch«.

Selbstbewusste Titel: Konnte ich. Selbstbewusst auftreten: Musste ich noch üben. Mir war schlecht vor Aufregung, weil ich nicht so genau wusste, was mich erwarten würde. Na gut, wenn ich ehrlich bin, hatte ich schon eine Vorahnung. Die Veranstalterin hatte mich per E-Mail darauf vorbereitet, dass es sein könnte, dass ein paar Maskus – eigentlich »Maskulisten« – vorbeikämen. Maskus finden, dass Frauen sich mal nicht so haben sollten, schließlich hätten sie ja schon die ganze Macht. In Wahrheit wären die Männer die geknechteten Wesen! Feminismus ist für sie im besten Falle »Gedöns« und im schlechtesten ein »bösartiges Krebsgeschwür«.

Diesen Prachtexemplaren haben wir auch diese ganze Debatte um Hate Speech im Netz zu verdanken. Sie schreiben lieber dreißigmal das Wort »Schlampe« unter den Beitrag irgendeiner Bloggerin, als sich für eine gerechte Gesellschaft einzusetzen. Besonders gerne tummeln sie sich in der Anonymität und treiben mit ihrem Trolling alle zur Weißglut (zum Thema Trolling später mehr im Kapitel »Betroffenheitstrolle«). Und genau diese Typen hatten sich in Internetforen bereits mächtig darüber aufgeregt, dass so eine »nervige Feministin« wie ich an der Hochschule sprechen dürfte. Was das eigentlich für ein »bescheuertes Thema« wäre, hieß es, und ob ich noch alle Tassen im Schrank hätte. (Zu viele Tassen sogar, ich müsste mal ausmisten.)

Ich kam pünktlich an, holte mir ein paar Umarmungen von Freund_innen ab und ging zum Atmen in den Toilettenraum. Kein angenehmer Raum zum Durchatmen, aber immerhin war ich dort allein. Wimperntusche: sitzt. Noch einmal in die Wange gekniffen und dann zurück. Fünfzehn Minuten später saß ich mit meinem Skript in der Hand vor fünfundzwanzig Zuhörer_innen, die mich erwartungsvoll anblickten. Ich projizierte das Zitat »Mein Fett ist politisch« an die Wand und begann mit zitternder Stimme meinen Vortrag:

*Das eigene Körperfett zu behalten und es, ähm, als politisch zu begreifen, es gar lieben zu lernen, klingt für die einen, die glauben, dass Schlanksein gut und Dicksein per se schlecht sei, völlig absurd ... ähm, also risikobehaftet. Sich selbst stolz als dick und fett bezeichnende Aktivist_innen hingegen, wie die ... ja, also die US-amerikanische Autorin und Expertin für Körperbilder Virgie Tovar, der wir dieses schöne Zitat ›Mein Fett ist politisch‹ zu verdanken haben, kämpfen seit Jahrzehnten gegen die ... ähm, gegen die Stigmatisierung und Pathologisierung von dicken Menschen und ihren Körpern ...*

Knapp eine Stunde sprach ich über gängige Vorurteile Dicken gegenüber und darüber, dass Körpernormen in allen Bereichen der Gesellschaft zu finden sind: in der Mode, der Medizin, selbst in der Größe der Stühle und Sitze.

Und dann? Dann passierte genau das, wovor ich immer Angst hatte. Da liegt man abends bibbernd im Bett und stellt sich die gruseligsten Szenarien vor, und dann kommt es eines Tages in einem kleinen, trostlosen Seminarraum genau so, wie man es befürchtet hat:

Ich hatte den Vortrag gerade beendet und schlotterte mächtig mit den Knien. Meinen Angstschweiß konnte man bestimmt meilenweit riechen. Kaum hatte ich die letzten Worte ausgesprochen und um Fragen, Anmerkungen oder Liebesbriefe gebeten (meinen Humor sollte ich erst in den

Folgeminuten verlieren), schon flogen die ersten Arme in die Höhe.

Ein blonder Mann von der Sorte Informatikstudent, der mich schon den ganzen Vortrag über schräg angegrinst hatte, maßregelte mich herausfordernd, wie ich denn leugnen könne, dass Dicke ungesünder leben als Dünne. Ich wiederholte ein paar Argumente aus meinem Vortrag, zitierte ein oder zwei Studien und erntete nur ein weiteres spöttisches Grinsen. Ich nahm den nächsten an die Reihe. Der wollte wissen, ob ich wirklich glaube, dass Dicke jemals für schön oder gar ästhetisch befunden werden können. Der ganze Schwabbel, diese Unförmigkeit ... Das sei ja nun wirklich nicht schön anzusehen. Ich redete über Sehgewohnheiten, den überhöhten Wert von Schönheit, aber das schien ihn nicht zu überzeugen. Eine Freundin von mir hob daraufhin beherzt die Hand, dankte mir für den Vortrag und fand meine Perspektive »wichtig«. Ein anderer schnaufte gut hörbar und fragte, ob ich einfache biologische Tatsachen nicht verstehen würde: Wer weniger Kalorien esse, nehme ab. Keiner müsse dick sein. Das sei nur pure Faulheit.

Wo war mein Stressball abgeblieben?

Ich weigerte mich, auf die letzte Frage einzugehen, weil ich längst kapiert hatte, dass es ihnen gar nicht um eine Diskussion ging. Doch die Professorin machte mir einen Strich durch die Rechnung. Sie berührte beschwichtigend meinen Arm und sagte:»Hier gibt es keine dummen Fragen, das ist ein Diskussionsraum.«

Ich dachte, dass ich einfach nur nach Hause wolle und es natürlich dumme Fragen gebe. Obwohl »dumm« nicht das richtige Wort ist.»Bösartig« trifft es viel besser.

Nach einer recht aussichtslosen Frage- und Antwortrunde fuhr ich schweißgetränkt nach Hause und überlegte, ob ich den Vortrag nicht einfach in den Mülleimer werfen solle. Da wusste ich noch nicht, dass ich ihn in den nächsten Jahren Dutzende Male referieren sollte, in allen Teilen Deutschlands. Die Anfragen segelten nach dieser Veranstaltung fast wöchentlich in mein Mailpostfach. Das Interesse motivierte mich weiterzumachen. Und na ja, die Honorare natürlich auch, hehe! Ich wurde zu Workshops eingeladen, nahm an Podiumsdiskussionen teil, schrieb Texte und gab Interviews. Deutschland lernte ich aus dem Zug kennen. Und das alles neben meinem Job an der Uni.

Aber nichtsdestotrotz recherchierte ich weiter, ich begann unter anderem, mich noch intensiver mit der Geschichte des Body-Mass-Index sowie mit diversen Gesundheitsmythen zu befassen, und lernte, dass Studien gerne mal medial verzerrt wiedergegeben werden.

Einen Punkt vergesse ich bei meinen Vorträgen nie, denn daran erinnern mich die Kritiker_innen nur zu gerne: Für viele steht außer Frage, dass ein dicker Körper Auslöser oder zumindest Beschleuniger vieler Krankheiten ist. Von Knieproblemen über Diabetes, von Bluthochdruck bis hin zum Herzinfarkt: Die Alarmzeichen scheinen bei Dicken auf Dunkelrot zu stehen. Man könnte fast meinen, dass sich die Kilos auch flächendeckend auf den Charakter auswirken: Wir Dicken werden als träge Sportmuffel und Vielfraße beschrieben, die ihre voluminösen Hintern einfach nicht hochbekommen und lieber bequem auf der Couch fläzen, um die Chipskrümel platt zu sitzen. Dick und bräsig auf dem Allerwertesten zu sitzen, das gleicht fast einer Todsünde. Immerhin gelten Dicke als gute Kumpels mit gemütlichen Schultern zum Anlehnen, aber ansonsten finden die meisten kaum nette Worte über uns und urteilen: kein Durchhaltevermögen, unverantwortlich und ein bisschen langsam.

Es ist doch komisch, dass in einer Zeit, in der »viel haben« positiv besetzt ist, jedes zusätzliche Kilo eine Zumutung darstellt. Viel Geld, viel Erfolg und Hunderte Sorten Nudeln im Regal – aber viel Körper? Nee, bloß nicht. Wenn es um Dicke geht, scheint die Apokalypse bereits vor der Tür zu stehen.

Die schwerverdauliche Wahrheit ist: Wir werden alle sterben. Manche früher, die meisten später. Diese banale Wahrheit formulierte die Bloggerin Anke Gröner in ihrem Buch *Nudeldicke Deern. Free your mind and your fat ass will follow.* In diesem gut zweihundertseitigen Manifest für ein selbstbewusstes dickes Leben steht auch: »Das heißt aber nicht, dass du an deinem dicken Hintern sterben musst. Es kann dir auch ein Klavier auf den Kopf fallen, und das hat gar nichts mit deinem BMI zu tun.«

Die allgemeine Panikmache kommt nicht von ungefähr. In den Medien wird gerne ein Weltuntergangsszenario kreiert, in dem die Dicken reihenweise todkrank umfallen und beim Abstürzen noch versuchen, die angeblich gesunden Schlanken mit in den Abgrund zu reißen.

Kritische Gegenstimmen gibt es natürlich auch. In der ZEIT las ich vor einer Weile sogar ein »Lob der Fülle«. Der Autor Wolfgang Uchatius befasste sich in seinem Artikel eingehend damit, wie sich die Sicht auf Dicke verändert hat, und diskutierte die vielen Mythen, die sich um das hohe Gewicht ranken. Er zählte auch eine Reihe an reißerischen Schlagzeilen auf, die uns tagtäglich in großen Lettern entgegenspringen, wenn wir die Zeitung aufschlagen, das Fernsehgerät anschalten oder, wie in meinem Fall, die Twitter-Timeline checken:

*Übergewicht: So gefährlich leben Dicke*
*Ohne Übergewicht kein Diabetes*
*Übergewicht schadet der Potenz*
*Übergewicht schadet dem Herzen*
*Übergewicht schadet dem Gehirn*
*Krebs: Dicke besonders anfällig*
*Übergewicht lässt Knie knirschen*
*Übergewicht stört den Schlaf*
*Unfruchtbar durch Übergewicht*
*Dicke riskieren Demenz*
*Übergewicht lässt Nieren versagen*

Eins ist schon mal klar: Dieses Übergewicht scheint ein ziemliches Arschloch zu sein. Wahrscheinlich kommt bald raus, dass Dicke auch für den Klimawandel verantwortlich sind oder für das Aussterben der Spitzmaulnashörner!

Wolfgang Uchatius jedenfalls resümiert:»Das Fett gilt heute als Verkörperung des falschen Lebens.« Heißt: Das verflixte Übergewicht ist schuldig im Sinne der Anklage. Die Strafe: Speck weg oder Lebensverkürzung. Wer die Pfunde nicht abwirft, braucht sich über körperliche Wehwehchen nicht zu wundern. So oder so ähnlich kann man es in allen großen Tageszeitungen nachlesen.

Aber ist das wirklich so? Wie bei vielen Dingen im Leben ist die Antwort darauf: It's complicated.

## Eine kleine Geschichte
## des Body-Mass-Index (BMI)

Es gab eine Zeit, da hätte ich meinen BMI bis aufs Komma genau zu jeder Tages- und Nachtzeit ausrechnen können. Gewissenhaft notierte ich über Jahre hinweg meine Größe und mein Gewicht auf der ersten Seite meines Tagebuchs. In meinen Zwanzigern stieg ich dann auf keine Waage mehr. Schließlich waren die Zeiten, als mich eine Kinderärztin noch dazu hätte zwingen können, vorbei. Und überhaupt: Eine gute Feministin lässt sich durch eine Zahl auf der Waage doch wirklich nicht beeindrucken! Zumindest skandierte ich das nach außen, auch wenn ich anfangs kaum selbst davon überzeugt war.

Ich hielt es wirklich einige Jahre durch. Das tat mir richtig gut, denn diese eine Zahl, die immer eine so gewichtige Rolle in meinem Leben gespielt hatte, verlor mit der Zeit ein Stück ihrer Macht. Ich war auf einmal darauf angewiesen, auf mich und mein Wohlbefinden zu hören, anstatt mein Gewicht darüber entscheiden zu lassen, wie gut ich mich heute fühlen darf.

Eines Tages siegte dann aber doch wieder die Neugierde.

Wo war nur die Waage geblieben? Ach ja, da hinten irgendwo. Ein bisschen verstaubt, aber noch funktionstüchtig. Ich hatte nicht den blassesten Schimmer, welche Zahl mich gleich anleuchten würde. Und wie ich mich dann fühlen würde.

Die Wiegeprozedur meiner Teenagerjahre war mir noch so vertraut, als hätte ich sie erst gestern durchgeführt:

Ins Bad gehen.

Tür zuschließen, die klapprige Waage aus der Ecke ziehen, Schuhe ausziehen.

Das Jäckchen auch, das Kleid sowieso.

Ach, am besten gleich nackt.

Noch mal schnell auf die Toilette: einmal pullern, dreihundert Gramm weniger.

Tief durchatmen. Bauch einziehen (als würde das etwas bringen).

Draufsteigen.

Ungläubig auf die Anzeige starren.

Verstört sein. Oder heulen.

Aber dieses Mal war ich besser gewappnet. »Es ist nur eine Zahl. Es ist nur eine Zahl«, murmelte ich mehrmals hintereinander, als wäre es ein Zauberspruch. Ein bisschen zuckte ich trotzdem zusammen, als ich meinen BMI dann mit einem Taschenrechner ausrechnete. Die Zahl, die da schwarz auf weiß stand, bedeutete:

»adipös«. Auch bekannt als »krankhaft fettleibig«.

KRANKHAFT FETTLEIBIG.

Gefühlsmäßig würde ich das irgendwie zwischen »Ich hab Kacke am Schuh« und »Die Küche brennt« einordnen. Ich müsste lügen, wenn ich behaupten würde, dass mich das total kaltgelassen hätte. Gleichzeitig überlegte ich fieberhaft, was diese Zahl über mich aussagte. Klar, ich habe vergleichsweise viel Körperfett. Aber krank?

Ohne Frage, ab und zu habe ich die Grippe. Und diese regelmäßigen Kopfschmerzen, die mich besonders gerne dann heimsuchen, wenn ich voll im Stress bin, belasten mich schon ziemlich. Ansonsten kann ich eigentlich nicht klagen. »Noch nicht!«, kräht jetzt irgendwo eine übereifrige Fitnesstrainerin. Und was wäre, wenn ich eine ach-so-typische Dickenkrankheit wie Knieprobleme hätte? Könnte die nicht auch von einer Infektion, einem Sportunfall oder meinen O-Beinen herrühren? Kann sein, muss aber nicht. Kann ich nicht beweisen. Aber wenn jedes meiner Leiden auf mein Gewicht zurückzuführen wäre, müssten alle Schlanken mit kerngesunden Knien zielstrebig auf die neunzig zustiefeln.

Oh, snap!

Ob ich will oder nicht, wenn über das verteufelte Übergewicht als größte Herausforderung des einundzwanzigsten Jahrhunderts gewettert wird, fühle ich mich angesprochen. Mag man der Berichterstattung glauben, befinden wir uns in einer folgenschweren Zeit: Es gibt immer mehr Dicke, und die belasten mit ihrem hohen Gewicht die Krankenkassen. Wenn nicht sofort gehandelt würde, drohe die Verfettung der ganzen Gesellschaft, ganz zu schweigen von den explodierenden Gesundheitskosten ...

Das klinge zwar alles ganz schön alarmierend, habe aber nicht viel mit der Realität zu tun, sagt der Soziologe Friedrich Schorb, der zu diesem Thema schon mehrere Bücher veröffentlicht hat. Dass das sogenannte »Übergewicht« medial stets mit Krankheit, Epidemie oder Sucht gerahmt wird, hat eher damit zu tun, was medizinisch als *normal* und *nicht normal* definiert wird.

Laut Schorb geht die Wahrnehmung von Übergewicht als eine Epidemie, die »sich die Welt in rasantem Tempo unterwirft und die Zukunft des Planeten in Frage stellt« auf ein Ereignis im Jahr 1997 zurück: eine Konferenz der Weltgesundheitsorganisation, kurz: WHO, die den richtungsweisenden Titel trug: »Adipositas: Verhütung und Bewältigung einer weltweiten Epidemie«.

Epidemie, das klingt ja echt übel: ansteckende Massenerkrankung oder auch Seuche. Quasi die Pest des einundzwanzigsten Jahrhunderts, nur, dass die Leute eben nicht reihenweise tot umfallen. »Noch nicht!«, höre ich es wieder von irgendwoher mahnen. »Sei doch mal still und lies weiter!«, rufe ich zurück.

Um die »verheerenden Ausmaße« dieser angeblichen Seuche zu veranschaulichen, schuf die WHO eine weltweit einheitliche Definition für Gewichtskategorien und bemühte dafür den bereits existierenden Body-Mass-Index, besser bekannt als BMI. Dieser berechnet sich aus dem Körpergewicht in Kilogramm geteilt durch die Körpergröße in Metern im Quadrat. Die WHO unterteilt in Untergewicht (BMI kleiner als 18,5), Normalgewicht (18,5 bis 25), Übergewicht (25 bis 30) und Adipositas, häufig »Fettleibigkeit« genannt (ab 30 aufwärts, diese ist manchmal noch unterteilt in Adipositas I, II und III). In der letzten Kategorie mache ich es mir übrigens gemütlich.

Die Jugendzeitschrift BRAVO GiRL, die in meinen Teenagerjahren ungefähr zu gleichen Teilen zu meiner Aufklärung und meinem Berg an Unsicherheiten beigetragen hat, beschreibt das Normalgewicht auf ihrer Webseite so: »Ganz normal bedeutet, dass du einen rundherum richtigen Body hast: Du bist nicht zu dick und nicht zu dünn – alles prima!« Den hochgewichtigen Jugendlichen mit einem BMI ab 30 teilt die Jugendzeitschrift mit, dass sie »zu viele Pfunde mit sich herum schleppen«, das »ungesund« sei und man sich »vom Hausarzt beraten lassen« soll, weil man sich »einfach besser fühlt«, wenn man weniger wiegt.

Ganz ehrlich, für nichts auf der Welt möchte ich noch einmal jugendlich sein. Meine Gefühlswelt schwankte damals immer irgendwo zwischen Disneyland und *Paranormal Activity*. Jede kleinste Kleinigkeit konnte mich aus der Bahn werfen. Ich bin da sicher kein Sonderling, das geht bestimmt vielen Heranwachsenden so. Und anstatt den pubertierenden Kids zu sagen, dass es saucool sei, ein positives Körpergefühl zu entwickeln, meint BRAVO GiRL ganz genau zu wissen, wer sich auf jeden Fall nicht wohl fühlen kann, darf, sollte: die Schwergewichte.

Die BRAVO lieferte dazu 2016 die passende Studie: Nur die Hälfte der Mädchen und rund zwei Drittel der Jungen seien mit ihrem Körper zufrieden. Besonders brisant: Das Gewicht spiele in der Wahrnehmung eine enorme Rolle. Die Mehrheit – knapp achtzig Prozent – meine, dass es einen Zusammenhang zwischen Beliebtheit und Dünnsein gebe. Bereits Elf- und Zwölfjährige geben an, schon mal eine Diät gemacht zu haben. Warum die Zeitschrift die BMI-Tabelle überhaupt veröffentlicht, obwohl diese für Kinder und Jugendliche, die sich im Wachstum befinden, nicht geeignet ist, ist mir schleierhaft. Aber irgendwie müssen Studienergebnisse ja entstehen!

Untergewicht, Normalgewicht, Übergewicht, bla bla bla ... Diese Tendenz, alles und jeden in fertige Schubladen einzuordnen, ist verlockend, weil es das Leben scheinbar einfacher macht. Schubladen waren mir aber schon immer irgendwie zu klein. Manche behaupten, dass Frauen nicht zuhören können und Männer schlecht einparken (oder andersrum, mein kleines Frauenhirn kann es sich einfach nicht merken). Meine Freundin Miriam glaubt felsenfest an die Macht der Sternzeichen, davon gibt es immerhin zwölf. Ich bin Fische und somit geheimnisvoll, mitfühlend, intuitiv, sensibel und verständnisvoll. Natürlich bin ich das, wer sagt denn da schon nein? Trotz dieser schmeichelnden (und wahren!) Worte über meinen fischigen Charakter sind mir starre Kategorien, die sich vermeintlich fein säuberlich voneinander abtrennen lassen, einfach suspekt. Alle Frauen lieben Schuhe, Handtaschen und Rüschenkleider? Und alle Männer werden schon mit der Bohrmaschine in der Hand geboren? Ich zum Beispiel kann ziemlich gut bohren *und* sehe dabei hammerschick aus.

Was sich laut der Weltgesundheitsorganisation allerdings ausschließt, ist ein gutes, gesundes und erfülltes Leben für Menschen mit BMI ab fünfundzwanzig. Besonders heikel soll es mit einem BMI über dreißig sein. So richtig wir-werden-alle-sterben-gefährlich eben.

Doch wer kam denn nun auf die glorreiche Idee, menschliche Körper in eine Handvoll Kategorien zu quetschen? Interessanterweise war es nicht die Medizin, die nach rigiden Gewichtskategorien krähte. Es waren Statistiker und Lebensversicherer! Ein Schelm, wer Böses dabei denkt: Haben da etwa finanzielle Motive eine Rolle gespielt?

Der Erfinder des Body-Mass-Index war der belgische Mathematiker Adolphe Quetelet. Er träumte davon, eine mathematische Beschreibung des »Normalen« zu entwickeln. 1832 schuf er dafür die Quetelet-Formel. Das sogenannte Übergewicht interessierte ihn dabei nicht die Bohne. Es ging ihm nicht um eine normative Bewertung von Körpergewicht, sondern darum, den »Durchschnittsmenschen« (*homme moyen*) der damaligen Zeit zu ermitteln.

Quetelet liebte Zahlen, Formeln und Statistiken. Mitte des neunzehnten Jahrhunderts führte er beispielsweise die erste Volkszählung in Belgien durch und gilt heute als Begründer der modernen Sozialstatistik. Seine wichtigste These: Menschliches Verhalten oder menschliche Eigenschaften folgen einer statistischen Logik. Als Grundlage für seine Formel wertete er Daten aus unterschiedlichen Bereichen aus – aus Schulen, Waisenhäusern, Kliniken und Unterlagen für Militärmusterungen –, da ihm ansonsten nur wenige und nicht aussagekräftige empirische Daten über Größen und Gewichte von Menschen vorlagen. Aus diesen Daten stellte Quetelet für die belgische Bevölkerung Tabellen auf, die Größe und Gewicht von Männern und Frauen in Abhängigkeit vom Alter darstellten. Die Tabellen wurden die Grundlage für die Formel, die wir heute als Body-Mass-Index kennen, die aber damals noch gar nicht so hieß. Die eindrucksvolle Karriere der BMI-Kategorien erlebte Quetelet nicht mehr mit. Für die nächsten einhundertvierzig Jahre geriet seine Formel sowieso erst einmal in Vergessenheit.

Die darauffolgenden Generationen von Wissenschaftlern blieben nicht untätig. Immer wieder versuchten sie, feste Grenzwerte für Körpergewichte zu bestimmen. Historisch gesehen, fiel das in eine Aufbruchzeit: In vielen westlichen Ländern erfolgte gerade ein grundlegender wirtschaftlicher Wandel von eher ländlich geprägten zu industriellen Gesellschaften. Mit Ausnahme der Ärmsten der Gesellschaft konnte sich auf einmal ein Großteil der Gesellschaft die im großen Stile fabrizierten Lebensmittel leisten – die Menschen wurden schwerer. Um die Jahrhundertwende, zwischen den 1880er und 1920ern, änderte sich daher die Einstellung gegenüber dem Dicksein. Das ging auch an der Wissenschaft nicht vorbei.

Das Jahrhundert des Wiegens und Vermessens wurde eingeläutet. Louis Dublin, ein – na, wer ahnt es? – Statistiker und Versicherungsangestellter bei der Metropolitan Life Insurance Company in New York, machte sich im Auftrag seines Arbeitgebers in den frühen vierziger Jahren auf die

Suche nach dem »idealen« Versicherungsnehmer: Der sollte selbstredend bester Gesundheit sein und die längste Lebenserwartung haben. Als Grundlage für Dublins Errechnung dienten Informationen der hauseigenen Versicherten. Dabei interessierte er sich besonders für den Faktor Gewicht, den er als Hauptursache für chronische Krankheiten und vorzeitige Todesfälle identifizierte – ohne dafür stichhaltige Beweise zu haben. Diese These stützte er mit seinen eigenen Daten, die er mehr als stümperhaft zusammentrug: Manche der Versicherten wurden mit und andere ohne Kleidung und Schuhe gewogen und gemessen. Einige fragte man einfach am Telefon nach ihrer Einschätzung zu Größe und Gewicht. (Ja, am Telefon. Weil wir ja immer alle die Wahrheit sagen, wenn jemand am anderen Ende der Leitung fragt, wie viel man wiegt ...)

Hinzu kommt, dass die Mitglieder der Metropolitan-Versicherung keinen wirklich repräsentativen Querschnitt der US-amerikanischen Gesellschaft darstellten. Befragt wurden weiße Menschen aus der Mittel- und Oberschicht, darunter vergleichsweise wenige Schwergewichte – die erste große Diätwelle in den höheren Schichten war ja bereits in vollem Gange. Aus diesem Grund lag das von Dublin ermittelte Idealgewicht vor allem bei Frauen erheblich unter dem damaligen Durchschnittsgewicht.

Trotz dieser offensichtlichen Mängel bei der Datenerhebung und des Ignorierens ganzer Bevölkerungsschichten schaffte es das frisch gekürte Idealgewicht, das sich nach heutigen Maßstäben übrigens nahe an der Schwelle zum Untergewicht befand, auch ins Nachkriegsdeutschland. Dublins Werte beeinflussten in den nachfolgenden Jahrzehnten nicht nur die medizinische Welt, sondern nachhaltig auch die Modeindustrie und den stetig wachsenden Markt der

Frauenzeitschriften. Erinnert sei hier noch einmal an den wahrhaften Diätboom jener Zeit und natürlich an Twiggy, die mit ihrer sehr schmalen Figur in den Sechzigern maßgeblich die Seh- und Schönheitsnormen beeinflusste.

Dublins Werte verloren spätestens in den achtziger Jahren wieder an Relevanz, bis dahin waren sie weltweit Vorbild für die Definition von Ideal- und Übergewicht. Dafür erschien ein alter Bekannter wieder auf der Bildfläche: 1972 wurde die vergessene Quetelet-Formel durch den Physiologen Ancel Keys wiederentdeckt und in seinem wissenschaftlichen Artikel erstmals als »Body-Mass-Index« bezeichnet. Keys warnte allerdings vor einer missbräuchlichen Nutzung der neu entdeckten alten Formel: Er empfahl, den BMI lediglich als Messinstrument für größere Gruppen und *nicht* für die Beurteilung des Gewichts von Einzelpersonen zu Rate zu ziehen, da dieser soziale Faktoren wie beispielsweise Geschlecht und Alter unzureichend berücksichtigte.

Nicht nur das, die Kritik am Body-Mass-Index war schon damals vielfältig: Der BMI nimmt zum Beispiel keine Rücksicht auf individuellen Körperbau, Muskel- oder Fettmasse. Eine Bodybuilderin und ich könnten den exakt gleichen BMI haben, auch wenn ihr Körper aus Muskeln und meiner eher aus Ofengemüse besteht.

Trotz der existierenden Kritiken wurde der Body-Mass-Index nach der berühmt-berüchtigten Konferenz der Weltgesundheitsorganisation Mitte der neunziger Jahre zum weltweiten Maßstab, was die Bewertung von Körpergewicht angeht. Friedrich Schorb schreibt, dass innerhalb weniger Jahre »weltweit praktisch alle staatlichen Gesundheitsministerien, -institute, -behörden und unabhängige Gesundheitsorganisationen die neuen Grenzwerte« übernahmen.

Heute hängen BMI-Tabellen in Arztpraxen, Gesundheits- und Sportzentren und teilen uns fein säuberlich in »unter«, »normal« und »über« ein. Manche Menschen müssen aufgrund ihres BMIs einen sogenannten Risikozuschlag für ihre Krankenversicherung zahlen. Oder werden in ein Diätcamp geschickt. Oder nicht verbeamtet. Oder gar nicht erst eingestellt.

Die vereinheitlichten BMI-Werte galten dann auch für Länder, die davor noch gar keine festen Grenzwerte hatten, sondern höchstens Empfehlungen ausgesprochen haben. In Deutschland war der BMI bis dato kaum ein Begriff gewesen. In den USA, in denen bis 1998 viel höhere BMI-Werte als Maßstab gedient hatten, wurden nach Übernahme der neuen, niedrigeren Maßeinheiten ganze fünfunddreißig Millionen Menschen *mehr* als übergewichtig definiert – ohne, dass sie auch nur ein einziges Pfund zugelegt hatten. Man könnte fast meinen, dass sich die Weltgesundheitsorganisation die Epidemie selbst geschaffen hat. Fünfunddreißig Millionen »Neuinfizierte« – mit einem Fingerschnippen!

Ein weiteres Problem bestand in der vermeintlichen Allgemeingültigkeit der vereinheitlichten Gewichtskategorien. Auf einmal galten weltweit für alle die gleichen Grenzwerte – egal welchen kulturellen Hintergrunds. Das kritisierten selbst Expert_innen der Weltgesundheitsorganisation, die sich 2002 in Singapur trafen, um zu diskutieren, ob die Kategorien für den asiatischen Raum überhaupt sinnvoll seien. Auf Basis erhobener Daten in verschiedenen asiatischen Ländern erkannten die Forscher_innen, dass Asiat_innen im Durchschnitt einen höheren Anteil an Körperfett haben als Weiße gleichen BMIs, Geschlechts und Alters. Darüber hinaus ist der Anteil von asiatischen Menschen mit Risikofaktoren für Typ-2-Diabetes und Herzkreislaufkrankheiten auch unter der festgelegten BMI-Schwelle für Übergewicht in vielen Teilen Asiens vergleichsweise hoch.

Was also tun? Den BMI auf die Müllhalde der Geschichte werfen und Menschen *individuell* behandeln? So nicht, dachte sich die Weltgesundheitsorganisation und schuf neue, einheitliche Grenzwerte exklusiv für den asiatischen Raum. Obwohl schnell klarwurde, dass auch für die heterogene asiatische Bevölkerung einheitliche Werte kaum sinnvoll waren, sprach man nun bereits bei einem BMI von dreiundzwanzig von einem erhöhten Risiko für Asiat_innen. Welche Werte gelten aber für Menschen, die aus einem asiatischen Land nach Europa oder in die USA ausgewandert sind? Welche Grenzwerte gelten für ihre Kinder, die in dem neuen Land geboren werden? Womöglich noch in einer multikulturellen Familie? Hier wird es knifflig, und richtige Antworten gibt es dafür nicht.

Ich höre mich vielleicht an wie eine nervige Drehorgel, aber ich sage es gerne noch einmal: Der Body-Mass-Index eignet sich nicht für die Komplexität von Menschenleben.

Zur Erinnerung: Die jetzige BMI-Klassifikation der WHO besteht im Wesentlichen seit dieser »Adipositas ist die moderne Pest«-Konferenz von 1997, und die Korrektur der Werte für den asiatischen Raum erfolgte Anfang der Zweitausenderjahre. Wenn Fat-Aktivist_innen und -Forscher_innen also davon sprechen, dass »Übergewicht« eine konstruierte Kategorie ist, dann meinen sie genau das: Namhafte Organisationen setzen einen bestimmten Wert als »übergewichtig« fest, und alle Menschen, die in diese Kategorie fallen, werden dann als solche stigmatisiert.

Der Anstieg von sogenannten »übergewichtigen« Menschen hat also nicht (nur) mit einem realen Anstieg von Körpergewicht zu tun, sondern auch damit, dass jene Werte, die bestimmen, wer als »übergewichtig« gilt, Mitte der neunziger Jahre einfach runtergestuft wurden. Klar halfen diese neuen »Übergewichtigen« dabei, die Dickenepidemie auch wirklich real aussehen zu lassen. Die Medienschaffenden taten ihr Übriges: Spätestens Ende der Neunziger explodierte die Berichterstattung über die »Volkskrankheit Übergewicht« in den deutschen, französischen, britischen und US-amerikanischen Medien. Friedrich Schorb stellt dazu fest: »Wenn die These von der seuchenartigen Verbreitung der Adipositas also in irgendeinem Zusammenhang gerechtfertigt ist, dann in Bezug auf die Berichterstattung in den Medien.«

Aber wer bitte schön hat denn Interesse daran, dass es auf dem Papier mehr Dicke gibt?

Ein Wort: Kapitalismus.

Ein Satz: Die Pharmaindustrie möchte gerne so viele Diätprodukte wie möglich verkaufen, und das klappt besser, je mehr Kund_innen als »übergewichtig« und somit diätbedürftig gelten.

Auch Ernährungsberater_innen, Abspeckkliniken und Fitnessstudios dürften sich darüber freuen.

Das Herabsetzen der BMI-Werte war tatsächlich auch der massiven Lobbyarbeit von Akteuren der Pharmaindustrien zu verdanken. Die Konferenz der Weltgesundheitsorganisation von 1997 wurde beispielsweise von Organisationen mit vorbereitet, die sich auf Diätprodukte beziehungsweise auf die Prävention von Adipositas spezialisiert hatten, wie zum Beispiel die International Obesity Taskforce (IOTF). Organisationen wie die IOTF wurden wiederum von so namhaften Konzernen wie Abbott, Hoffmann-La Roche, Johnson & Johnson oder Novo Nordisk finanziert.

Einer der bekanntesten Namen darunter ist der weltweit agierende Pharmakonzern Abbott, der sich auf die Fahne schreibt,»die Gesundheit der Menschen weltweit zu verbessern«. Die Selbstbeschreibung wirkt etwas zynisch, wenn man bedenkt, dass der Konzern jahrelang Abnehmpillen vermarktet hat, die den Appetitzügler Sibutramin enthielten. In Deutschland war das Präparat unter dem Namen Reductil bekannt und hatte nach Einnahme bei manchen Abnehmwilligen horrende Nebenwirkungen: Übelkeit, Erbrechen, Taubheit in den Extremitäten, Bluthochdruck, Herzrhythmusstörungen oder Panikattacken. 2010 wurde Sibutramin vom Markt genommen und verboten. Zu spät, denn das Medikament hatte bereits Todesopfer gefordert. Einige, die diese Pillen geschluckt haben, kämpfen noch heute mit den Nachwirkungen.

Dieses und Millionen andere Präparate sind Teile einer milliardenschweren Diätindustrie. Je nachdem, was man einberechnet – Diätprodukte, Abnehmprogramme wie Weight Watchers, Fitnessgeräte, Kuren oder Magenoperationen –, gibt es unterschiedliche Angaben zum jährlichen Umsatz. Welche Zahlen man auch immer findet, es geht hier nicht um Peanuts, sondern um Umsätze in Milliardenhöhe – laut Marketdata Enterprises beläuft sich der Marktwert allein in den USA für das Jahr 2016 auf sechsundsechzig Milliarden Dollar. Auch die Pharmaunternehmen verdienen da ordentlich mit und können so eigene Studien in Auftrag geben, die die These der sogenannten »Übergewichtsepidemie« stützen. Doch nicht nur mit Schlankheitspillen lässt sich viel Geld verdienen, auch bei anderen Medikamenten funktioniert das nach einem ähnlichen Muster. Friedrich Schorb weist darauf hin, dass auch bei Bluthochdruck, Blutzucker oder dem Cholesterinspiegel die Lobbyarbeit der Pharmaindustrie dafür gesorgt hat, dass Grenzwerte so lange gesenkt wurden, bis die Mehrzahl der Bevölkerung in mindestens eine der zahlreichen Risikokategorien fiel: alles für die Gesundheit, natürlich! Oder vielleicht auch für die Geldbeutel großer Unternehmen?

### Killerkrankheit »Übergewicht«?

Die gute Nachricht ist: Viele können es sich heute schlicht und einfach leisten, gut und viel zu essen. Wir sind zweifelsohne schwerer als vor hundert Jahren, auch wenn der Anstieg weit weniger drastisch ist als angenommen. Immerhin wurden Mitte der neunziger Jahre Millionen von Menschen zu übergewichtigen Moppeln umdefiniert. Die nächste gute Nachricht: In westlichen Gesellschaften können wir uns heute über Lebenserwartungen freuen, von denen Menschen im neunzehnten und zwanzigsten Jahrhundert nur träumen konnten. Und das, obwohl wir immer fetter werden!

Aber die Risiken von hohem Gewicht, verdammt noch mal, die Risiken! Die kann man doch nicht leugnen ...?

Die letzten Jahre habe ich mich für Vorträge und in Vorbereitung auf dieses Buch immer wieder durch verschiedenste Studien gekämpft. Weil ich weiß, dass viele vom »Risikofaktor Übergewicht« überzeugt sind und glauben, dass Speckweg-Kuren die einzig akzeptablen Lösungen sind. Ich suchte die Wahrheit, nichts als die Wahrheit.

Das war, ehrlich gesagt, kein einfaches Unterfangen. Während meiner Recherche habe ich mir oft gewünscht, einen Schnaps zu trinken, oder zumindest, dass es nicht immer so wirken würde, als hätten die beteiligten Wissenschaftler_innen alle Schnaps getrunken. Viele der Studien machen aus der sprichwörtlichen Mücke einen großen, fetten Elefanten. Da wird dann das Ergebnis als total brisant dargestellt, obwohl sich die statistischen Unterschiede zwischen den sogenannten Normalgewichtigen und den sogenannten Übergewichtigen im absoluten Promillebereich befinden. Die Medien wiederum greifen die Studien auf, titeln mit knalligen Überschriften und kurbeln so kräftig die überaus moralische Debatte über die »dicke Gefahr« an.

Und es gibt viele, ja, Hunderte Studien, die es zu wälzen gibt. Einige davon haben es erfolgreich geschafft, die These der fatalen »Übergewichtsepidemie« medial zu verankern. Besonders hervorzuheben ist eine 2004 veröffentlichte Studie der US-Bundesbehörde Centers for Disease Control and Prevention (CDC), die die Zahl der Opfer der »Übergewichtsepidemie« in den USA auf jährlich 400 000 Menschen schätzt. Rund 400 000 Menschen sterben also angeblich jedes Jahr in den USA an den Folgen ihres hohen Gewichts. Das klingt in der Tat besorgniserregend und schreit förmlich nach einer Intervention. Weltweit führte diese Studie zu Schlagzeilen und trug wahrscheinlich stärker als alle anderen Studien zuvor zur Wahrnehmung von Übergewicht als Killerkrankheit bei, so Friedrich Schorb.

Stutzig machte, dass selbst die Mitarbeiter_innen Kritik an ihrer eigenen Arbeit übten und bekanntgaben, dass es sich weniger um eine wissenschaftliche als um eine politische Auftragsarbeit handelte. Pikanterweise buhlte die Behörde zu der Zeit um einen millionenschweren Etat des US-amerikanischen Kongresses, welcher sich leichter rechtfertigen ließ, je dramatischer die »Epidemie« dargestellt wurde. Nachdem der Druck auf die Behörde größer geworden war, wurden die Zahlen mehrmals korrigiert, bis letztendlich nur noch ein Fünfzehntel der Ursprungsdaten übrig blieb. Zu spät, denn die schwindelerregend hohen Zahlen waren nun schon in aller Munde und heizten die Debatte kräftig an.

Die Realität sieht aber so aus: In den USA sterben mehr Menschen durch Alkohol, Schusswaffen oder bei Verkehrsunfällen als (mutmaßlich) daran, dass sie Schwergewichte sind. Wo sind all die Petitionen, die fordern, endlich Alkohol, Schusswaffen oder Autos zu verbieten? Ich hätte kein Problem damit, des deutschen liebstes Kind zu verbieten – das heißgeliebte Auto. Ich fahr eh lieber Bus. (Keine Angst, ich will nur sticheln. Ich lass dir dein Auto! Aber ganz im Ernst, ein Verbot von Schusswaffen könnten die Amis doch echt mal durchsetzen. #BlackLivesMatter.)

Mit großer Leidenschaft wird lieber diskutiert, wie viel Geld dicke Menschen das Gesundheitssystem angeblich kosten. Der CSU-Politiker Horst Seehofer behauptete 2007 in einer Regierungserklärung zu gesunder Ernährung und Bewegung, dass rund dreißig Prozent der Gesamtausgaben im Gesundheitssektor auf Krankheiten zurückzuführen seien, die durch Fehlernährung und hohes Gewicht mitverursacht würden. Das Robert-Koch-Institut hingegen gibt an, dass für direkte und indirekte Krankheitskosten aufgrund des sogenannten Übergewichts zwischen drei und 5,5 Prozent der Kosten im Gesundheitswesen aufgewendet werden. Was stimmt nun?

Genau sagen kann das niemand, auch weil es schlicht unmöglich ist, lupenrein festzustellen, welche Krankheiten sich einzig und allein auf ein bestimmtes Körpergewicht zurückführen lassen. Deswegen habe ich weiter oben geschrieben, dass Menschen *mutmaßlich* aufgrund ihres hohen Gewichts sterben. Keine Studie dieser Welt kann zweifelsfrei beweisen, dass die Pfunde und nicht etwa eine familiär bedingte Veranlagung oder andere Faktoren Krankheiten begünstigen. Statistiken zu Autounfällen oder Todesfällen durch Schusswaffen lassen sich leicht erheben. Aber bestimmte Krankheiten monokausal mit hohem Körpergewicht zu verknüpfen ist schlicht unwissenschaftlich. An den klassischen »Dickenkrankheiten« wie zum Beispiel Diabetes oder Bluthochdruck erkranken ja auch Schlanke. Werden die Dicken also wegen ihres Gewichts krank und die Schlanken wegen ... ja, weswegen eigentlich?

Solange sich die These der »Killerkrankheit« Dicksein hält, reiben sich Pharmakonzerne die Hände. Jede Studie liefert neue Gründe, immer wieder Diätmittelchen auf den Markt zu werfen. Denn wenn nichts gegen die wachsenden Bäuche getan werde, so die gängige Logik, werden die Gesundheitskosten in astronomische Höhen sausen.

Mein Problem mit diesem Argument ist leicht zu erklären: Körper unter wirtschaftlichen Aspekten zu bewerten finde ich doof. Nicht nur, weil die politischen Forderungen aus solch einer Analyse massiven Druck auf jeden einzelnen Menschen ausüben, sondern auch, weil eine Gesellschaft fähig sein muss, es auszuhalten, dass einige weniger und andere eben mehr medizinische oder therapeutische Unterstützung benötigen und somit auch mehr Kosten verursachen. Manche suchen sich ja auch Hobbys, die gehörig meine Beine schlackern lassen: Mir würde es im Traum nicht einfallen,

Bergsteiger_innen ihre Leidenschaft verbieten zu wollen, nur weil das Risiko, abzustürzen und dann mehrere Monate in der Reha zu verbringen, bei ihnen sehr viel höher ist als bei mir. Ich falle ja höchstens vor Spannung von der Couch, wenn ich eine neue Netflix-Serie ansehe! Ich würde nicht »Selbst schuld!« sagen, wenn eine Kletterwütige abstürzen würde und mit dem Hubschrauber ins nächste Krankenhaus gebracht werden müsste. Und schon gar nicht würde ich einen wütenden Artikel über die krassen Gefahren des Bergsteigens schreiben. Eine Karte mit Genesungswünschen hingegen schon.

Übrigens gibt es auch Studien, die zu völlig anderen Ergebnissen kommen als jene, die den Untergang des dicken Abendlandes propagieren. In letzter Zeit lese ich immer öfter, dass manche Dicke sogar die höchste Lebenserwartung haben – höher als die sogenannten Normalgewichtigen! Da steht dann so etwas wie: »Das geringste Sterberisiko haben die leicht Übergewichtigen.« Ich muss dann immer kichern und frage mich, ob bekannt ist, dass wir alle sterben werden. Das Risiko zu sterben kann niemand verringern oder erhöhen, die Lebenserwartung hingegen schon. Aber wer will schon alles auf die Goldwaage legen?

Meine Kleinkariertheit zur Seite geschubst, hier ist eine spannende Erkenntnis: 2016 verkündete ein dänisches Wissenschaftsteam, dass Menschen mit einem BMI im Bereich Übergewicht nicht, wie gerne behauptet, früher sterben als jene mit einem BMI im sogenannten Normalbereich. Der BMI, der mit dem geringsten frühen Sterberisiko verknüpft sei, sei in den vergangenen Jahrzehnten gestiegen und liege jetzt bei siebenundzwanzig. Richtig gelesen, die Moppelchen leben wohl am längsten! (Nicht, dass ich meine gesunde Skepsis Studien gegenüber vergessen hätte, nur weil das Ergebnis zu meinen Argumenten passt – es ist verlockend, ich gebe es zu! –, aber es ist doch gut zu wissen, dass in der Wissenschaft eben *kein* Konsens darüber existiert, dass Dicksein gleich Lebensgefahr bedeutet.)

Zu dem obigen Ergebnis kam auch ein Hamburger Forschungsteam, das zweiundvierzig großangelegte Studien auswertete, in denen der Zusammenhang von Lebensdauer, Krankheiten und Gewicht untersucht wurde. Genau wie das dänische Team resümieren die Forscher_innen, dass die Eindeutigkeit der oft formulierten Behauptung, hohes Gewicht würde generell ein erhöhtes Krankheits- und verfrühtes Sterberisiko bedingen, einer genaueren Prüfung unterzogen werden müsse. Die bisherige Annahme, dass das Übergewicht mit einer verkürzten Lebensdauer einhergehe, könne so pauschal nicht aufrechterhalten werden. Adipositas (ab einem BMI von dreißig) korreliere zwar mit einem erhöhten Risiko für viele Erkrankungen, aber auch dies müsse stets in Abhängigkeit von Alter, Geschlecht und Sozialstatus betrachtet werden.

Einige konkrete Ergebnisse der Studie zur Veranschaulichung: Nach dem fünfzigsten Lebensjahr bestehe für Frauen mit einem BMI höher als sechsunddreißig und für Männer mit einem BMI ab vierzig in der Tat ein erhöhtes Risiko, früher zu sterben. Nach dem fünfundsechzigsten Lebensjahr spiele Adipositas allerdings kaum oder gar keine Rolle mehr in Bezug auf eine verkürzte Lebenserwartung. Gar zur Lebensverlängerung beitragen solle ein BMI im Adipositasbereich bei den über Siebzigjährigen. Menschen mit gewichtigem Polster seien auf der Intensivstation, bei manchen Krebs- und Infektionskrankheiten sowie einer Herzschwäche durch ihr hohes Gewicht vor Reinfarkt und Tod durch Herzinfarkt *eher geschützt.* Ein höherer BMI sei mit einem *niedrigeren* Risiko für Knochen- und Hüftfrakturen verknüpft. Je nach Krebsart könne hohes Gewicht von Vorteil, Nachteil oder unbedeutend sein. Männer mit BMI zwischen fünfundzwanzig und dreißig hingegen haben insgesamt eine etwa siebenprozentige *niedrigere* Krebssterblichkeit.

Eine der größten Langzeitstudien, die sich mit dem Zusammenhang von Körpergewicht und Krebs befasst, ist die *Cancer Prevention Study II* (zu Deutsch: Krebspräventionsstudie). Sie hat 900 000 Teilnehmer_innen sechzehn Jahre lang beobachtet und kam zu dem Ergebnis, dass mit dem Gewicht auch das Krebsrisiko steige. Im Vergleich zu Menschen im Bereich Normalgewicht haben Männer mit dem höchsten BMI ein um zweiundfünfzig Prozent und Frauen ein um zweiundsechzig Prozent erhöhtes Risiko, an Krebs zu sterben. Alarmierende Zahlen, oder?

Der Ernährungsspezialist und Autor Udo Pollmer, der keinen Hehl daraus macht, dass er Diäten und der Schlankheitsnorm kritisch gegenübersteht, hat die Studie etwas genauer unter die Lupe genommen. Die Daten zeigen seiner Meinung nach ein anderes Bild, als die Zusammenfassung tendenziös feststelle:

*Denn die Übergewichtigen, jene also mit einem BMI zwischen 25 und 30, hatten ein geringeres (!) Krebsrisiko als die Leichtgewichte in der Kategorie 18,5 bis 25. Erst ab BMI 30 stieg die Sterblichkeit ein kleines bisschen an. Die Differenzen in den absoluten Zahlen waren jedoch so gering, dass die Autoren sie in Promille statt wie sonst üblich in Prozent angeben mussten.*

Woher kommt also das oben zitierte erhöhte Risiko von zweiundfünfzig Prozent beziehungsweise zweiundsechzig Prozent, an Krebs zu sterben? Von den Teilnehmenden mit einem BMI von *über* vierzig. Auch hier betrifft das wieder lediglich eine sehr, sehr kleine Gruppe im Promillebereich.

Oder nehmen wir ein anderes Beispiel: Diabetes, die »Dickenkrankheit« schlechthin. Die Broschüren oder Artikel zu dem Thema werden gerne mit Fotos von fettigen Burgern oder süßen Softdrinks bebildert, womit gleich die allseits bekannte Verbindung von Ernährung und der Stoffwechselkrankheit hergestellt wird. Und genau das wurde mir auch von klein auf eingeschärft. Als meine Oma noch täglich ihre Broteinheiten ausrechnete, die sie essen durfte, schaute ich ihr mit Angst im Nacken zu. Ich fragte mich nie, *ob* ich die Zuckerkrankheit bekomme, sondern *wann* es bei mir losginge. Ich bin gewappnet, immerhin gehöre ich zur Risikogruppe.

Es gibt mehrere Arten von Diabetes, oft aber werden zwei Typen besonders hervorgehoben: Der Typ-1-Diabetes, im Volksmund fälschlicherweise »jugendlicher Diabetes« genannt, beschreibt einen absoluten Insulinmangel, der in jedem Alter auftreten kann. Der Typ-2-Diabetes, der sogenannte »Altersdiabetes«, ist häufig verbunden mit einem hohen Gewicht und laut der International Diabetes Federation *die* Epidemie des einundzwanzigsten Jahrhunderts. (Bei so vielen Epidemien könnte man meinen, die Welt gehe morgen unter ...) Entscheidend für die Erkrankung sei vor allem ein ungesunder Lebensstil, hohes Gewicht und Bewegungsmangel. In den Diabetesbroschüren steht aber auch noch Folgendes: Die Veranlagung zu Diabetes Typ 2 ist erblich. Wenn nahe Verwandte (vor allem Eltern oder Geschwister)

Typ-2-Diabetiker_innen sind, beträgt die Wahrscheinlichkeit, im Laufe des Lebens ebenfalls daran zu erkranken, bis zu sechzig Prozent. Selbst der Ort, an dem man wohnt, beeinflusst die Wahrscheinlichkeit einer Erkrankung: Im Nordosten Deutschlands ist die Chance insgesamt höher als in Süddeutschland. Warum das so ist? Der Diabetes-Atlas der Barmer-GEK zählt unter anderem Arbeitslosigkeit, eine erhöhte Umweltbelastung oder unattraktivere Freizeitmöglichkeiten als Gründe auf.

Mit all diesen Faktoren ist zweifelsohne der gute alte Stress verbunden, der heute als eigenständiger Risikofaktor für Erkrankungen wie Diabetes gilt: Ob du auf Arbeitssuche bist und dich die Absagen stressen, ob dein aktueller Job anstrengend ist und nur den Mindestlohn abwirft oder ob du in der Schule Mobbing erlebst, all das trägt zu einem erhöhten Stresspegel bei. Karl-Heinz Ladwig, Professor an der TU München und am Helmholtz Zentrum München, wird in einem Interview auf der Seite des Bundesministeriums für Bildung und Forschung so zitiert:

*Die Personen mit hoher Arbeitsbelastung hatten ein um 45 Prozent erhöhtes Risiko, einen Typ-2-Diabetes zu entwickeln, im Vergleich zu Personen mit geringer Arbeitsbelastung. Womit wir nicht gerechnet haben: Der Einfluss von Stress ist – unabhängig von allen anderen Risikofaktoren – ein eigenständiger Risikofaktor.*

Warum konzentrieren sich die Expert_innen bei der Diabetesprävention dann primär darauf, wie wir uns ernähren? Wie wäre es mit einer Kampagne für Arbeitszeitverkürzung? Oder Workshops dazu, wie man resolut gegen Mobbing vorgeht? Oder Freikarten für das nächstgelegene Schwimmbad?

Man wird ja wohl noch träumen dürfen ...

Die Tatsache, dass es heute mehr Diabeteserkrankungen gibt, ist auch auf einen ziemlich erfreulichen Faktor zurückzuführen: Wir werden älter. Somit erhöhen sich auch die Erscheinungen von Erkrankungen, die Menschen aufgrund der niedrigeren Lebensdauer früher gar nicht erst bekamen. Die über Fünfundsechzigjährigen machen beim Typ-2-Diabetes bei weitem den größten Anteil unter den Erkrankten aus. Google mal die Lebenserwartung von vor hundert Jahren! Dass wir heute überhaupt älter als fünfundsechzig werden, ist historisch gesehen ein neues Phänomen und einzigartig!

Mir brennt gerade nur eine einzige Frage unter den Nägeln: Was sagt eigentlich die Weltgesundheitsorganisation dazu?

## *Bitte einmal auf die Waage*

Der Amtsarzt rückte die Brille zurecht, notierte ein paar unleserliche Sätze, die es Miriam unmöglich machten, diese kopfüber zu lesen. Sie war bereits genervt in der Praxis erschienen, weil sie nicht einsah, warum gerade ein Arzt über ihre berufliche Situation entscheiden sollte, und nicht etwa ihre Leidenschaft für das Lehren oder ihre kreativen Ideen, trockenen Geschichtsstoff zu vermitteln. Miriam hatte Englisch und Geschichte studiert. Sie wollte schon immer Lehrerin werden, damit in den Schulen nicht nur langweilige Streber rumlaufen, wie sie immer sagt.

Kurz nach Ende ihres Studiums in Berlin ist sie in einer

Hauruckaktion zu ihrem damaligen Freund nach Bremen gezogen – du erinnerst dich: der Boyfriend – und wollte dort ihre Referendariatsstelle aufnehmen. Wie sich herausstellte, fanden nicht nur ihre in Berlin zurückgelassenen Freund_innen es doof, dass sie nun in Bremen leben und arbeiten wollte. Auch der Arzt hatte ein Wörtchen mitzureden.

Der musterte Miriam nämlich genau. Sie hatte diesen Moment erwartet, und zog in weiser Voraussicht schon mal dramatisch die Luft ein. »Einhundertzwei Kilogramm bei einer Größe von eins siebenundsechzig. Da muss ich mal kurz ...« Dr. Wassiljew studierte gewissenhaft eine Tabelle mit vielen Zahlen und runzelte dann die Stirn. »Frau Seligmann, Ihr BMI ist in einem gefährlichen Bereich. So kann ich einer Verbeamtung nicht zustimmen. Haben Sie schon mal darüber nachgedacht, etwas Sport zu machen, um Gewicht zu verlieren?«

Miriam hatte ich vor vielen Jahren auf einer Party von Rike kennengelernt. Es war so etwas wie Freundinnenliebe auf den ersten Blick gewesen. Sie trug einen grauen, enganliegenden Hosenanzug und hatte ihr dickes dunkelbraunes Haar mit Klammern und viel Haarspray fixiert. Ununterbrochen rauchte sie ihre selbstgedrehten Zigaretten und knabberte an ihren schwarz lackierten Fingernägeln, während sie über Hannah Arendt und die *Banalität des Bösen* philosophierte. Wir anderen hörten ihr gespannt zu (wir hatten keine Ahnung von Philosophinnen). Als Professorin Seligmann, wie wir sie scherzhaft nannten, mit ihrem Vortrag fertig war, sprachen wir über die banalen Dinge des Alltags und lachten viel. So erfuhr ich, dass sie sich gerade für Geschichte an der Universität eingeschrieben hatte, um Lehrerin zu werden. »Erwachsene, die im Geschichtsunterricht nicht ordentlich aufgepasst haben, vermasseln immer alles!«, erläuterte sie ihren Berufswunsch. »Ich will den Kids Spaß an Geschichte vermitteln und 'nen kritischen Blick.«

Wir fanden noch weitere Gemeinsamkeiten: unser großes Interesse an Mode zum Beispiel oder die Liebe zur Bühne. Sie tanzte, ich sang. Erst Jahre später erzählte ich ihr, dass ich ihr selbstbewusstes Auftreten und ihren Style so beeindruckend fand, als wir uns kennenlernten. Sie wirkte mit ihrem dicken Körper total im Reinen. Ich kannte nur wenige Frauen, bei denen das der Fall war. Sie schaute mich verständnislos an und schüttelte den Kopf. »Worüber du dir so Gedanken machst ...«

Als Miriam mir dann total empört die Geschichte mit dem Amtsarzt erzählte – und zwar nicht nur einmal, deshalb kenne ich sie fast auswendig –, verkniff ich mir ein besserwisserisches: »Siehst du! Über so was mache ich mir Gedanken.«

Miriam rief mich gleich auf meinem Handy an, nachdem sie mit knallrotem Kopf, aber hocherhobenen Haupts – so stellte ich mir das zumindest vor – das Arztzimmer von Dr. Wassiljew verlassen hatte. Ich wusste, dass es wichtig sein musste, denn Miriam kannte meine Abscheu, zu telefonieren, nur zu gut. (Sie würde niemals anrufen, um zu fragen, ob wir einen Kaffee trinken gehen wollen – dafür gibt es Kurznachrichtendienste und das Kaffee-Emoji.) Ich nahm das Gespräch an und musste dann auch gar nicht viel sagen, das erledigten Miriam und ihre Wut ganz von allein.

»Du wirst es nicht glauben«, polterte Miriam los und war völlig außer sich, dass dieser »Quacksalber«, wie sie Dr. Wassiljew nannte, ihr doch wirklich nahegelegt hatte, Sport zu treiben, um Gewicht zu verlieren. Dramatisch fügte sie hinzu, dass »frau heutzutage anscheinend eine karottenkauende

Spitzensportlerin« sein müsse, um Lehrerin sein zu dürfen. »Der hat mich noch nicht einmal gefragt, *ob* ich Sport treibe. Eine bodenlose Frechheit.«

Miriam ist vielleicht keine Spitzensportlerin, aber sportlicher als der Durchschnitt unseres Freundeskreises, in dem sich so einige angehende Lehrer_innen befinden, die problemlos verbeamtet werden würden, weil sich ihre BMIs im Normbereich befinden, aber ganz bestimmt nicht, weil sie so fit sind. Miriam ist eine begnadete Burlesque-Tänzerin, die die Clubs der Stadt mit ihren biegsamen Performances und knappen Kostümchen erfreut. Was auf der Bühne so locker und unbekümmert aussieht, ist allerdings schweißtreibende Arbeit, auch bekannt als: Sport.

Ich versuchte, Miriam so gut wie möglich zu trösten, und erinnerte sie daran, dass die Verwehrung der Verbeamtung nicht bedeutete, dass sie nicht Lehrerin werden könne. Das konnte sie immer noch, aber eben zu weniger attraktiven Bedingungen, wie sie mir wütend mitteilte. Mehrmals. Das vernichtende Gespräch beim Amtsarzt und die Aussicht auf weniger Geld als ihre verbeamteten Kolleg_innen stürzten Miriam in eine richtige Krise. Es folgten einige verzweifelte Telefongespräche zwischen Bremen und Berlin – trotz meines Widerwillens, zu telefonieren.

Miriams Erfahrung ist nicht einzigartig. In der Vergangenheit passierte es immer wieder, dass jemandem die Verbeamtung ab einem Body-Mass-Index von dreißig oder mehr verwehrt blieb. Manche Bundesländer waren in der Praxis sehr streng, andere wiederum großzügiger. Baden-Württemberg zog die Grenze bereits ab achtundzwanzig. In Hamburg galt ein Wert über vierzig als Ablehnungsgrund.

Diesen ärztlichen Untersuchungen müssen sich Berufs-
gruppen wie Lehrer_innen, Feuerwehr- oder Polizeibeamt_
innen unterziehen, wobei es je nach beruflichen Anforderungen unterschiedliche Voraussetzungen gibt. Wie es so schön
heißt, erfolgt die Einstellung in das Beamtenverhältnis nach
»Eignung, Befähigung und fachlicher Leistung«. Dabei entscheidend ist, ob die bei der medizinischen Untersuchung
festgestellten Auffälligkeiten die angehende Beamtin oder
den angehenden Beamten in Zukunft *möglicherweise* daran
hindern, der Arbeit bis zum Erreichen des gesetzlichen Ren-
tenalters nachzukommen.

Zu den Ausschlusskriterien zählen beispielsweise Depressionen, ein zu hohes Alter, körperliche chronische Erkrankungen oder die eben erwähnte Adipositas. Dicke Anwärter_
innen aufs Beamtentum mit einem BMI über dreißig wurden
demnach pauschal als krank definiert, weil ihr Gewicht als
Auslöser für Herz-Kreislauf-Erkrankungen, erhöhten Blutdruck oder Diabetes gilt und somit das Risiko für wiederholten Krankheitsausfall oder gar den vorzeitigen Renteneintritt
erhöhe. Und das könne man den Steuerzahlenden selbstverständlich nicht zumuten! Denn diese tragen die Kosten für
die im Staatsdienst angestellten Beamt_innen eben mit.

Die Nachteile einer Nichtverbeamtung sehen dann so
aus: weniger Nettolohn und Zulagen, weniger Altersbezüge
und somit weniger Absicherung. Miriam hätte pro Monat
mehrere hundert Euro weniger zur Verfügung. Das kann im
Laufe eines Arbeitslebens beispielsweise ein Einfamilienhaus
ergeben. Oder mehr als tausend maßgeschneiderte Burles-
que-Bühnenoutfits.

Wie schön, dass es Menschen gibt, die sich nicht alles
gefallen lassen. Die Gesellschaft gegen Gewichtsdiskriminie-

rung veröffentlichte 2008 eine Informationsbroschüre zum Thema »Verbeamtung trotz Adipositas«, in der sie über die Rechtslage informierte. Darin heißt es:

*Es gibt kein Gesetz oder eine Rechtsverordnung, in der für die Verbeamtung ein bestimmter BMI vorgeschrieben wäre. Die Verwaltung muss daher immer eine Ermessensentscheidung treffen. ( ...) Lehnt die Verwaltung daher eine Einstellung allein mit der Begründung ab, dass man mit einem BMI von über 30 kg/m² prinzipiell nicht verbeamtet werden könne, besteht der begründete Verdacht, dass hier ein Ermessensnichtgebrauch vorliegt; denn eine bestimmte BMI-Grenze ist gesetzlich eben nirgends definiert.*

Dank diverser Klagen von Betroffenen und dem Engagement der Gesellschaft gegen Gewichtsdiskriminierung wird nun näher hingeschaut, ob ein hoher BMI wirklich auch eine sogenannte »personenbezogene Risikoprognose« mit sich bringt. In jedem einzelnen Fall soll der Amtsarzt oder die Amtsärztin von nun an medizinisch fundierte Argumente dafür vorbringen, warum er oder sie davon ausgehe, dass mit einer vorzeitigen Versetzung in den Ruhestand zu rechnen sei. Hinzu kommt, dass das Bundesverwaltungsgericht 2013 die gesundheitlichen Anforderungen an die Einstellung in das Beamtenverhältnis herabsenkte und damit vielen Bewerber_innen die Chance eröffnete, ins Beamtenverhältnis übernommen zu werden.

Und was wurde aus Miriam? Lange blieb sie sowieso nicht in Bremen (so richtig gut lief es mit dem Boyfriend nämlich auch nicht). Zurück in Berlin, jobbte sie und konzentrierte sich lieber erst einmal auf ihre Kunst. Mit diebischer Freude erzählte sie mir irgendwann später, dass sie sich nicht verkneifen konnte, Dr. Wassiljew eine E-Mail zu senden – mit einem Link zum Video ihrer letzten Tanzperformance.

## *Das angenehme Äußere*

Stell dir mal vor, du bist Chef_in eines frisch gegründeten Start-ups. Die Businessidee darfst du dir natürlich selbst aussuchen! Du brauchst dringend eine neue Person für den Empfang und lädst dir eine Handvoll geeigneter Kandidat_innen ein. Jetzt mal ehrlich, neben den Fähigkeiten ist ein sympathisches Auftreten mindestens genauso wichtig, oder? Niemand will mit einem Griesgram zusammenarbeiten. Das ist nicht verwerflich, würden die meisten genauso machen, ich eingeschlossen. Manche verwechseln allerdings sympathisch mit attraktiv. Und spätestens dann schlägt das Ungerechtigkeitsbarometer mächtig aus.

In der Arbeitswelt kämpfen viele mit Vorurteilen. Es gibt unzählige Studien, die aufzeigen, dass schon ein Name zum Verhängnis werden kann, zum Beispiel, wenn er nicht »deutsch« genug klingt (Kübra oder Mustafa) oder nicht genug »Mittelschicht« (Kevin oder Chantal) anzeigt. Auch ein Foto kann die Chancen, die begehrte Stelle zu bekommen, minimieren. Wieder spielt Klassismus und Rassismus eine Rolle – und manchmal eben auch das Gewicht.

Dass Menschen aufgrund ihres Aussehens und nicht etwa wegen ihrer mangelnden Qualifikation ausgesiebt werden, überrascht mich leider nicht wirklich. Personalverantwortliche müssen jeden Tag Entscheidungen treffen, häufig unter großem Zeitdruck und einer Masse an Auswahl. Wer die eigenen Stereotypen im Kopf kaum hinterfragt, verlässt sich bei schnellen Entscheidungen genau auf diese – ohne, dass es ihm überhaupt auffällt.

Ein Tübinger Forschungsteam hat genau diesen Umstand erforscht und 127 erfahrenen Personalverantwortlichen Bilder von potentiellen Bewerberinnen und Bewerbern vorgelegt. Zu sehen waren sechs Männer und sechs Frauen zwischen vierzig und fünfzig, die einen vergleichbaren sozioökonomischen Status hatten und weiße T-Shirts trugen. Jeweils zwei Frauen und zwei Männer waren dick. »Wir wollten herausfinden, ob bei geschulten Personalentscheidern Vorurteile gegenüber adipösen Menschen vorhanden sind«, so die federführende Projektmitarbeiterin Dr. Katrin Giel.

Die erste Aufgabe bestand darin, den Kandidatinnen und Kandidaten Berufe wie Ärztin, Architekt, Optikerin, Einzelhändler, Pförtnerin oder Reinigungskraft zuzuordnen. Im zweiten Schritt sollten die Personalverantwortlichen angeben, wen von den Abgebildeten sie auf keinen Fall einstellen würden. Und schließlich sollten sie aus sechs gleich Qualifizierten jene drei auswählen, die sie für eine Abteilungsleiterposition in die engere Wahl ziehen würden.

Die Ergebnisse der Studie waren ziemlich eindeutig, so Giel, denn in beiden Fällen schnitten die Hochgewichtigen sehr schlecht ab: »Ihnen wurde fast nie ein Beruf mit hohem Prestige zugetraut und sie wurden ebenso selten für eine Abteilungsleiterstelle ausgewählt.« Besonders wenig wurde den dicken Frauen zugetraut. Nur zwei Prozent der Personalverantwortlichen ordneten ihnen einen Beruf mit hohem Prestige zu. Und lediglich sechs Prozent traute ihnen zu, bei einer Bewerbung um eine Stelle als Abteilungsleiterin in die engere Auswahl zu kommen.

Falls es doch mit dem Job klappt, sieht es für dicke Frauen trotzdem nicht besonders rosig auf dem Arbeitsmarkt aus. Neben der Gender Pay Gap scheint es auch so etwas wie eine »Weight Pay Gap« zu geben: Laut Marco Caliendo, Professor für Empirische Wirtschaftsforschung an der Universität Potsdam, verdienen Frauen mit einem BMI im unteren Normalbereich in Berufen, in denen das Aussehen eine ganz besondere Rolle spielt, am besten. Mit steigendem BMI sinkt das Gehalt dann beträchtlich. Dicke Frauen bekommen im Schnitt zwölf Prozent weniger Geld als ihre schlanken Kolleginnen. Bei Männern gibt es interessanterweise einen anderen Effekt: Sehr dünne Männer, hauptsächlich in körperlich anstrengenden Berufen, verdienen schlechter als ihre schwereren Kollegen, wahrscheinlich, weil ihnen weniger Stärke zugetraut wird. Laut Caliendo gibt es also einen Schlankheits*nachteil* für Männer, der auf angeblich mangelnder Körperkraft beruht, sowie einen Schlankheits*vorteil* für Frauen, der auf zugeschriebener Attraktivität beruht.

In bestimmten Berufen ist es gang und gäbe, das »angenehme äußere Erscheinungsbild« zur Einstellungsvoraussetzung zu machen. Besonders im Servicebereich spielt das Aussehen eine gehörige Rolle. Die zu verkaufenden Produkte oder das Prestige einer Firma wirken wohl attraktiver, wenn sie von strahlenden Schönheiten präsentiert oder repräsentiert werden. So ist das auch bei Flugbegleiterinnen.

Vor vielen Jahren träumte ich davon, Stewardess zu werden und die Welt zu bereisen. Kann ja wohl nicht so schwer sein, Tomatensaft auszuschenken oder Fluggäste daran zu erinnern, dass Rauchen in der Bordtoilette keine gute Idee ist. Glaubte ich zumindest. Meine naive Ahnungslosigkeit möge man mir verzeihen. Heute habe ich großen Respekt vor einem Beruf, in dem man auch dann freundlich bleiben muss, wenn ein Fluggast zum zehnten Mal auf die Frage »Kaffee oder Tee?« mit »Ja, danke« antwortet. Ich wäre wohl irgendwann ausgerastet und hätte mit der Sauerstoffmaske beatmet werden müssen. Eine Bekannte von mir, die viele Jahre als Flugbegleiterin gearbeitet hat, lachte schallend, als ich ihr von meinem Traum erzählte: »Alle Möchtegern-Flugbegleiterinnen erzählen, dass sie die Welt bereisen wollen. Das musst du schon kreativer begründen!« Na gut, schon verstanden: Kann sein, dass ich die schlechteste Stewardess der Welt geworden wäre. Vielleicht hätten aber nicht meine mangelnden Fähigkeiten, sondern eher die gängigen Gewichtsbeschränkungen zum vorzeitigen Aus meines luftigen Traums geführt. Oder schlicht die Tatsache, dass es keine Uniform in meiner Größe gegeben hätte.

Die Lufthansa etwa wünscht neben interkultureller Kompetenz und hoher Serviceorientierung eine Mindestgröße von 1,60 Meter und ein »angemessenes Körpergewicht«. Auf die Nachfrage auf Facebook, was denn »angemessen« bedeuten soll, verlinkte das Social-Media-Team dazu den BMI-Rechner und schrieb: »sollte ein Normalwert rauskommen«. Sichtbare Tattoos und Piercings darf man in der spaßbefreiten Lufthansa übrigens auch nicht haben.

Eine andere Airline, Thai Airways, verordnete den dicken Flugbegleiterinnen sogar Diät und Fitnessstudio. Diejenigen, die das »Idealgewicht« nicht erreichten, wurden zum Bodenpersonal oder auf schlechter bezahlte Inlandsflüge strafversetzt. In Asien sind Vorschriften zum Taillenumfang gang und gäbe. Flugbegleiterinnen ab einem Alter von fünfundvierzig legt man auch gerne mal nahe, in den Ruhestand zu gehen.

Jung, schlank und faltenfrei sollen die Mitarbeiterinnen sein, das steigere nämlich das Prestige der Fluggesellschaft. So argumentierte auch Russlands größte Fluggesellschaft Aeroflot, die 2017 von zwei Flugbegleiterinnen verklagt wurde, weil sie ausschließlich auf den schlechter bezahlten Inlandsflügen eingesetzt wurden. Nach deren Aussage würden die Mitarbeiterinnen gemessen, gewogen und fotografiert, um zu ermitteln, wer auf den Langstreckenflügen arbeiten dürfe. Mitarbeiterinnen über vierzig oder mit einer Konfektionsgröße größer als zweiundvierzig wurden dabei kontinuierlich ausgesiebt. Selbstironisch nannten sich die Aussortierten dann STS für »alt, dick, hässlich« (auf Russisch: »starye, tolstye, straschnye«). Offiziell festgeschrieben waren diese Regeln natürlich nicht, aber in der Praxis durchgesetzt wurden sie allemal. »Aeroflot ist eine hochwertige Fluggesellschaft, und einer der Gründe, warum die Fluggäste für die Tickets zahlen, ist das Aussehen der Mitarbeiterinnen«, sagte ein Pressesprecher von Aeroflot und fügte hinzu: »92 Prozent möchte Flugbegleiterinnen sehen, die in bestimmte Kleidergrößen passen.« Dass erfahrene (und somit ältere) Flugbegleiterinnen in brenzligen Situationen möglicherweise souveräner Krisen bewältigen können, scheint als Argument nicht zu zählen. Vor Gericht waren die beiden Klägerinnen nicht erfolgreich: Die Klage wurde abgewiesen.

Es gibt wirklich so richtig viele Baustellen. Ob in der Arztpraxis, im Lehrerberuf, in der glamourösen Welt der Models oder über den Wolken, überall lauern die fiesen Normen und verflixten Vorurteile, oder auf den Punkt gebracht: Diskriminierung ist an der Tagesordnung. Doch nicht erst dann sind Körperbewertungen ein Problem, es fängt schon viel früher an: Sei es bei Gesprächen im Freundeskreis, bei Bemerkungen von Menschen auf der Straße oder bei Bildern und Worten, die in den Medien verwendet werden, um Dicke zu beschreiben.

So wie »schwul« ist heutzutage auch »fett« ein beliebtes Schimpfwort, obwohl das eine lediglich beschreibt, wen man(n) liebt, und das andere eine Körperform bezeichnet, die breiter ist als der Durchschnitt. Viel zu oft werden diese Adjektive als gehässige Beleidigungen verwendet. Kleinlaut muss ich zugeben: Habe ich auch schon gemacht. Stolz bin ich nicht drauf...

Politisch korrekt nach außen hin – das kann ja auch jeder! Aber Hand aufs Herz, bist du nicht auch schon mal auf einer Party gewesen, hast deinen Blick schweifen lassen und warst froh darüber, dass da eine saß, die noch dicker war als du? Vielleicht hast du auch mal innerlich darüber geschmunzelt, dass jemand einen – sagen wir mal – experimentellen Kleidungsstil pflegt (Bermudashorts und Sandalen mit Socken, du kannst es dir vorstellen ...).

Manchmal führen diese Bewertungen dazu, dass man sich selber besser fühlt.

»Wenigstens habe ich keine fettigen Haare wie die!«

»Mein Arsch ist zwar dick, aber wenigstens weiß ich mich zu kleiden!«

Fiese Urteile über andere können von den eigenen Unsicherheiten ablenken. Zumindest habe ich lange Zeit nach diesem Motto gelebt und irgendwann gecheckt: Nö, so nicht.

Irgendwann verstand ich: Wenn ich ein cooles Verhältnis zu meinem Körper aufbauen will, gehört dazu auch, sich mit den eigenen Vorurteilen auseinanderzusetzen. Und zwar nicht nur, weil es mich nichts angeht, ob da einer Sandalen mit Socken trägt, sondern auch, weil es in meinem eigenen Interesse ist, den Blick auf andere Dinge zu lenken als auf die Bewertung von Äußerlichkeiten. Das Aussehen anderer abzuwerten bedeutet auch, dass der Kopf kontinuierlich mit Gehässigkeiten beschäftigt ist. Und ob wir wollen oder nicht, damit halten wir Schönheitsstandards hoch, denen keine_r gerecht werden kann – oder will.

## Von fliegenden Dünnen und kopflosen Fatties

Ein fieser Spruch kommt oft ohne große Vorwarnung. Wie in jener lauschigen Sommernacht, in der ich mich nach einem trinklaunigen Treffen bei Freund_innen auf dem Nachhauseweg befand. Langsam schlenderte ich über den Alexanderplatz und atmete die sommerliche Nachtluft ein. Hinter mir liefen zwei Typen, die sich angeregt unterhielten. Ich ging ein Stück zur Seite, damit mich die beiden überholen konnten. Sie liefen schneller als ich mit meinem Schlenderschritt.

Plötzlich wurde der eine auf mich aufmerksam und sagte zu seinem Kumpel: »Guck mal, ist die fett.« Ich zuckte innerlich zusammen, ließ mir aber nichts anmerken. Als die beiden ungefähr auf meiner Höhe waren, drehte sich der andere zu mir und sagte: »Nee ey, die ist ganz süß.« Es folgte ein halbernstes Streitgespräch darüber, ob ich nun »fett« oder »süß« sei.

Als sie endlich weit genug entfernt waren, blieb ich irritiert stehen. Was zur Hölle ...? Die Tatsache, mit welcher Selbstverständlichkeit die beiden mein Aussehen kommentiert hatten, machte mich erst stutzig und dann mordsmäßig wütend. Obwohl mir das nicht zum ersten Mal passiert war.

Selbst an guten Tagen, an denen ich sehr zufrieden mit mir bin, kann mich eine miese Bemerkung richtig runterziehen. Es sind nicht nur fremde Männer, die mein Aussehen lautstark kommentieren. Es ist auch die Verkäuferin, die spöttisch feststellt, dass sie sowieso keine Kleider in meiner Größe anzubieten hat. Beleidigungen sind so alltäglich, dass sie mir manchmal gar nicht mehr als solche auffallen. Die Abwertung kommt eher subtil daher: »Sehe ich fett darin aus?« heißt doch eigentlich: »Findest du mich hässlich?« Wenn ich für jeden nervigen Spruch, den ich in meinem Leben kassiert habe, einen Euro verlangt hätte, besäße ich das nötige Kleingeld, folgende Weisheit auf 10 000 Cornflakes-Packungen drucken zu lassen: »›Fett‹ als Synonym für ›hässlich‹ kann echt in die Mülltonne.«

Selbst Wonder Woman würde einknicken, wenn sie regelmäßig hören würde, dass ihr Arsch zu fett sei. Die kleinen Abwertungen des Alltags beeinflussen das Wohlbefinden, ob man will oder nicht. Und selbst, wenn man sich einfach nur entspannen und auf YouTube stundenlang Dokus über niedliche Seekühe anschauen will, wird da frech Werbung dazwischengeschaltet, die den Puls in Lichtgeschwindigkeit auf hundertachtzig bringt.

Bei einem Werbespot fiel mir dann fast das Snickers aus der Hand, so hundsgemein fand ich den: Mit dem Slogan »Wir lieben Lebensmittel« wirbt der Einzelhändler EDEKA an jeder Ecke, und vielleicht sollte EDEKA zur Transparenz noch hinzuzufügen »... aber Dicke, die mögen wir nicht«. Der besagte EDEKA-Werbespot spielt an einem Ort, an dem ausschließlich dicke und recht griesgrämig dreinschauende Menschen wohnen und undefinierbaren grauen Brei in sich hineinstopfen. Niemand scheint hier so richtig Spaß zu haben. Im Hintergrund dudelt dramatische Musik, ein Sänger säuselt: »Why does life sometimes feel so wrong ...?« Hauptprotagonist der Werbung ist ein Kind, das aus dieser traurigen grauen, gefräßigen Dickenwelt aussteigen möchte, um sich seinen sehnlichsten Wunsch zu erfüllen: Anstatt doofen Brei zu essen, wie das alle traurigen grauen, gefräßigen Dicken machen, möchte es fliegen. Und auf einer grünen Wiese Beeren naschen. Es nimmt mehrmals Anlauf zum Abflug, scheitert aber immer wieder. Dabei wird es von den anderen Dicken ausgelacht und als naiver Tölpel hingestellt. Sie können nicht verstehen, warum es Träume hat. Weil es dann doch irgendwann saftige Beeren und nicht mehr den grauen Brei isst, nimmt es ab und kann schließlich federleicht über Wiesen gleiten und so dem dicken Einheitsbrei entkommen. Am Ende des Werbespots lesen wir folgende Weisheit: »Iss wie der, der du sein willst.« (Vielleicht sollte ich mal bei EDEKA nachfragen, was eine rothaarige Möchtegern-Bestsellerautorin so essen soll ...?)

Was ich eigentlich sagen will: Wow, EDEKA! So viele nervige Klischees über Dicke und ihre Ernährung habe ich ja lange nicht mehr gehört – und das in nur knapp zwei Minuten Sendezeit. Besonders ärgerlich finde ich, dass die Protagonist_innen sogenannte Fatsuits tragen, um Dicke zu spielen. Das sind mit Schaumstoff gefüllte Anzüge, die Schlanke dicker wirken lassen. Da bekommen Dicke schon kaum Rollen in Serien, Filmen und Werbespots (und somit kein Geld, keinen Ruhm und kein Bling-Bling), und dann werden wir auch noch von Schlanken karikiert als Langweiler, die nur einseitigen Matsch essen und keine Hoffnungen oder Träume haben. Obwohl, ein Traum wird uns sehr wohl zugestanden: endlich dünn werden (der Weltfrieden muss leider warten).

Ich war nicht die Einzige, die von diesem Spot so richtig genervt war. Die Reaktionen auf das Video reichten im Netz von Lobpreisung bis Shitstorm. Zu meiner Freude hagelte es mächtig Kritik. Die Hamburger Werbeagentur Jung von Matt, die das Video zu verantworten hat, wird sich die Hände gerieben haben: Negative Presse ist eben auch Werbung. Mehrere Millionen Zuschauer_innen haben sich den Clip angeschaut.

Und EDEKA? Die Firma wies die Kritik zurück: Die Diskriminierung von »Übergewichtigen« sei doch nicht beabsichtigt. »Das Ziel des Videos liegt darin, das Bewusstsein für gesunde und bewusste Ernährung zu schärfen«, äußerte sich das Unternehmen auf Facebook. »Mit einer gewissen Überzeichnung wollen wir im Alltag – zwischen Fast Food und Einheitsbrei – ein Stück weit aufrütteln, ganz unabhängig davon, welchen Körperumfang jeder Einzelne aufweist.«

Komisch nur, dass alle in dem Video denselben Körperumfang haben. Und der Spot auch deshalb so gut funktioniert, weil er tief in die Klischeekiste greift: Haha, die dicken Vielfraße, die sich kaum bewegen können. Ein Schelm, wer denkt, dass der Shitstorm nicht eingeplant war, um einen viralen Hit zu landen ...

Ist der Werbespot ein Einzelfall und lediglich eine Sichtweise neben ganz vielen anderen? Eine kleine Google-Suche später wissen wir: Nö. Klischees und Vorurteile über dicke Menschen sind allgegenwärtig: in Filmen, Serien, in der Werbung oder auf Flyern. Wenn Dicke überhaupt abgebildet sind – und das ist schon selten –, dienen sie entweder zur

Abschreckung oder Belustigung. Auch in Kreisen, die sich für aufgeklärt halten, macht man sich lustig über Dicke, die schnaufend die Treppen hochlaufen.

Für die Abenteuerlichen unter uns habe ich eine feine Aufgabe: Googelt doch mal »Übergewicht Spiegel Online« oder »Übergewicht BILD Zeitung« oder »Übergewicht taz« und werft dann die Bildersuche an. Die deutschen Zeitungen unterscheiden sich vielleicht in ihrer politischen Ausrichtung, aber was die Bebilderung der Artikel zum Thema Dicksein angeht: langweiliger Einheitsbrei. Und wenn dann mal Menschen – und nicht Fast Food oder eine Waage – abgebildet sind, fehlt ihnen häufig der Kopf. Der Fokus liegt vielmehr auf den herausquellenden Speckrollen. Meist sieht man die Dicken von hinten oder beim Sitzen. Egal welche Pose, ab Hals aufwärts ist das Bild oft abgeschnitten. Ein gängiges Motiv ist auch der Dicke, der den Cheeseburger in der einen und die Cola in der anderen Hand hält. Die britische Psychotherapeutin und Autorin Dr. Charlotte Cooper hat dafür eigens den Begriff »headless fatty« geprägt, was so viel heißt wie »kopflose Fette«. Über das mediale Phänomen schreibt sie:

*Als »kopflose Fette« wird unser Körper zum Symbol: Wir sind zwar da, aber wir haben keine Stimme, noch nicht einmal einen Mund im Kopf, kein Gehirn, keine Gedanken oder Meinungen. Stattdessen werden wir reduziert und dehumanisiert als Symbole der kulturellen Angst: der Körper, der Bauch, der Hintern, Essen.*

Als ich über den Alexanderplatz lief und die beiden Typen darüber debattierten, ob ich nun »fett« oder »süß« sei, fühlte ich mich wie der Körper, der Bauch, der Hintern, aber nicht mehr wie Magda. Ich erinnere mich noch, wie ich einen Zahn zulegte und schnurstracks nach Hause lief. Eingekuschelt in meine Decke und ausgestattet mit Snacks zur Beruhigung der Nerven, scrollte ich keine zwanzig Minuten später zur Ablenkung durch meine Facebook-Timeline und fand zwischen dusseligen Katzenbildern und einem Rezept für einen luftigen Himbeerkuchen ein Meme[3], auf dem eine Seekuh abgebildet war. Das dicke Tier war bereits Balsam für die Seele, aber noch besser war, was neben der Seekuh geschrieben stand: »Du bist nicht fett, du bist wunderschön!«, prangte da in dicken Lettern, und das speckige Tier antwortete: »Genau genommen bin ich beides.«

Ja genau, ihr Pinsel, dachte ich mit Wut an die beiden ungebetenen Kommentatoren zurück. Schreibt euch das mal gehörig hinter die Ohren: Ich bin dick *und* schön, ey!

### Käseschwere Bildschirmkids

Vor vielen Jahren erspähte ich an irgendeiner Litfaßsäule einen halb abgekratzten Aufkleber, auf dem der schöne Satz stand: »Dünn sein ist keine Leistung.« Etwas verdattert blieb ich davor stehen. »Was sollte denn das bitte heißen?«, fragte ich mich. »Ist es etwa keine Leistung, einen trainierten Körper zu haben und auf gesunde Ernährung zu achten?«

---

3 Memes sind meist witzig gemeinte Bilder mit Sprüchen, die im Netz kursieren und sich großer Beliebtheit erfreuen. Es herrschen die heiligen drei Ks: Alles mit Kleintieren, Kindern und Kuchen funktioniert immer gut.

Ich tappte sofort in die Falle. In Windeseile hatte mein Kopf die gängige Verbindung hergestellt, dass Schlanksein, Fitness und ausgewogene Ernährung ein und dasselbe wären. Als gäbe es nicht eine Reihe von Dünnen, die schicke Sportschuhe nur aus modischen Gründen tragen, aber sicher nicht, um sie in einem Sportstudio vollzuschwitzen. Ja, es gibt sie, diese unerforschten Wesen, die naschen und schmatzen, so viel wie sie wollen, die noch nicht mal dem Bus hinterherrennen würden und trotzdem Modelmaße haben. Und weißt du, was sie dafür tun? Nichts!

Der schlanke Körper als Maß aller Dinge … Wer füttert uns eigentlich täglich mit diesen Botschaften? Die schnellste und oftmals bequemste Antwort darauf: die Medien natürlich! Leider gehöre ich nicht zu den Menschen, die sich mit einfachen Antworten zufriedengeben. Und als Medienjunkie, der nach dem Aufstehen bereits E-Mails checkt, *bevor* der erste Schluck Kaffee meine Lippen berührt, werde ich auch immer eine fanatische Verteidigerin der virtuellen Kommunikation und Unterhaltung bleiben. Ich finde zwar nicht alles geil, was im Fernsehen oder Internet gesagt wird, aber gleich alle Medien verteufeln? Das find ich Quatsch.

Körperhass ist das Resultat eines gesamtgesellschaftlichen Klimas und nicht zurückzuführen auf ein paar respektlose Werbespots oder Sendungen, in denen Frau Klum entweder ein Foto oder ein vernichtendes Urteil austeilt. Neu ist das nicht: Für die schlanke Linie wird seit Jahrhunderten gehungert und gekotzt. Die Klum hat Schönheitsideale sicher nicht erfunden, aber zugegebenermaßen eine Menge Scheinchen damit verdient.

Und trotzdem lohnt sich ein kritischer Blick auf die Botschaften, die uns jeden Tag um die Ohren flattern. Medien beeinflussen unsere Seh- und Denkgewohnheiten, da kommt fast keiner dran vorbei. Zahlreiche Studien stellen einen Zusammenhang her zwischen der ständigen Präsenz von schlanken Körpern und der Unzufriedenheit von Mädchen und jungen Frauen mit ihrem Aussehen. Sich mit den Stars und Sternchen zu vergleichen, die täglich in unseren Lieblingsserien oder auf Werbetafeln auftauchen, liegt nahe. Es sind nicht nur Bilder, die einen bleibenden Eindruck hinterlassen, es ist auch die Art und Weise, wie über Menschen oder Themen berichtet wird. Und da geht's nicht immer hippiemäßig zu.

Ich erwähnte es schon: Die sogenannte »Killerkrankheit Übergewicht«, die angeblich seuchenartig auf die Welt überschwappt, generiert seit Mitte der Neunziger ein enormes Medienecho. Das hielt auch über die Jahrtausendwende an und erreichte einen Höhepunkt im Jahr 2004. Geballt in jenem Jahr erschienen mehrere Bücher und Reportagen, in denen Dicke mächtig eins auf den Deckel bekamen. In erster Linie betraf das übrigens Dicke, die erwerbslos waren oder einer prekären Beschäftigung nachgingen.

Der Historiker Prof. Dr. Paul Nolte, der an der Freien Universität Berlin lehrt, befeuerte mit seinem Buch *Generation Reform* die sogenannte »Unterschichtdebatte«, die nicht etwa unterschiedliche Bildungschancen thematisiert, sondern die angeblich »abweichenden« Verhaltensweisen der Armen. Nolte argumentiert, dass die Langzeitarbeitslosen, die Geringverdienenden und die Kinderreichen »selbst schuld« an ihrer Situation seien, da ihre Antriebslosigkeit und ihr genereller Lebensstil ihnen die beruflichen Chancen vermasseln.

Dass eine bestimmte Klassenzugehörigkeit und Dicksein oftmals verknüpft werden, zeigt der XXL-Report der DAK-Gesundheit auf: Die Mehrheit der Befragten (einundsiebzig Prozent) glaubt, dass Menschen mit geringem Verdienst sowie mit geringem formalen Bildungsgrad häufiger als der Durchschnitt von »starkem Übergewicht« betroffen seien. Das geben Menschen mit Abitur und Universitätsdiplom übrigens häufiger an als jene, die diese Abschlüsse nicht haben. Das mediale Phänomen Cindy aus Marzahn hat da wohl echte Arbeit geleistet. Anfang der Zweitausenderjahre entwickelte die Komikerin Ilka Bessin die Kunstfigur Cindy: eine dicke Langzeitarbeitslose im knappen pinken Trainingsanzug, die mit ihrer »Alzheimerbulimie« und gnadenlosen Witzen auf eigene Kosten wie keine zuvor die gängigen Vorstellungen von Berlin-Marzahn verkörperte: dick, arbeitslos, ein bisschen trottelig und modisch zweifelhaft. Das illustre Publikum lachte sich scheckig.

Egal ob Komikerin, Historiker oder die Befragten des XXL-Reports: Alle scheinen davon auszugehen, dass Arbeitslose oder Geringverdienende ihr Leben nicht im Griff haben, geschweige denn ihren Körper. Kein Wunder, sagt der Soziologe Friedrich Schorb, denn arme Menschen werden gerne als die »unverantwortlichen, rauchenden, fernsehenden, Video spielenden, Chips essenden, Dosenbier trinkenden, Jogginghosen tragenden Übergewichtigen« beschrieben.

Sich nach einem anstrengenden Tag vor die Glotze schmeißen und eine Pizza bestellen? Klar, das muss schon erlaubt sein. Oder als schmaler Großstadthipster in Jogginghose kurz nach dem Aufstehen um sechzehn Uhr drei Stück Kuchen zum Frühstück holen? Das ist doch voll hip! Auch Heidi Klum darf in der Werbung einer US-amerikanischen

Fastfoodkette mal genüsslich in einen fetten Burger bei-
ßen. Aber eben nur, weil sie die schlanke, schöne Klum ist.
Bei Dicken wird jede dieser Handlungen mit Nachlässig-
keit, Faulheit und einem ungesunden Lebensstil verknüpft.
Es stimmt, dass Frauen mit Hauptschulabschluss in der
Regel dicker sind als Frauen mit Hochschulabschluss, aber
dieser Umstand sagt erst einmal nicht viel aus.»Der häufige
Vorwurf, Eltern aus unteren sozialen Schichten würden ihre
Kinder einseitiger und schlechter ernähren als Eltern aus der
Mittel- und Oberschicht, lässt sich empirisch ebenfalls nicht
halten«, fasst Friedrich Schorb zusammen und warnt davor,
besonders drastische Einzelfälle, wie sie im Fernsehen oder
in Zeitungen präsentiert werden, mit der Wirklichkeit zu verwechseln.

An diesem medialen Bild der »verfetteten und dummen
Unterschicht« hat auch eine bekannte grüne Politikerin mit-
gearbeitet. Die damalige Bundesministerin für Verbraucher-
schutz, Ernährung und Landwirtschaft Renate Künast veröffentlichte ebenfalls 2004 ihr Buch *Die Dickmacher: Warum die
Deutschen immer dicker werden und was wir dagegen tun müssen.* Damit reihte sie sich passgenau in den medialen Diskurs
ein, der hohes Gewicht mit Epidemie oder Krankheit rahmt.
Künast informiert uns gleich zu Beginn des Buchs über die
am Joystick daddelnden und Chips essenden »Bildschirm-
kids«, die zwar teure Turnschuhe tragen, sich aber höchstens bewegen, um in der Küche »Zuckerlimonade, Joghurt,
Schokoriegel und ein paar käseschwere Baguettes« zu sich zu
nehmen. Hmmmm, Käsebaguettes, lecker ... und dazu noch
ein frischer Tomatensalat mit Kräutern! Huch, ich schweife
wohl ab ...

Zurück zu Frau Künasts Schimpftirade: Die Politikerin

entwirft das Horrorszenario eines »verfetteten, kranken Bevölkerungsteils«, der dem Gesundheitssystem auf der Tasche liegt. Zur Unterstreichung ihrer Argumente bezieht sich Künast auf den damaligen US-amerikanischen Präsidenten George W. Bush, der sich mal eine kurze Pause von seinem Krieg gegen den Terror gegönnt und den »War on Fat« angezettelt hat (Ja, genau, der Bush, der weltbekannt ist für seine besonnenen und klugen Entscheidungen!).

Frau Künasts Sprache ist dabei so drastisch, dass man annehmen könnte, sie wäre in ihrer Kindheit auf dem Schulhof von einem dicken, nach Käse stinkenden Schlägertrupp so eingeschüchtert worden, dass sie sich heute nur noch mit absoluter Boshaftigkeit rächen könnte. Die linksgerichtete Politikerin spricht über dicke Menschen wie über Parasiten, die ausgerottet gehören. »Die Bäuche haben sich allmählich in unseren Alltag gedrängt«, schreibt sie ganz unironisch und gibt eine düstere Prognose: Wenn nicht *sofort* gehandelt würde, würde eine Epidemie der Fettleibigen folgen, die den Staat sprichwörtlich auffräßen. Was wie das Skript eines mittelmäßigen Splatterfilms klingt, ist für Frau Künast ein »Kampf gegen die Bauchringe«, um gegen eine Gesellschaft vorzugehen, die sich angeblich – Achtung: erstklassiges Zitat – »zielstrebig fett snackt«.

Während Künast die Dicken am liebsten therapieren möchte, schreibt sie keine halbe Seite später über die desaströsen Folgen des »Diätwahns« für Mädchen und Frauen. »Viele denken, dass Erfolg und Glück im Leben davon abhängen, wie viel sie auf die Waage bringen.« Der Satz verwirrt mich doch ein wenig, liebe Frau Künast. Gilt er nur für Schlanke?

Ein paar Seiten später wird es noch ein bisschen wilder. Nachdem die Politikerin in den vorherigen Kapiteln ununterbrochen und völlig undifferenziert über die »kranken Fetten« geätzt hat, warnt sie plötzlich vor einer unnötigen Moraldebatte. »Demütigungen gibt es ohnehin schon reichlich«, mahnt Frau Künast allen Ernstes an, nachdem sie seitenweise alle Menschen mit einem BMI über fünfundzwanzig pauschal als faule, unnütze Säcke sowie finanzielle Bürde für das Gesundheitssystem bezeichnet hat.

Kurz mal durchschnaufen. Es geht nämlich weiter. 2004 war ein sehr fleißiges Jahr für die Speck-weg-Fans. Was darf natürlich nicht fehlen, wenn man sich über Dicke aufregt? Genau: ein Verweis auf McDonald's. Nun muss ich kein Fan labberiger Brötchen sein, um zu erkennen, dass der Burgerladen symbolhaft für die angebliche gesellschaftliche Verfettung und Verfaulung steht, die Künast & Co so verdammen. Im September 2004 veröffentlichte die Autorin Evelyn Roll eine Reportage in der *Süddeutschen Zeitung*, in der sie – natürlich! – über einen McDonald's-Besuch einer Mutter von zwei Kindern berichtet:

*Es ist Mittag am Bahnhof Zoo. Die Schule ist aus. (...) Eine junge, eigentlich hübsche, aber viel zu dicke Mutter tritt ihre Zigarette aus und bestellt für sich und ihre zwei eigentlich hübschen, aber viel zu dicken Buben von elf und sieben Jahren dreimal das »Sparmenü« zu vier Euro neununddreißig. »Ich mit 'nem Big Mac!«, kräht der Kleinere. »Ich auch!«, sagt der große dicke Junge und schaut dabei nicht von seinem Handy auf. (...) Viel Fett, viele Kohlenhydrate, keine Vitamine. Kein Wunder, dass die drei so fett sind. Macht zusammen 17,64 Euro. Danke sehr. Bitte sehr. Und ab nach Hause vor die Glotze.*

Eigentlich wissen wir gar nicht viel über die Mama und ihre beiden Jungs. Roll kreiert durch ihre Beschreibung aber ein ganz bestimmtes Bild: Da ist eine halbtags arbeitende oder arbeitslose Mama (bildungsfern!), die raucht (unverantwortlich!) und ihre beiden »viel zu dicken Buben« mit fettigen Burgern füttert (Rabenmutter!), anstatt sie liebevoll und gesund zu bekochen (faul!). Dann mutmaßt Roll auch noch, dass die drei sich danach vor die Glotze setzen (unsportlich!). Klar sind die drei fett und – hier schließt sich der Kreis – daran eben auch selbst schuld.

Solche Berichte sind keinesfalls neutral, sondern enthalten teils versteckt und teils sehr offensichtlich klischeebeladene Erzählungen über Dicke, die nicht mit dem goldenen Löffel im Mund geboren wurden.

Vielleicht lief die Geschichte in Wahrheit ja so ab: Die Mama sucht seit Monaten einen neuen Job. Es ist nicht leicht, als Alleinerziehende auf dem Arbeitsmarkt Fuß zu fassen. Das Geld ist knapp, aber sie tut alles in ihrer Macht Stehende, um ihre Jungs das nicht spüren zu lassen. Die letzte Klassenfahrt für ihren Großen? Vom Munde abgespart. Die lang erbettelten Schuhe mit schwarzen Glitzersteinchen für den Jüngsten? Darüber freut er sich noch Monate später. Heute ist der letzte Schultag vor den Ferien. Für eine Reise ans Meer reicht es nicht, es wird wohl wieder »Urlaub auf Balkonien«. Etwas Schönes will sie mit den Jungs zur Feier des Tages trotzdem machen. Klar dürfen die beiden aussuchen, was es zum Mittagessen gibt. Zur Auswahl stehen der preiswerte Italiener um die Ecke, die McDonald's-Filiale in der Innenstadt oder Kartoffeln mit Spinat, gekocht von Mama. Die Jungs sind pfiffig und wissen: In den Ferienwochen wird Mama eh oft kochen, das muss heute nicht sein. Und die coolen Jungs aus den höheren Klassen kaufen sich manchmal in der Pause Cheeseburger. Die Wahl fällt also auf McDonald's. Die Mama hat vorher noch eine geraucht. Sie findet das selbst nicht besonders toll, aber der Stress mit der Jobsuche macht ihr gerade zu sehr zu schaffen, um das Rauchen aufzugeben. Die Jungs sind schon ganz hibbelig und freuen sich auf ihre Burger. Der Große hat von der Oma zu seinem Geburtstag vor ein paar Wochen sein erstes Handy geschenkt bekommen. Klar klebt er daran wie eine Ameise am Saftglas. Wie alle anderen in seinem Alter übrigens auch.

Dass die Journalistin eine andere, und zwar eher unvorteilhafte Lesart wählte, ist vielleicht kein Zufall. Die Verbindung von »arm« mit »fett«, »faul«, »verfressen«, »bildungsfern« und »selbstverschuldet« erfüllt einen Zweck: All jene, die den gesetzten Maßstab von Leistung, Schlanksein und Fleiß nicht erfüllen können (oder wollen), werden mit negativen Zuschreibungen versehen.

Andersherum wird übrigens ebenso ein Schuh draus: Ein Blick auf die oberen zehn Prozent kann auch ziemlich aufschlussreich sein. Da zur Voraussetzung von leitenden Positionen und Jobs mit Vorzeigefunktion heute auch eine gewisse »Vorzeigbarkeit« gehört, sehen so manche Vorstände wie frisch aus dem Golfclub ausgespuckt aus. Männlich, weiß, fünfzig plus, aber eben auch schlank. Klar, ein oder zwei Dicke mögen da auch drunter zu finden sein. Aber die gesellschaftliche Elite scheint peinlichst genau darauf zu achten, gesund und fit zu wirken, auch, weil sie sich dann leichter von »denen da unten« abgrenzen kann. »Dünnsein« gilt heute nicht nur als »fit« und »gesund«, sondern wird auch als Marker von Erfolg gewertet. Es soll uns zeigen: »Da arbeitet jemand nicht nur an seiner Karriere, sondern auch am eigenen Körper.«

Ist es verwunderlich, dass so viele – ich ja auch – dem schlanken Körper so viel Leistungskraft zuschreiben? Manchmal denke ich, dass es eher eine Leistung ist, mit einem dicken Körper durch die Stadt zu laufen und *nicht* alle fünf Minuten den Impuls zu verspüren, den Milchshake kreischend an die Wand zu werfen. Wir sind umgeben von Postern voll mit halbnackten, sich räkelnden Klum-Klonen, die Autos, Mineralwasser oder Leberwurst anpreisen. Im Fernsehen sind dicke Charaktere häufig nur die Witzfiguren, und Kate Moss stellte vor vielen Jahren einmal trocken fest: »Nichts schmeckt so gut, wie sich Dünnsein anfühlt.« Wenn ich den Fernseher einschalte oder die Zeitung aufschlage, scheint da echt was dran zu sein.

## Gefährliche Schönheitsideale

Ende 2015 sagte das französische Parlament: »Jetzt reicht's. Wir müssen etwas gegen gefährliche Schönheitsideale unternehmen!« Israel, Spanien und Italien hatten es bereits vorgemacht, und nun sollte ein vergleichbares Gesetz auch in Frankreich folgen: Zukünftig sollten Models mit einem zu niedrigen Body-Mass-Index von den Laufstegen verbannt werden. Um zu beweisen, dass ihr Gesundheitszustand mit ihrem Beruf als Model vereinbar sei, sollten die jungen Frauen von da an ein ärztliches Attest vorlegen. In meiner Social-Media-Blase freuten sich einige über die französische Initiative. Immerhin sind Models auch Vorbilder, gerade junge Mädchen blicken zu ihnen auf. Da scheint es notzutun, endlich mal die einengenden Schönheitsideale zu thematisieren.

Es gibt immer mal wieder Bestrebungen, gegen die teils fatalen Folgen von Schlankheitsfixierung vorzugehen. Körpernormen stressen ja nicht nur Dicke. Selbstoptimierung, Diäten und Ängste schränken viele in ihrem Alltag ein und können zu einem überkritischen Blick auf den eigenen Körper führen, bis hin zu Zwängen und Essstörungen. Das französische Gesetz wurde als Kampf gegen »krankhaft dünne Schönheitsideale« und für mehr Vielfalt auf den Laufstegen medial gefeiert. Ich würde Apfelschorle für alle ausgeben, wenn Models aller Konfektionsgrößen und körperlicher Verfasstheiten auf den Laufstegen dieser Welt vertreten wären. Das hatte dieses Gesetz allerdings nicht zur Folge. Für mich gehört es eher in die Kategorie »Gut gemeint, schlecht durchgeführt«.

Der Gesetzesentwurf hatte es echt in sich: Den Verantwortlichen von Modelagenturen, die in Zukunft trotzdem zu schmale Mannequins engagieren, drohen sechs Monate Haft und eine Geldstrafe von 75 000 Euro. Geldbußen und Haft also für diejenigen, die extreme Schlankheit propagieren.

»Na, prima!«, dachte ich beim erstmaligen Lesen. Das hieße ja auch Sendeverbot für *The Biggest Loser* und all die anderen Sendungen, in denen massives Abnehmen und Fitness bis zum Umfallen, aber sicherlich nicht das Wohlbefinden der Teilnehmenden im Fokus stehen. Aber weit gefehlt. Die quälen ja dicke Menschen, das scheint wohl in Ordnung ...

Ich verstehe das Gesetz als einen etwas hilflosen Versuch, die Modewelt unter dem irreführenden Deckmantel von »Gesundheit« vom Image des watteessenden, zerbrechlichen

Models zu befreien. Gleichzeitig befürchte ich, dass dünne Frauen erst recht als »krank« stigmatisiert werden – übrigens unabhängig davon, ob sie wirklich eine Essstörung und/oder Anorexie haben –, ohne dass ihnen konkrete Unterstützungsstrukturen angeboten werden. (Das angedrohte Berufsverbot oder die Geldstrafen wirken noch absurder, wenn man bedenkt, wie teuer Unterstützungsangebote wie Therapien und Kuren sind, sofern sie nicht von der Krankenkasse bezahlt werden.)

Niemand bezweifelt, dass ein sehr niedriges Gewicht gefährlich, ja lebensgefährlich ist. Es gibt aber auch zahllose junge Menschen, darunter viele Models, die einen medizinisch »normalen« BMI und *trotzdem* ein problembehaftetes Verhältnis zu ihrem Körper und zu Essen haben – so problembehaftet, dass ihr Alltag und ihr Leben extrem eingeschränkt sind. Warum also den BMI als Referenzpunkt für etwas wie Essstörungen zu Rate ziehen, das Menschen aller Konfektionsgrößen betrifft? Das Gesetz interessiert sich nicht für *alle*, die unter gesundheitsgefährdenden Schönheits- und Gesundheitsnormen leiden, sondern lediglich für die, die auch wirklich (in ganz großen Anführungszeichen) »krank« aussehen: nämlich die abgemagerten, kraftlosen und essenverweigernden Models. Es wirkt fast so, als ob genau jene Models von den Laufstegen geschubst werden sollen, die visuell am stärksten an ein furchtbar einengendes System erinnern, das aber längst nicht nur auf die sehr Dünnen Einfluss nimmt und eben nicht ausschließlich an Äußerlichkeiten abzulesen ist.

Ich halte das weder für eine empathische noch für eine sonderlich effektive Strategie, gegen Essstörungen zu kämpfen. Ich befürchte sogar, dass Gesetze wie dieses eher zur Verschleierung beitragen, dass Essstörungen eben kein exklusives Problem von schlanken Frauen sind. Auch dicke Frauen leiden darunter, zum Beispiel, weil ihnen ein lockerer und genussvoller Umgang mit Essen stets angekreidet wird. Wenn Dicke exzessive Diäten machen oder hungern, wird das mitunter eifrig beklatscht. Das ist leider der perfekte Nährboden für Essstörungen.

Das Gesetz generiert also viel heiße Luft, aber tut nichts gegen krankmachende Schönheitsideale. Auf den Laufstegen laufen weiterhin Frauen, deren Körper kaum repräsentativ für diese Gesellschaft sind. Einige der Models leiden weiterhin unter Essstörungen – auch wenn man es ihnen nicht ansieht –, einfach, weil der enorme Druck in der Modeindustrie bleibt, auch wenn ein paar sehr schmale Frauen nicht mehr zu sehen sind.

Bezeichnend dafür war auch die Berichterstattung, in der sich die Journalist_innen zwar einerseits sehr betroffen zeigten, aber sprachlich unbeirrt weiter respektlos über Frauenkörper schrieben: Von »Skeletten«, »klapperdürren Magermodels« oder »Magermädchen« war die Rede, begleitet von Nacktbildern von dünnen Frauen, die »schocken« sollten. Diese Frauen müssen das ausbaden, was wir als Gesellschaft einfach nicht hinbekommen: jungen Menschen ein Körpergefühl zu vermitteln, das ohne diskriminierenden Bockmist auskommt. Eben eine Gesellschaft, die bedürfnisorientiert Unterstützung zur Verfügung stellt, wenn man diese braucht. Und in der Models Größe vierunddreißig haben oder zweiundvierzig. Oder achtundfünfzig.

Die US-amerikanische Bloggerin und Triathlon-Athletin Ragen Chastain schrieb auf ihrem Blog *Dances With Fat* dazu passenderweise: »Ich möchte nicht Models irgendeiner

Größe verbieten, ich möchte Models in jeder Kleidergröße sehen.«

Schön wär's. Du weißt ja: Apfelschorle für alle!

## *Betroffenheitstrolle*

Immer, wenn jemand mit bedeutungsschwerem Gesichtsausdruck meine Hand tätschelt und beteuert, dass er doch nur mein Bestes wolle, und dieses »Beste« nun einmal beinhalte, mich gesünder zu ernähren, dann stelle ich mir ein fies grinsendes und mit den Zähnen fletschendes kleines grünes Monster vor, das großzügig den eigenen Speichel beim Sprechen und Schmatzen im Raum verteilt.

So oder so ähnlich müssen Trolle aussehen. Genau genommen meine ich Betroffenheitstrolle, die vorgeben, sich um meine Gesundheit zu sorgen. Die stecken mir dann auch mal ungefragt Diätrezepte zu oder preisen eher beiläufig dieses gaaanz tolle Fitnessstudio um die Ecke. Manchmal trolle ich einfach zurück und rufe bestürzt aus, dass ja auch niemand habe wissen können, dass Erdnussflips keine vollwertige Mahlzeit seien. Und außerdem: Stecke in Milchschnitte nicht auch eine gehörige Portion Kalzium? Könne doch nur gesund sein! Alles Betrug?!

Das Wort »trollen« kommt eigentlich aus dem englischen Sprachgebrauch, da sagt man »concern trolling«, was man mit »Betroffenheitstrollen« übersetzen kann. Im Netzjargon bezeichnet man als Troll eine Person, die durch Provokation, Sarkasmus oder absichtlich naives Verhalten auffällt, um andere aus der Reserve zu locken, und ihnen damit quasi so richtig auf den Keks geht. Trollen kann aber auch subtiler daherkommen: mit vermeintlich belanglosen Fragen und kleinen Sticheleien.

Wenn meine Freundin sagt, dass ich mich auch mal um den Abwasch kümmern könnte und ich erst frage, wo das Spülmittel sei (»vor deiner Nase«) und dann, wo der Lappen liege (»neben der Spüle«), kann man das gerade noch so als zerstreut durchgehen lassen. Wenn ich mir dann aber noch ausgiebig von ihr erklären lasse, wie ich einen Teller richtig abspüle und abtrockne, innerlich aber die ganze Zeit denke: »Hehe, mal sehen, wann sie mich genervt aus der Küche schickt«, kann man mein Verhalten als exzellentes Trollen beschreiben. Ich stelle mich absichtlich nichtsahnend und halte mein Gegenüber mit Belanglosigkeiten beschäftigt, bis es genervt aufgibt und mir den Lappen aus der Hand nimmt.

Nicht jedes Trollen geschieht aus boshafter Absicht. Die Anonymität des Internets hat dem Phänomen zwar richtigen Aufschwung gegeben, aber in der alltäglichen Kommunikation zeigt sich Trolling eher versteckt und oftmals unter dem Deckmantel des Helfenwollens, des Besorgtseins. Das kann liebevoll-naiv daherkommen und trotzdem ganz schön nerven. Betroffenheitstrollen eben.

*Ich habe halt Angst um deine Gesundheit, ich will doch nur helfen.*

*Klar sollten Dicke nicht diskriminiert werden, aber ich denke, ihr Leben wäre einfacher, wenn sie dünn wären.*

*Ich bin für Körpervielfalt, aber Dicksein muss ja echt nicht glorifiziert werden.*

*Letztens habe ich gelesen, dass Fettleibigkeit die zweithäufigste Ursache für vermeidbare Todesfälle ist. Hast du schon mal drüber nachgedacht ...*

Habe ich schon mal darüber nachgedacht, abzunehmen?

Klar, seit meinem sechsten Lebensjahr.

Habe ich schon mal darüber nachgedacht, gesünder zu essen?

Ja, ständig. Ich versuche abwechslungsreich zu essen und auf meinen Körper zu hören. Ist doch ganz gut, oder?

Habe ich schon mal darüber nachgedacht, Sport zu treiben?

Woher weißt du, dass ich keinen treibe?

Habe ich schon mal über eine Magenverkleinerung nachgedacht?

Öhm, ich freue mich ja über Empfehlungen für Rezepte oder Freizeitparks, aber lass meinen Körper mal meine Sache sein ...

Sich um andere zu sorgen ist eine feine Sache. Das zeigt ja, dass man sich für das Leben seiner Mitmenschen interessiert. Ich sehe meinen engsten Freund_innen meist schon an, wenn es ihnen schlechtgeht, dafür kennen wir uns ja lange genug. Aber mir ist es auch schon passiert, dass ich voll danebenlag.

»Oh mein Gott, ist alles in Ordnung mit dir? Du siehst ja furchtbar aus!«, war wohl nicht die charmanteste Art, letztens eine gute Freundin zu begrüßen. Es war glücklicherweise alles in bester Ordnung, aber Haare sind halt manchmal strähnig, und die Pickel kommen nun einmal, wann sie wollen.

Ob mit strähnigem Haar oder mit starverdächtiger Lockenmähne – Dicken wird gerne pauschal unterstellt, etwas falsch gemacht zu haben. Deswegen nerven Betroffenheitstrolle umso mehr, weil sie Sorge um Gesundheit vorgaukeln, aber eigentlich sagen wollen: »Nimm doch mal ein bisschen ab!«

Lesley Kinzel, eine US-amerikanische Dickenaktivistin, formulierte einmal folgende drei Weisheiten:

*1. Du kannst am Äußeren einer Person nicht ablesen, wie gesund sie ist.*
*2. Du kannst am Äußeren einer Person nicht ablesen, wie viel sie isst oder wie viel Sport sie treibt.*
*3. Selbst, wenn du das könntest, geht es dich nichts an!*

Diese Weisheiten finde ich ganz klug und beiße mir deshalb lieber auf die Zunge, wenn ich den Drang verspüre, alles und jeden zu kommentieren. Das ist nicht zu verwechseln mit Desinteresse. Nach meinen Vorträgen werde ich oft gefragt, wie man denn bitte schön mit jemandem ins Gespräch kommen soll, wenn man aus lauter politischer Korrektheit noch nicht mal mehr fragen darf, ob einer ab- oder zugenommen hat. (Fragen darf man übrigens immer alles, ich bin ja nicht die Zensur auf zwei stämmigen Beinen! Nur das Echo muss man dann vertragen können.)

Nicht alle Besorgten halte ich für nervige Trolle. Manche sind ehrlich beunruhigt, weil die eigene Schwester in letzter Zeit rapide viel Gewicht verloren oder der beste Freund seit Monaten nur eine einzige Leibspeise hat und dabei nicht wirklich glücklich wirkt. Meine Antwort darauf, wie man da am besten vorgehen könnte, ist so banal wie naheliegend: Frage deine Schwester oder deinen besten Freund doch einfach mal, wie es ihr/ihm geht, und was sie/ihn so bewegt. Manche Menschen fangen vielleicht von selbst an zu erzählen. Und die, die länger brauchen, um sich zu öffnen, erreicht man auch nicht mit einem lockeren: »Yo, Kumpel, warum frisst du eigentlich seit Monaten nichts anderes als Pizza?«

Diejenigen, die am lautesten krakeelen, dass es ihnen ja nur um die – meine – Gesundheit gehe, scheren sich kaum darum, was ihre abfälligen Worte so alles anrichten können. Sie kapieren nicht, dass Worte verletzen und so richtig aufs Gemüt schlagen können. Die ganz fiesen Trolle, die anonym ihr Unwesen treiben, sind übrigens die unangenehmsten. Wer einen intensiven Eindruck von ihnen bekommen mag, braucht sich nur mal ein paar Stunden in den sozialen Netzwerken herumzutreiben. Hate Speech, also Hassrede, ist besonders denen vertraut, die sich öffentlich für eine gerechte Welt einsetzen.

Ich kenne kaum eine netzaktive Person, die sich laut gegen Diskriminierung zur Wehr setzt und deren Mailaccount von anonymen Drohungen oder gar Gewaltwünschen verschont blieb. Auf Twitter, Instagram und Facebook quellen so manche Kommentarspalten über vor herablassenden Kommentaren. Über Dicke wird mit Vorliebe gelästert. Die Top Ten der Dickenbeleidigungen auf Twitter im US-amerikanischen Raum lesen sich laut *Huffington Post* übrigens so:

1. *Nimm ab*
2. *Fetter Arsch*
3. *Hör auf zu essen*
4. *Geh mal ins Fitnessstudio*
5. *Fette Schlampe*
6. *Fettsack*
7. *Schwere Knochen*
8. *Fettarsch*
9. *Fetter Junge*
10. *Fatty*

Außer »Fetter Junge« (ich bin ja nun mal keiner) habe ich schon alle Beleidigungen selbst abbekommen. Im Netz sind die Kommentare schon schlimm genug, manche schwappen aber auch rüber in die sogenannte Offlinewelt, zum Beispiel, wenn Trolle sich gezielt verabreden, um eine Veranstaltung mit ihren »geistreichen« Kommentaren zu stören (davon habe ich im Kapitel »Mein Fett ist, ähm, politisch« berichtet).

In der Anonymität des Netzes scheint es wirklich keine Regeln zu geben. Vor wenigen Monaten gab ich dem YouTube-Format *Jäger & Sammler* ein Interview, in dem ich recht harmlose Sachen sagte, wie zum Beispiel: »Körpervielfalt ist cool. Es gibt Dünne, es gibt Dicke, und das ist okay.«

Was dann folgte, hat selbst mich überrascht. Bevor ich sah, dass das Video online ging, hatte ich schon ein halbes Dutzend beleidigende Kommentare im Postfach. Auf allen sozialen Netzwerken bekam ich öffentlich und privat übelste Beschimpfungen zugesandt. »Miss Piggy« war noch einer der netten Kommentare (und in meinen Augen fast ein Kompliment!). Einige schrieben mir, dass ich »mal aufhören sollte zu fressen«. Andere fragten mich, ob ich auch mal eine Sekunde an meine Gesundheit dächte. Wieder einmal hörte ich die Top Ten der Beleidigungen. Jemand machte sich sogar die Mühe, ein knapp zwanzigminütiges Video voll mit übelsten Beschimpfungen auf YouTube hochzuladen. Mehrere tausend Mal wurde es angeklickt. Im Netz tobte ein kleiner Shitstorm gegen mich. Und ich, was tat ich? Ich saß es aus. Löschte, blockierte und seufzte.

Was bedeutet es, sich um die Gesundheit der Dicken zu sorgen beziehungsweise immer und immer wieder auf die (angeblichen) Gefahren des Specks zu verweisen? Um welche

Aspekte der Gesundheit geht es da? Gesundheit scheint mir oft eher ein Oberbegriff für jene Qualitäten zu sein, die in der heutigen Zeit schlichtweg positiv besetzt sind, so wie Aktivität, Schönheit oder Leistungsfähigkeit. Daran können viele eigentlich nur scheitern.

Mein Begriff von Gesundheit denkt Wohlbefinden und seelische Ausgeglichenheit mit. Wer diese Aspekte berücksichtigt, merkt ziemlich schnell: Es läuft doch einiges schief. Wer ständig hört, dass er zu dick, zu krank, zu langsam, zu hässlich, nicht dies und nicht das sei, wird irgendwann auch mal verzweifeln. Auch die, die es doch »nur gut meinen«, können verletzen. Gesund kann das langfristig nicht sein. Und um Gesundheit geht's uns doch, oder?

# Wenn das dicke Fell verweigert

*Schreien, weinen, wegbewegen,*
*schweigen und uns Halt geben.*
*Schreien, weinen, hinbewegen,*
*schweigen und uns wahrnehmen,*
*schreien und uns Halt geben.*
Respect My Fist

## Stillstand – in tiefer Trauer

Diesen kalten, grausamen Januartag werde ich nie vergessen. Diesen einen Anruf, der mich erschüttert hat für viele Monate, eigentlich für Jahre. Es war ein Anruf, der mein Leben fein säuberlich in zwei Hälften geteilt hat: in ein Vorher und ein Nachher. Ich trug ein blaues Kleid mit schwarzen Punkten, es war mein Lieblingskleid. Ich trug es an diesem Tag das letzte Mal, weil ich nachher nicht mehr ertragen konnte, es noch einmal an mir zu sehen. Mein jüngerer Bruder sagte am Telefon die Worte, vor denen ich mich immer gefürchtet hatte. Ich besaß keine Vorstellung davon, wie es ist, eines Morgens aufzuwachen und zu wissen: »Meine Mutter ist nicht mehr da.« Sie verstarb an einem Morgen im Januar.

Der Anruf und die darauffolgenden Monate rissen mich

so sehr aus dem Leben, dass ich einige Zeit nicht wusste, ob ich an diesem Leben wirklich noch festhalten wollte. Lange Zeit sah ich meine einzige Aufgabe darin, zu funktionieren: Ich ging zur Arbeit, regelte die Beerdigung, sortierte Dokumente und wartete auf den Zeitpunkt, an dem es nicht mehr so schmerzte, es mir nicht mehr das Herz zerriss. Es dauerte lange, sehr lange. Neun Monate, bis ich wieder einmal herzhaft lachen konnte. Mehr als ein Jahr, eigentlich eher eineinhalb Jahre, bis ich wieder das Gefühl hatte, richtig atmen zu können. Ich wusste nicht mehr, wie sich Glück anfühlte. Die Freude anderer beobachtete ich zynisch. Da lebt man auf dem gleichen Fleckchen Erde, und trotzdem fühlte ich mich wie in einem anderen Film. Ja sicher, ich konnte Witze reißen und mich über eine schöne Blume freuen. Aber wirkliche, tiefe Freude, also jene, die man fühlt, wenn man entspannt und zufrieden über sein Leben resümiert und sich auf der Pro-Seite die Punkte nur so drängeln? Das schien mir mehr als absurd.

Wenn ich als Kind wegen der Gemeinheiten anderer Kinder traurig war, konnte ich mich auf den Trost meiner Mutter verlassen. Und wenn sie mich nicht gerade tröstete, dann brachte sie mir schlagfertige Sprüche bei, die ich meinen Mitschüler_innen mit Karacho an den Kopf werfen konnte. Es war fast ein Ritual: Wenn ich nach Hause kam, meinen Ranzen in die Ecke warf und die ganze Welt verfluchte, rief mich meine Mutter in die Küche, rührte einen warmen, süßen Kakao an und setzte sich stirnrunzelnd zu mir. »Mucki, lass dich nicht ärgern. Der eine hat schiefe Zähne, die nächste abstehende Ohren. Menschen sind nun mal unterschiedlich, wäre doch sonst langweilig, oder?«

Meine Mama half mir dabei, mir ein ziemlich dickes Fell

zuzulegen. Sie brachte mir bei, boshafte Sprüche frech zu kontern, anstatt an ihnen zu verzweifeln. Pragmatisch, wie sie war, ließ sie mich wissen, dass Jammern nichts bringt: »Gibt Schlimmeres. Man muss sich nicht alles zu Herzen nehmen. Jetzt trink deinen Kakao, sonst wird der kalt.«

Als Jugendliche arbeitete ich hart an meiner Schlagfertigkeit und meinem starken Auftreten. Schnell hatte ich den Ruf der lustigen Dicken weg, die für alles einen knalligen Spruch parat hatte. Das hielt Menschen nicht davon ab, die eine oder andere Gehässigkeit in meine Richtung zu schießen, aber immerhin bekamen sie bissige Retourkutschen zurück – und so hatte ich die Lacher oft auf meiner Seite.

Als ich meine Freundin Rike kennenlernte, erzählte sie mir, dass sie fasziniert war von meiner Stärke und meiner Durchsetzungskraft. So, als könnte nichts und niemand mich aufhalten. Klar fühlte ich mich da gebauchpinselt. Doch es brachte mich auch ins Grübeln. Wut, Traurigkeit oder Unsicherheit – das kannte ich doch auch. Diese Gefühle vor anderen auszuleben fiel mir allerdings überhaupt nicht leicht. Das Letzte, was ich wollte, war, für andere sichtbar verwundbar zu sein. Wenn eine Mitschülerin meine dicken Oberschenkel kommentierte, konnte ich doch nicht in Tränen ausbrechen! Stattdessen spielte ich den Ball zurück und konterte schlagfertig: »Deine abstehenden Ohren gewinnen auch keinen Blumentopf!« Meine Reaktionen waren nicht immer charmant, häufig auch boshaft, aber immerhin zeigte ich meinem Gegenüber nicht, wie traurig mich die Kommentare machten. Das hätte sich schwach angefühlt, und mit Schwäche konnte ich nichts anfangen. Dicke werden so oft als passiv und faul beschrieben. Damit wollte ich nicht in Verbindung gebracht werden.

Ich war stark und ließ alle wissen, dass ich mir nichts gefallen lasse. Auf mein Selbstbewusstsein war ich richtig stolz. Wenn die Welt schon kein besonders netter Ort ist, bekommt sie von mir wenigstens einen Kinnhaken, der sich gewaschen hat. Oft klopfte ich mir zufrieden auf die Schulter, wenn ich mein Gegenüber mit einem geistreichen Argument sprachlos gemacht hatte. Ich feierte starke Frauenpersönlichkeiten, die sich nichts gefallen ließen und die Faust in den Himmel reckten. Girl Power, durch und durch!

Als meine Mutter starb, war von meinem Mut, meiner Stärke nicht viel übrig. Ich hatte Schwierigkeiten, meine Traurigkeit auszuleben, weil ich kaum Übung darin hatte. Also tat ich das, was ich am besten konnte: funktionieren und ab und zu einen trockenen Witz darüber machen, wie scheiße alles ist. Innerlich merkte ich jedoch eine wachsende Kluft zwischen meiner Außenwirkung und meinem Schmerz. Bei der Beerdigung schüttelte ich Dutzende Hände und hörte immer wieder: »Du bist so stark, das schaffst du schon!« Diese Aufmunterungen waren unterstützend gemeint, sie gaben mir aber auch jedes Mal einen Stich ins Herz, weil es sich so anfühlte, als würde niemand sehen, wie es mir wirklich geht. Innerlich war nicht viel übrig von meiner »I can do it!«-Attitüde. Meine Verzweiflung teilte ich ja auch selten mit. Andere mit meinem Kummer belasten wollte ich nicht.

Hielt man mich für so knallhart, weil ich – im wahrsten Sinne des Wortes – ein dickes Fell habe? Ich bin nun mal kein zartes Wesen, das so schnell einknickt. Der dicke Körper, der mir sonst immer zum Nachteil ausgelegt wurde, wurde zu jener Zeit so etwas wie mein weicher Rettungsring. Wenn ich bei Bekannten aß, forderten sie mich regelrecht dazu auf, ordentlich zuzulangen. »Du hast Appetit, sehr gut. Wenigstens isst du. Andere in dieser Situation kriegen gar nichts runter, aber du warst ja schon immer *stark*, so *stabil*«, sagte eine Bekannte zu mir und umfasste wie zur Absicherung meinen kräftigen Oberarm. »Solange du gut isst, mache ich mir keine Sorgen. Greif gut zu, das tröstet.«

Auf einmal durfte ich essen, ich *sollte* sogar essen! Diese Aufforderung kannte ich bis dahin gar nicht. Mein Körper wurde in Zeiten der Trostlosigkeit zu (m)einem quasi unbesiegbaren Schutzschild. Plötzlich schien er widerstandsfähig und kraftvoll. Auf einmal!

Ich kam nur schwer mit dieser Realität klar. Zumal ich mich das erste Mal in meinem Leben wirklich richtig schwach fühlte. Ich wollte nur schlafen, kam an manchen Tagen kaum aus dem Bett, war kraftlos und unendlich traurig. So fühlt es sich also an, dick *und* schwach zu sein, dachte ich. Immer, wenn ich eine Verabredung mit einer Freundin absagte, plagte mich das schlechte Gewissen: Typisch, die Dicke, die sich nicht aufraffen kann. So vermischte sich mein Wunsch, in meiner Trauer ernst genommen zu werden, mit der Angst, schwach oder gar faul zu wirken. Ich fand das ziemlich widersprüchlich.

In meinen Gedanken führte ich die Kakaogespräche meiner Kindheit weiter, aber dieses Mal als Erwachsene. In diesen Phantasiegesprächen appellierte meine Mutter an meine Stärke: »Sei nicht so traurig, Mucki. Das Leben geht weiter. Hast doch schon andere Sachen durchgestanden.« Da war es, das vertraute Gefühl meiner Kindheit. Dazu gesellte sich aber auch die Erkenntnis, dass es okay ist, nicht immer stark zu sein. Manchmal ist es sogar belastend. Ich will auch einfach mal nicht funktionieren müssen.

Nachdem ich etwas Routine in mein Leben gebracht und herausgefunden hatte, dass wasserfestes Make-up eine heimliche Träne zwischendurch verzeiht, gewann ich nach einiger Zeit langsam wieder einen Teil meines dicken Fells wie auch meine schwarzgetuschten Wimpern zurück. Ich erlaubte dem dicken Fell von da an die eine oder andere Schwäche. Stereotype hin oder her: Ich bin dick und manchmal traurig und antriebslos. Wer schafft es schon, immer hundert Prozent zu geben? Zum ersten Mal in meinem Leben sagte ich Sätze, wie:

»Ich brauche Ruhe.«

»Kannst du das übernehmen? Ich schaffe es nicht.«

»Heute nicht. Vielleicht nächste Woche?«

Neben den imaginierten Kakaogesprächen und dem Erlernen des Neinsagens suchte ich händeringend nach etwas, was meine Mutter und mich auch nach ihrem Tod verbinden würde. Sicher hatte ich meine Erinnerungen, auch wenn manche davon langsam verblassten. Und klar gab es diese vielen kleinen Momente, in denen ich dachte: »Krass, das haben wir immer zusammen gemacht, und jetzt mach ich das alleine.« Meine Mutter und ich teilten einige Leidenschaften, zum Beispiel bummelten wir gerne auf Märkten und kauften völlig unnötige Dinge, die dann in meinem Zimmer verstaubten.

Eine der schwierigsten Aufgaben war das Sortieren und Ausmisten ihres Kleiderschranks. Vielleicht hört es sich schräg an, aber ich wusste bei jedem Kleidungsstück haargenau, was meine Mutter dazu gesagt hätte:

»Das da, ja genau, das graue Kleid kannst du weggeben, den alten Lappen braucht doch niemand mehr.«

»Nein, bist du verrückt geworden, so eine Jacke wird heute gar nicht mehr hergestellt. Tochter, glaub mir, in zehn Jahren wirst du froh sein über so ein zeitloses Stück!«

Der Kleiderschrank nahm ungefähr ein Viertel ihres Schlafzimmers ein, über drei Meter breit und zwei Meter hoch. Ich öffnete alle Türen und tauchte ein in das schier unergründliche Eigenleben des riesigen Holzschranks. Ich fand Dutzende wildgemusterte Kleider, viele davon von meiner Oma genäht, bevor ich auf der Welt war. Da waren asymmetrisch geschnittene Jacken mit riesigen Knöpfen, sandfarbene Leinenhosen, ein paar fransige Jeans und bestimmt ein Dutzend Strickpullis sowie eine unendliche Anzahl an Tüchern und Schals in allen erdenklichen Farben und Mustern. Ich kramte weiter und hielt mehrere pastellfarbene Baumwollshirts, einen olivgrünen Parka aus den achtziger Jahren, eine Lederweste und zwei bodenlange Mäntel mit Pelz in den Händen (ich bin mir sicher, dass dafür kein Tier sterben musste). Wie viele Menschen, die ihre Größe nicht so einfach in Geschäften finden, kaufte meine Mama auf Vorrat: Fand sie eine Strumpfhose oder ein Nachthemd in passender Größe, nahm sie meist gleich ein zweites Exemplar mit (und manchmal ein drittes ...). Aus den Tiefen des Schranks zog ich unzählige ungeöffnete Strumpfhosenpackungen, drei Sechserpacks Socken in Größe siebenundvierzig (wahrscheinlich das nächste Geburtstagsgeschenk für meinen kleinen Bruder) und mehrere Doppelpacks Unterhemden. Außerdem war da noch ein Bettkasten, in dem sich diverse Kleinartikel befanden – Socken, Hosenträger, Halstücher ...

Viele der Klamotten waren nicht einfach nur Kleidungsstücke, sondern verbunden mit Erinnerungen. Und sich von Erinnerungen zu trennen ... puh, das ist eine Monsteraufgabe! Beim Sortieren nahm ich jedes Kleidungsstück einzeln in die Hand; an manchen haftete noch ihr Geruch. Auch heute, Jahre später, bunkere ich einen Teil ihrer Klamotten, weil ich es nicht übers Herz bringe, sie wegzugeben. Ich schleppe sie von Umzug zu Umzug mit, und ab und zu öffne ich die riesigen Taschen, um mir ein schönes Stück rauszusuchen. Immer dabei: eine gehörige Portion Wehmut im Herzen.

Eine Veränderung hat sich in den letzten Jahren eingestellt: Irgendwann waren meine Tränen nicht mehr nur Tränen der Trauer. Manchmal mischte sich auch ein Lächeln dazu, zum Beispiel, wenn ich mich an lustige oder schräge Dinge erinnerte, die meine Mutter so getan hatte. Die schönen Dinge des Lebens – Mode, Schmuck und das Bummeln durch Einkaufsgassen –, das war unsere Verbindung und wird es auch immer bleiben. Meine Mutter war nämlich eine echte *Fatshionista* – auch wenn sie den Begriff sicherlich weder gekannt hat noch hätte aussprechen können. Hochdramatisch hätte sie mit ihren langen Wimpern geklimpert, sich künstlich in Pose geworfen und mit einem breiten deutschen Akzent »Fädd-schö-niest-arr« gesagt. Und ich hätte mich drollig gelacht. Sie liebte Shopping, war stets geschmackvoll gekleidet und wusste genau, was ihr stand. In ihrem Fall waren das Leinenkleider mit langen Holzketten, bequeme Sandalen oder Lederschuhe, die mindestens ein Jahrzehnt halten sollten, aber kein BH. (O-Ton: »Davon habe ich genug in meinem Leben getragen.«) Als Jugendliche fand ich das peinlich, heute brillant. Einen eigenen, wenn auch unkonventionellen Stil zu finden und sich darin wohl zu fühlen ist doch genau das, was eine Fatshionista ausmacht.

Nee, warte ... Ich meine natürlich: Fädd-schö-niest-arr.

## Ich zieh den Bauch noch immer ein

Jahre später, irgendwann im Frühjahr, lag ich mit geschlossenen Augen auf dem Boden, unter mir eine Decke und ein großes, gemütliches Kissen. Trotz kühler Temperaturen draußen war es schön kuschelig, die Fußbodenheizung wärmte angenehm von unten. Schon Wochen vorher hatte ich mich für diesen Körperworkshop angemeldet. Nun befand ich mich neben einer Handvoll weiterer Teilnehmer_innen in einem hellen Raum mitten in Berlin-Kreuzberg – und heulte. Die letzten Jahre waren verdammt anstrengend gewesen. Doch ich spürte auch eine Veränderung, die ich schmerzlich herbeigesehnt hatte: Langsam bröckelte die Schwere von meinen Schultern. Ich hatte wieder Lust auf das Leben bekommen. Einmal unbeschwert zu lachen konnte mir Tränen in die Augen treiben, so sehr hatte ich es vermisst. An diesem Tag dominierte aber ein anderes Gefühl: Wut. Denn verdammt! Da wollte ich mich mal so richtig fallen lassen, und dann bekam ich noch nicht mal eine einzige *fucking* Bauchatmung hin.

Noch kurze Zeit vorher hatte ich den sanften Anleitungen des Workshopleiters gefolgt und tief ein-, dann stoßartig ausgeatmet. Die Sauerstoffzufuhr machte mich schwindelig, ich setzte mich auf und lehnte mich an die Wand. Mit der rechten Hand strich ich über meinen Bauch, die linke knetete meinen Rücken. Irgendwie tat mir alles weh. Der Winter war lang gewesen, und nur selten hatte ich es in die Schwimmhalle oder zu einem ausgiebigen Spaziergang geschafft. Ich fühlte mich wie eingerostet. Noch einmal startete ich den Versuch, meine Lungen mit Sauerstoff zu füllen und tief in meinen Bauch zu atmen. Doch dieser machte mir einen Strich durch die Rechnung und verweigerte. So blieb meine Atmung flach und hatte nicht diesen befreienden Effekt, den ein tiefes Durchatmen eben haben kann. Der Schwindel und meine Rückenschmerzen forderten meine ganze Aufmerksamkeit. Lieber hinlegen, dachte ich, als hier abzuklappen.

Und dann passierte es: Während ich dalag und versuchte, tief zu atmen, flossen die Tränen nur so aus mir heraus. Obwohl sich der Schmerz liegend viel leichter ertragen ließ, schob sich eine Welle der Traurigkeit durch meinen Körper. Verflixt, ich konnte immer noch nicht richtig durchatmen, so verspannt war ich. Ich begann in mir nachzuforschen: Hatte ich meinen Bauch in letzter Zeit eigentlich mal so richtig rausgestreckt und entspannt? Wann hatte ich den sprichwörtlichen Knopf an der Hose das letzte Mal geöffnet und meinem Bauch den Platz gegeben, den er nun einmal braucht? Die Wahrheit ist, dass ich meinen Bauch einziehe, seitdem ich denken kann. Und nun lag ich da und merkte, dass ich es nicht mehr schaffte, locker zu lassen. Schlimmer noch, ich hatte richtige Schmerzen.

Der Workshopleiter Mäks Roßmöller ist ein guter Freund von mir. Wir kennen uns seit Jahren, sind beide politisch aktiv und haben schon allerlei Aktivitäten ins Leben gerufen. Wir haben Filmabende organisiert und Videos von dicken Tanzgruppen oder Interviews mit Dicken-Aktivist_innen gezeigt. Vor einigen Jahren liefen wir mit einem großen Banner auf der jährlich stattfindenden Demonstration zum Frauenkampftag in Berlin, auf dem in riesigen Lettern »Fetter Widerstand gegen Patriarchat und Körpernormen« stand. Mäks ist Psychologe, ausgebildeter Somatiker, systemischer Therapeut in Ausbildung und bietet Bewegungs- und Körperworkshops an. Er arbeitet viel mit dicken Menschen, die die

Freude an Bewegung verloren haben oder sich in Sportgruppen, in denen es primär um Leistung und Schnelligkeit geht, unwohl und unter Druck gesetzt fühlen.

Mit einfachen Übungen leitete er uns in dem Workshop an, ein neues, anderes Gefühl für unseren Körper zu entwickeln. Sein Credo: Die Bewegung ist nicht Mittel zum Zweck, sondern in sich genussvoll, und ein Weg, wieder im eigenen Körper anzukommen. Dabei spielt Form und Gewicht keine Rolle, denn jeder Körper verdient Aufmerksamkeit, Liebe und Würde. Mäks wies uns darauf hin, dass wir nur Übungen machen sollten, bei denen wir uns wohl fühlen, und auch nur so intensiv, dass es sich leicht anfühlt und der Körper nicht in Stress gerät. Und er erinnerte uns daran, genau auf unseren Körper zu horchen und auf dessen Bedürfnisse, was manchmal schwerer fällt, als einfach mitzumachen.

Vor ein paar Jahren hätte ich mich sicher darüber lustig gemacht. Das klingt ja voll nach Esoterik und Hippies, die im Wald tanzen! Heute denke ich, dass wir alle mal mehr im Wald tanzen könnten.

Als ich Mäks davon erzählte, dass es mir Schwierigkeiten bereite, tief einzuatmen, fand er das nicht ungewöhnlich: Wer das ganze Leben lang gelernt habe, den Bauch einzuziehen, schaffe es selten auf Anhieb, Lockerheit in dieser Körperregion zu erreichen.

Gratis gab er mir noch eine Lektion in Anatomie: »Hast du schon mal etwas von Faszien gehört? Wahrscheinlich kennst du sie eher unter dem Begriff ›Bindegewebe‹. Faszien gibt es überall im Körper. Sie verbinden mit ihrem flexiblen und dehnbaren Gewebe Knochen, Muskeln, Sehnen und Nerven und verknüpfen sie zu einem zusammenhängenden Organismus. Der bleibt durch die veränderliche Struktur der

Faszien beweglich. Beim Einatmen ermöglichen die Faszien, dass sich die Lunge ausdehnt, ohne dass andere Organe beeinträchtigt werden. Wenn du eine Muskelverspannung hast oder dich kaum im Alltag bewegst, nimmt der Wasseranteil im Bindegewebe ab. Das führt dazu, dass das Gewebe verfilzt. Das sieht dann aus wie verschleimte Spinnweben. Geschmeidig bleiben die Faszien nämlich nur, wenn sie in Bewegung sind. Wenn du also selten tief in den Bauch eingeatmet hast und dadurch Bauch und Brustkorb kaum gedehnt wurden, sind deine Faszien drum herum wahrscheinlich verklebt. Und das könnte deine Schmerzen erklären. Das Tolle daran: Das kann sich wieder ändern, weil Faszien so wunderbar veränderlich sind!«

Seit Jahren referierte ich schon öffentlich über ein positives Körpergefühl und kritisierte einengende Körpernormen, die sich negativ auf die Gesundheit und das eigene Wohlbefinden auswirken können. Und nun lag ich dort und konnte selbst vor Verspannung kaum atmen. Weil ich meinen ausladenden Bauch immer noch automatisch einziehe. Ich weiß zwar *in der Theorie*, dass ich ihn nicht einziehen muss, weil ich *in der Theorie* davon überzeugt bin, dass sich mein Bauch nicht verstecken sollte. Aber wie sieht meine Praxis, mein Alltag aus? Ich habe mich so daran gewöhnt, in der Öffentlichkeit die Luft anzuhalten, um schmaler zu wirken, dass mein Körper diesen Vorgang gespeichert und quasi in den Körper »programmiert« hat. Um diesen Automatismus wieder wegzubekommen und meine Faszien in Schwung zu bringen, hilft Bewegung und in meinem Fall auch, den Bauch einfach mal Bauch sein zu lassen – lieber rausstrecken als verstecken.

Mich an diese neue Freiheit zu gewöhnen, die sich erst

einmal gar nicht so frei anfühlt, bedeutet auch, dass ich ein Stück weit Frieden mit meiner Wampe schließen muss. Das ist ein hartes Stück Arbeit, bei der ich manchmal einen Schritt vorangehe und dann wieder zwei zurück. Und sosehr ich mir vornehme, meinen Körper so, wie er ist, zu akzeptieren, macht mir mein Kopf manchmal einen Strich durch die Rechnung: Die »gelernten« Unsicherheiten, die alten Muster hämmern in besonders schwachen Momenten erbarmungslos gegen die Tür. Diese nicht zu öffnen kann zu einem richtigen Kraftakt werden. Manchmal haben diese fiesen kleinen Selbstzweifel auch einen Schlüssel und gehen einfach uneingeladen »ins Zimmer«. Da muss man schon eine Türsteherinnenmentalität entwickeln und deutlich sagen: »Du kommst hier nicht rein!«

Zurück zu »einen Schritt nach vorn und zwei wieder zurück«. Das ist ein bisschen so wie damals an der Ostsee: Als Kind verbrachte ich im Sommer viel Zeit am Ostseestrand, und eines der Highlights des Tages war immer die Wundertüte von der Eisdiele. Das Ritual war stets das Gleiche: Irgendwann am Nachmittag, wenn die Sonne ordentlich brannte, fingen einer meiner Brüder oder ich an zu betteln, dass wir ein Eis essen wollten. Meine Mama kramte dann ein Fünfmarkstück aus ihrer Tasche und schickte uns an den Ort mit all den köstlichen Leckereien. Auf uns wartete Erdbeer-, Schoko- oder blaues Schlumpfeis mit Sahne und Streuseln. Ein Festschmaus!

Der Weg von unserem Handtuch bis zur Eisdiele betrug vielleicht gerade mal hundertfünfzig Meter, aber für eine Siebenjährige kamen auf dem Weg dahin Dutzende andere spannende Ereignisse dazwischen. Ich sammelte die hübschen Muscheln oder beobachtete die kreischenden Seemöwen. So passierte es schon mal, dass ich das Fünfmarkstück auf dem Weg verlor. Es fiel mir aus der Hand und verschwand sogleich im Sand. Da war ich schon so nah an meiner Wundertüte und musste dann den ganzen Weg zurückgehen, um meiner Mutter zu beichten, dass der Fünfer wie vom Erdboden verschwunden sei. Dem Eis so nah und doch so fern!

Eigentlich ist das die perfekte Metapher für den mitunter recht zermürbenden Prozess, ein positives Körpergefühl zu entwickeln. Manchmal sehe ich das Ziel schon am Horizont, werde dann aber ein paar Schritte zurückgeworfen, weil auf dem Weg dahin etwas passiert, was mich davon abhält, mein Ziel zu erreichen: mich einfach so zu akzeptieren, wie ich bin. Viele Jahre habe ich in der Öffentlichkeit kaum etwas gegessen, weil es mir einfach peinlich war. Ich wollte nicht, dass Leute denken, dass »die Dicke wieder mal isst«. Heute weiß ich: Das Stracciatellaeis ist einfach zu schmackhaft, um es nicht in der Öffentlichkeit zu verputzen!

Diese Momente des »alten« Unbehagens habe ich immer mal wieder. Das Gute ist, dass ich es heute immer öfter schaffe, diese Unsicherheiten ein Stückchen wegzuschieben und andere Entscheidungen zu treffen. Ich erinnere mich zum Beispiel gut an eine interkulturelle Reise nach Israel, an der ich vor einiger Zeit teilnahm. Wir waren Dutzende von Musiker_ innen aus Portugal, Serbien, Italien, Deutschland und Israel. In Jerusalem verbrachten wir die meiste Zeit im Proberaum, spielten Konzerte und aßen eine LKW-Ladung Hummus, Shakshuka und Rugelach. Auch Ausflüge standen auf dem Programm. Einer der geplanten Tagesausflüge sollte ans Tote Meer gehen. Alle schwärmten: die Hitze, das Salzwasser, endlich mal wieder schwimmen gehen!

Nur ich bekam Panik. Zuerst konnte ich das Gefühl gar nicht einordnen, so viele Jahre hatte ich es nicht mehr gespürt. Und dann war es wieder da: »Unmöglich kann ich mich vor diesen fremden Menschen im Badeanzug zeigen. Ausgeschlossen!«

Ich erschrak vor mir selbst, schließlich war ich keine fünfzehn mehr.

Doch zwischen all den mir unbekannten Menschen kam dieses alte Gefühl wieder hoch. Im Bus nach En Gedi überlegte ich fieberhaft, ob ich baden gehen oder einfach am Strand die wunderschöne Aussicht genießen solle. In meinem Kopf stritten – wieder einmal – zwei altbekannte Stimmen, dieses Mal: Miesmach-Magda und Mutmach-Magda.

»Natürlich gehst du schwimmen, das Tote Meer ist was total Besonderes, das darfst du dir nicht entgehen lassen! In dem Salzwasser wirst du nur so schweben, ein wunderbares Gefühl«, schwärmte Mutmach-Magda.

»Humbug, wenn du dich unwohl fühlst, bleibst du einfach am Strand liegen«, sagte Miesmach-Magda.

»Und was erzählst du deinen Enkelinnen? Dass du bei sechsundzwanzig Grad am Toten Meer warst und am Strand einen langweiligen Roman gelesen hast? Papperlapapp, ab ins kühle Nass!«, rief Mutmach-Magda.

»… aber wenn ich mich im Badeanzug nun mal nicht wohl fühle?«, zeterte Miesmach-Magda, worauf Mutmach-Magda entgegnete: »Lass dir von deinen Selbstzweifeln nicht den Tag verderben.«

Überzeugend fand ich alle Argumente. Letztendlich entschied jedoch die mutige Stimme in mir, und ich warf mich in meinen pinken Badeanzug. Ich habe das ölige, stark salzhaltige Wasser und dieses einzigartige Gefühl, darin zu schweben, wirklich genossen! Keine Sekunde habe ich bedauert, mir einen Ruck gegeben zu haben. Aber so richtig wohl habe ich mich dabei trotzdem nicht gefühlt. Mut und Unsicherheiten schließen sich eben nicht aus; sie führen in meinem Kopf sogar regelrechte Ringkämpfe aus.

Nach dem Baden zog ich übrigens recht schnell wieder mein Kleid an. Ich erinnere mich, dass ich richtig grinsen musste, weil das Kleid schwarz-weiße Querstreifen hatte, angeblich eine modische Sünde für dicke Frauen. Ich bat jemanden, ein Foto von mir zu machen und warf mich in Siegerinnenpose. Ich war ziemlich stolz auf mich: Dieses Mal hatte Mutmach-Magda den Ringkampf gewonnen.

## Glücksspeck

Nach außen hin wirke ich oft wie eine Mutmach-Magda, aber innerlich hat häufig die Miesmach-Magda das Sagen. Gerade was Liebesbeziehungen angeht, bin ich nicht gerade mit einer ordentlichen Portion Optimismus gesegnet: Ich kann mir zwar gut vorstellen, dass man gerne Zeit mit mir verbringt – ich kann immerhin richtig gute *und* richtig schlechte Witze erzählen, da bin ich echt flexibel –, aber dass sich jemand so richtig in mich verliebt ...? Da musst du schon auf einem weißen Ross mit einer Sonnenblume zwischen den Zähnen zu mir reiten, bis ich dem Glauben schenken kann.

Ich denke nicht, dass ich einen ausgeprägten Selbsthass besitze: Ich finde mich meistens echt in Ordnung. Wirklich, ich bin eine gute Partie! Ich spüre nicht eine Sekunde Scham, das aufzuschreiben. (Bescheidenheit wurde mir nun wirklich nicht in die Wiege gelegt.) Und trotzdem bin ich misstrauisch, wenn jemand romantische Gefühle für mich hegt. »Kann ja nicht sein, du verarschst mich doch!«, denke ich, noch bevor ich mich über die Zuneigung überhaupt freuen kann. Aber wenn ich mich so cool finde, warum kann ich mir dann beim besten Willen nicht vorstellen, dass mir jemand einen Strauß Blumen kauft und ein Liebeslied trällert? Folgende Antwort tut zwar schon beim Tippen weh, aber sie enthält die Wahrheit: weil ich dick bin.

Kennst du das, wenn du etwas richtig Gutes gemacht hast, dich alle loben und du rundum zufrieden mit dir und der Welt sein kannst? Und dann kommt ein einziger Miesepeter und sagt: »Also, das hätte ich aber anders gemacht«, und schon fängst auch du an, dich zu ärgern, und grübelst darüber nach, was besser hätte laufen können. Da sagen zehn Leute zu dir: »Hast du super gemacht!«, und einer meckert, und plötzlich glaubst du dem einen mehr als den zehn davor. Warum? Weil wir eher dazu tendieren, auf das Negative zu achten. Die ganzen liebevollen und positiven Kommentare verblassen daneben einfach.

Genau so geht es mir auch mit der Liebe: Ich habe in der Tat schon ab und zu in meinem Leben gehört, dass ich liebenswürdig, schön oder gar sexy sei. Aber trotzdem waren da auch ein paar Miesepeter dabei. Und an die kann ich mich blöderweise besser erinnern als an diejenigen, die mich angeschmachtet haben.

Ein Erlebnis ist mir besonders gut in Erinnerung geblieben: Berliner S-Bahn, gute Laune, nachts um drei. Und dann sagte er zu mir: »Mit einer dicken Frau zusammen sein, also nee, das kann ich mir nicht vorstellen ...«

Ich nickte sogar verständnisvoll und pflichtete dem Kumpel kaugummiartig bei: »Logisch, jeder hat so seine ganz eigenen Vorlieben ...«

Ich war Anfang zwanzig, hatte meine erste lange Beziehung gerade hinter mir und war langsam wieder dazu bereit, mich auf den Beziehungsmarkt zu werfen. Da kam der langhaarige Rocker gerade recht. Wir kannten uns über drei Ecken. Ab und zu trafen wir uns auf Konzerten, wo wir mit unseren Bands auftraten. Wir teilten den gleichen, derben Humor. Zwischen reichlich Bier und Apfelschorle, verzerrten Rockklängen und musikalischem Fachsimpeln flammte mein Herz für ihn auf. Ich war allerdings zu cool, um ernsthaft mit ihm zu flirten. Das stellte sich in dem Moment als richtig heraus, als er mir unmissverständlich klarmachte, dass ich null Chancen bei ihm habe. Dicke Frauen waren sein No-go. Aha. Na, wenigstens hatte ich mich nicht blamiert.

Wenn ich eine Abfuhr bekam oder eine Beziehung in meinem Leben zu zerbrechen drohte, war ich mir sicher: Das war's. Ich werde nie wieder jemanden finden, der oder die mich liebt. Chance verwirkt! Mein erster Freund verließ mich an Silvester. Ja, an Silvester. Was für eine verdammte Flachzange. Mit neunzehn dachte ich dann: »Okay, das war's. Alles vorbei. Von nun an bin ich allein.«

Klar schmunzle ich jetzt, aber das waren exakt meine Gedanken!

Die Trennung schlug mir richtig auf den Magen: Die ersten vier Wochen danach aß ich kaum etwas. So fühlte es sich also an, keinen Hunger zu haben. Zugegeben kam das echt selten in meinem Leben vor. Ich ging kaum mehr einkaufen und zwang mich, ab und zu ein Stück Toast mit Butter zu essen. Mehr bekam ich einfach nicht runter. Mir ging's sauschlecht. Ich verlor einiges an Gewicht. Das Kuriose war, dass mir das gar nicht auffiel. Da verlor ich die Kilos, die ich so verteufelte, und ich fühlte: nichts. Nur Liebeskummer.

Normalerweise drückt mir die Stimmung nicht auf den Magen. Ganz im Gegenteil, ich entwickle dann einen richtigen Bärenhunger. Ich scherze manchmal und sage: »Wenn ich traurig bin, dann esse ich. Wenn ich glücklich bin, dann esse ich auch. Ich esse, also bin ich! Ich habe nicht nur Kummerspeck, ich habe auch Glücksspeck. Und nicht zu vergessen: Spaßspeck.«

In manchen Ernährungsratgebern steht geschrieben: »Hüten Sie sich vor dem emotionalen Essen!« Daneben aufgelistet sind dann Tipps und Tricks, wie man sich davon befreit. Bevor ich in mein warmes Plunderteilchen beißen darf, soll ich mir also erst einmal eine Reihe von Fragen stellen à la:

* *Habe ich wirklich Hunger, oder ist mir nur langweilig?*
* *Denke ich ans Essen, weil mein Körper etwas braucht, oder esse ich womöglich aus einem anderen Grund?*
* *Kann ich vielleicht darauf verzichten?*
* *Was sind die langfristigen Konsequenzen, wenn ich das jetzt esse?*
* *Worauf habe ich wirklich Lust?*

Ich habe nur eine einzige Frage: *Habe ich dann noch Zeit, etwas anderes zu tun, als mich bis ins letzte Detail zu prüfen, ob ich jetzt auch wirklich, wirklich, wirklich zubeißen darf?* Womöglich ist das Teilchen dann auch schon kalt und schmeckt eh nicht mehr.

In irgendeiner Broschüre habe ich mal gelesen, Dicke hätten das Problem, dass sie ihre Gefühle gar nicht mehr richtig wahrnehmen könnten und deshalb ohne Sinn und Verstand weit über ihr Sättigungsgefühl hinaus äßen. Wir wissen anscheinend, dass wir »zu viel« essen, aber hören nicht auf, weil wir unsere Emotionen nicht kennen. Die Lösung: mehr Achtsamkeit. Wir müssen einfach genauer in uns hineinhorchen und unsere »wahren« Gefühle wahrnehmen.

Ich höre viel in mich hinein, manchmal komme ich mir schon fast vor wie ein Stethoskop auf zwei Beinen. Ja, wirklich: Ich achte sehr auf mich und meine Bedürfnisse. Ich muss das sogar tun, denn ich bin ein kleines Sensibelchen und brauche viele Auszeiten. Aber weißt du, was ich höre, wenn ich in mich hineinhorche? Ich höre: »Iss die leckeren Bratkartoffeln von der Tante, die sind immer so knusprig ...«

Doch mal im Ernst: Ja, manche essen, ohne auf sich zu hören. Wenn um zwölf Uhr mittags das Essen auf dem Tisch steht, dann setzen sie sich hin und spachteln. Ob sie Hunger haben oder nicht. Manche essen *nicht*, und ignorieren dabei ebenso ihre Bedürfnisse. Da knurrt dann stundenlang der Magen, weil man noch ganz unbedingt diese eine Aufgabe beenden möchte. Das ist ein Problem, das ganz unabhängig von Gewicht existiert: Wir alle ignorieren das eine oder andere Bedürfnis, weil wir keine Zeit, keine Lust, keine Möglichkeit haben. Das ist nicht besonders toll, aber eben kein spezielles »Dickenproblem«.

Ich achte stets darauf, dass mein Kühlschrank voll und meine Süßigkeitenecke gut gefüllt ist. Genauso oft, wie Rike die Augen verdreht, was ich so alles kaufe, hat sie sich in der Vergangenheit schon gefreut, was Leckeres zu finden, worauf sie genau in dem Moment Lust hatte. Kleinlaut hieß es dann immer: »Danke fürs Einkaufen! Das ist genau das, was ich jetzt brauche.«

Einschränken kommt für mich nicht mehr in die Tüte. Ich esse, wenn ich Hunger habe und manchmal auch ein bisschen darüber hinaus, wenn es so richtig gut schmeckt. Ich frage mich auch nicht, ob ich etwas esse, weil ich traurig oder glücklich bin oder mir langweilig ist, ich frage vielmehr: »Fühle ich mich wohl beim Essen und tut es mir gerade gut, das zu essen?« Wenn nicht, dann lasse ich es auch mal stehen. Ich vertraue meinem Bauch und ich vertraue mir, gute Entscheidungen zu treffen. Und wenn sich im Nachhinein herausstellt, dass mir etwas doch nicht bekommen ist oder ich voller bin, als sich das gut anfühlt, dann mache ich mich deswegen nicht mehr fertig. So zu essen, dass es einem guttut, ist ein Prozess, und da gehen auch mal Dinge schief. Menschen mit Unverträglichkeiten können davon ein Lied singen, die versuchen nämlich häufig jahrelang, Nahrungsmittel zu finden, die sie gut vertragen können. Sich selbst jedes Mal auf die Finger zu schlagen, weil man nicht so gegessen hat, wie es – vermeintlich – richtig ist, ist doch keine Lösung. Essen und Bestrafung gehören einfach nicht zusammen.

## *Unter Messers Schneide*

Mit meiner »Methode« – eigentlich ist es nur intuitives Essen – habe ich in den letzten Jahren mal zugenommen und mal abgenommen. Ich nehme an, dass das ein ganz natürlicher Prozess ist. Es gibt Phasen, da esse ich mehr, und es gibt Phasen, da esse ich weniger. Die Gründe: mannigfaltig. Würde ich mich an eine restriktive Ernährungsweise halten und mir bestimmte Nahrungsmittel verbieten, hätte ich zu den Zeiten, in denen ich wenig gegessen habe, kaum etwas essen können. Und ich wäre noch unglücklicher gewesen, weil ich nicht auf mich, sondern auf irgendeinen Plan gehört hätte. Und dann wäre noch nicht mal garantiert gewesen, dass ich auch wirklich abnehme.

Es ist heute kein Geheimnis mehr, dass Diäten mit dem Ziel, langfristig (!) Gewicht zu verlieren, geringe Erfolgschancen haben. Die Kilos sind so hartnäckig wie der ständig wiederkehrende Hausstaub, das wissen die meisten aus eigener Erfahrung.

Hier sind zwei interessante Zahlen: fünfundneunzig und null.

– Fünfundneunzig Prozent der Befragten des XXL-Reports der DAK-Gesundheit glauben, dass Ernährungsumstellung, Bewegung oder eine Verhaltenstherapie Dicken dabei hilft, langfristig Gewicht zu verlieren.

– Je höher allerdings das Gewicht eines Menschen ist, desto geringer ist auch seine Chance, jemals im Bereich des sogenannten Normalgewichts zu landen. Die Wahrscheinlichkeit geht so ziemlich gegen null.

– Mangelt es uns Dicken an Motivation? Nee, im Gegenteil. Das Scheitern ist meist schon vorprogrammiert, denn fünfundneunzig Prozent der Diäten funktionieren nicht.

– Und: Es gibt keine einzige Statistik, sprich: null Statistiken, die belegen, dass Abnehmen das Leben verlängert. Fast alle diätenmachenden Menschen haben das abgenommene Gewicht nach einer gewissen Zeit wieder auf den Rippen, einige sogar noch ein paar Kilo mehr. Das nennt man Jo-Jo-Effekt. Der Körper hat nun mal keinen Bock, so drangsaliert zu werden, und packt aus Angst vor der nächsten Hungerkur sicherheitshalber noch ein paar Kilo drauf.

Fünfundneunzig und null. Die Diskrepanz könnte kaum

größer sein: Fast alle glauben an langfristige Gewichtsabnahme, fast niemand ist darin erfolgreich.

Wenn keine Diät funktioniert und die Verzweiflung groß ist, wenn Menschen nicht mehr aus dem Haus gehen wollen oder können, das medizinische Personal schon beim Anblick der Patientin oder des Patienten ins Stirnrunzeln verfällt, gar ein früherer Tod attestiert wird, dann wird hochgewichtigen Menschen auch schon mal eine Operation empfohlen. Damit meine ich nicht die chirurgischen Eingriffe wie Fettabsaugen, bei denen unerwünschte Fettdepots am Kinn oder Bauch, an den Armen, am Gesäß oder den Oberschenkeln abgesaugt werden. Das machen eher Leute, die ihr Doppelkinn oder ihre sogenannten »Reiterhosen« loswerden wollen.

Ich spreche von der Adipositaschirurgie, auch Magenverkleinerung genannt.

Vor den nächsten Zeilen warne ich vorsorglich, es kann durchaus sein, dass der Blutdruck nun gehörig in die Höhe schnellt und die Laune in den Keller rutscht.

Der Soziologe Friedrich Schorb nennt die ersten Versuche, hochgewichtigen Menschen durch operative Eingriffe zum Gewichtsverlust zu verhelfen, ein »dunkles Kapitel der Medizingeschichte«. In der Tat klingen Berichte von den ersten Operationen wie aus einem gruseligen Horrorfilm: In den Neunzigern begann man, den Darm zu verkürzen, so dass ein Großteil der Nahrung einfach wieder unverdaut ausgeschieden wird. Die Folge war in der Tat starker Gewichtsverlust. Viele der Patient_innen klagten allerdings auch über Durchfall oder bekamen Leberschäden. Noch schlimmer: Einige überlebten die ersten Tage nach der OP nicht. »Darmverkürzungen wurden in den 1960er und 1970er Jahren weltweit wahrscheinlich über hunderttausendmal durchgeführt.

Wie viele Menschen an den Folgen gestorben sind, ist unbekannt«, berichtet Schorb.

Eine weitere Methode, direkt aus dem Gruselkabinett, sind die Kieferverdrahtungen, mit denen sich die Patient_innen nur unter großer Mühe unterhalten oder Nahrung zu sich nehmen konnten: Flüssignahrung, versteht sich, denn feste passte gar nicht mehr durch den Mund. Auch dieser Eingriff forderte Todesopfer: Manche erstickten an ihrem eigenen Erbrochenen, weil sie den Mund einfach nicht weit genug öffnen konnten.

Auch wenn diese Methoden heute nicht mehr durchgeführt werden und die modernen Magenverkleinerungen vergleichsweise sicherer sind, gibt es immer noch Menschen, die bei solchen Eingriffen sterben, ganz zu schweigen davon, dass viele an möglichen Nebenwirkungen wie Verdauungsproblemen oder Nährstoffmangelerscheinungen leiden.

Trotz dieser schauderhaften Fakten hält über die Hälfte der Befragten des XXL-Reports eine operative Behandlung wie beispielsweise eine Magenbandoperation und knapp ein Fünftel Medikamente wie Appetitzügler für geeignete Maßnahmen zum Abnehmen. Hauptsache nicht mehr fett. Koste es, was es wolle.

Eine Gewichtsreduktion ist jedoch auch mit einer OP nicht garantiert: Nicht alle nehmen ab. Und die, die sehr viel abnehmen, können ihr Gewicht nicht immer langfristig niedrig halten. Manche Körper pegeln sich einfach wieder auf ihr Ausgangsgewicht ein.

Auch ich habe in jüngeren Jahren darüber phantasiert, wie praktisch es doch wäre, sich operieren zu lassen und schon wenige Wochen später sichtbare Resultate zu sehen. Wohl etwas naiv dachte ich:»Schnipp, und ich bin schlank!« Aber dafür einen operativen Eingriff an einem völlig gesunden Organ, dem Magen, in Kauf nehmen, inklusive der damit verbundenen Risiken? Das kam für mich nie in Frage. Zudem las ich zu häufig von Nebenwirkungen oder gar Todesfällen. Während ich an diesem Buch schreibe, ist ein weiterer Todesfall in Deutschland zu verzeichnen: Eine dreifache Mutter verstarb wenige Tage nach ihrer Magenbandoperation im nordrhein-westfälischen Eschweiler. Bei der OP kam es zu Komplikationen, was letztendlich den Tod der Vierundvierzigjährigen zur Folge hatte. Eine dreifache Mutter! Da dreht sich mir wirklich der Magen um.

Mir geht es nicht darum, diejenigen zu verurteilen, die solch eine Operation in Erwägung ziehen oder bereits haben durchführen lassen. Ich kann den gesellschaftlichen Druck und womöglich auch den persönlichen Leidensdruck erahnen, auch wenn ich nicht in ihrer Haut stecke: Es sind meist Menschen, die mitunter hundert Kilo oder mehr schwerer sind als ich.

Die Autorin Roxane Gay und die Schauspielerin Gabourey Sidibe haben genau darüber in ihren Memoiren geschrieben. Es sind zwei Berichte, die sehr verschieden sind, aber beide beschreiben die Komplexität der Entscheidung für oder gegen solch eine Operation, einschließlich der Ängste und Zweifel. Ich bin ein großes Fangirl der beiden, lese schon seit Jahren Gays Texte und schaue die Serien und Filme, in denen Sidibe mitspielt – am bekanntesten wurde sie 2009 mit ihrer Debütrolle in *Precious*. Nicht zu vergessen, verfolge ich fast religiös ihre Twitteraccounts: Mit ihrem trockenen Humor sind sie Meisterinnen der Hundertvierzigzeichennachricht. Beide gelten medizinisch gesehen als »morbidly obese«, was so viel heißt wie: »krankhaft fettleibig«. (Ja, solche Bezeichnungen gibt es wirklich …) In der Welt der Stars und Sternchen sucht man Berühmtheiten wie Sidibe und Gay sonst vergeblich: weiblich, schwarz, dick, queer (zumindest Gay, passend zum Namen!) und natürlich: so richtig schön erfolgreich.

Ihr Buch *Hunger* war das Schwierigste, was Roxane Gay je geschrieben hat, deswegen hat sie das Veröffentlichungsdatum immer wieder nach hinten verschoben. Es ist eine fast schmerzhaft ehrliche Abrechnung mit einer Gesellschaft, die keinen Platz macht für Körper, die aus der Norm fallen. Genauso hart geht sie mit sich selbst ins Gericht und untersucht fast mikroskopisch ihr eigenes Verhältnis und das ihrer Familie zu ihrem Körper. Im Gegensatz zu Gabourey Sidibe hat sie kaum ein positives Wort für ihre Kilos übrig. Auf jeder Seite, in jeder Zeile blitzt der Wunsch nach Veränderung durch.

Es ist nicht so, dass sie nicht versucht hätte, mit ihrem Körper Frieden zu schließen. Gay ist sich bewusst, dass ihre Sicht auf den eigenen Körper auch mit gesellschaftlichen Bildern über das Dicksein zu tun hat. Das hat ihre Perspektive aber nicht radikal verändert, ihren Körper nimmt sie immer noch als etwas wahr, was ihr im Weg steht. Gay schreibt: »Mich in meinem Körper wohl zu fühlen hat nicht nur was mit Schönheitsidealen zu tun. Es geht darum, wie ich mich in meiner Haut und in meinen Knochen fühle, von einem Tag zum anderen. Ich fühle mich nicht wohl in meinem Körper.«

Die Geschichte ihres Gewichts stellt sie in einen Zusammenhang mit ihren Gewalterfahrungen: Als junges Mädchen er- und überlebte sie sexualisierte Gewalt, Depressionen und Ängste. Gay beschreibt ausführlich, wie sie sich dick futterte, um »nicht mehr gesehen« zu werden. Sie ging davon aus, so nicht noch einmal zum Opfer werden zu können.

In ihren späten Zwanzigern war es dann fast so weit. Mit ihrem Vater besuchte Gay eine Klinik, die ein Orientierungsseminar für Interessierte an einer Magenbypassoperation anbot. Ein Arzt klärte über die Folgen der Operation auf, die den Magen auf die Größe eines Daumens schrumpfen lässt: Vitaminmangelerscheinungen, dünnes, möglicherweise ausfallendes Haar, Sturzentleerungen des Magens und natürlich das Risiko einer Infektion. Die gute Nachricht allerdings: Man sei dann schlank! Beide entschieden, dass es noch nicht der richtige Zeitpunkt sei. Der Vater pflichtete ihr bei: Ein bisschen mehr »Selbstkontrolle«, ein bisschen mehr Bewegung, das sei alles, was sie brauche. Bis heute hat sie die Operation nicht durchführen lassen. Gays Buch *Hunger* ist wahrlich keine leichte Kost, aber ein sehr eindringlicher und persönlicher Bericht über ihre täglichen Kämpfe und ihre Wut auf die kleinen und großen Barrieren des Alltags.

Gabourey Sidibes Geschichte ist eine andere. Sie nimmt wahrlich kein Blatt vor den Mund, wenn ihr etwas nicht gefällt. »MYOB« rät sie denjenigen, die über ihren Körper berichten, als gäbe es sonst keine Neuigkeiten: **M**ind **Y**our **O**wn **B**ody. Das ist nicht nur die Überschrift eines ihrer Buchkapitel, sondern auch so etwas wie ihr Motto, das sie gebetsmühlenartig seit Jahren wiederholt. Sidibe fordert ihre Fans und die Medienschaffenden fast im Wochentakt dazu auf, ihr nicht mehr zum Abnehmen zu gratulieren. »Wenn du mir zu meiner Gewichtsabnahme Glückwünsche sendest, dann gratuliere mir auch jedes Mal, wenn ich pinkle oder rülpse«, sagte sie in einem Interview mit *Refinery 29*, und fügte noch hinzu: »Mein Körper hat wirklich nichts mit dir zu tun.« In ihrem Buch mit dem Knallertitel *This Is Just My Face. Try Not To Stare* erzählt sie von ihrer Vorliebe für Oreo-Kekse und von ihren selbstgeschriebenen Fan-Fiction-Geschichten über die Boy Band *NSYNC, von ihrem Callcenterjob in der Telefonsexbranche und den schrägen Erlebnissen auf ihrem außergewöhnlichen Weg zum Ruhm.

Sidibe war bereits als Kind hochgewichtig. Das wurde ihr sehr früh bewusst, auch weil ihre Familie begann, ihr Gewicht ständig zu thematisieren. Schon als Heranwachsende schluckte sie Diätpillen, die ihren Appetit zügeln sollten. Das kluge Kind lernte dadurch aber eher, dass man BBQ-Pringles und Oreos auch essen kann, wenn man *keinen* Hunger hat. Sidibe aß zum Trost, wenn sie einen schlechten Tag hatte, und sie aß auch, um einen guten Tag gebührend zu feiern. Sie aß, wenn ihr langweilig war oder um sich aufzuheitern. Diätpillen hin oder her.

In einem Kapitel beschreibt sie, wie sie als Knirps jedes Mal, wenn ihre Mama sie vom Kindergarten abgeholt hat, so richtig schön Anlauf nahm und ihrer Mutter entgegensprang, um sie zu umarmen. Diese fing die kleine Gabourey mit Mühe auf und sagte, dass sie wie ein kleiner Footballspieler sei, der alles umhaue. Klar fasste Gabourey das als Kompliment und als Herausforderung auf und nahm auch die nächsten Male kräftig Anlauf, bis die Mama sie ermahnte, das zu lassen, weil sie einfach zu schwer dafür sei und ihr weh tun würde, und schlug Gabourey vor, vielleicht mal ein paar Pfund zu verlieren ... Auch ihr Vater riet ihr dazu, abzunehmen, damit er allen zeigen könne, was für eine »schöne Prinzessin« seine Tochter sei. Er kaufte ihr SlimFast-Drinks, die sie einen Sommer lang schlürfen sollte.

Spulen wir ein paar Jahre vor: Nach zahlreichen Jo-Jo-Diäten, einer steilen Karriere als Telefonsex-Callcentermitarbeiterin, ihrem Durchbruch als Schauspielerin mit dem Film

*Precious* und zahlreichen weiteren Rollen in Fernsehserien liegt Gabourey Sidibe in einem Krankenhausbett und scrollt durch ihre Instagram-Kommentare.

»Ich verstehe nicht, warum du immer noch so fett bist. Der ganze Ruhm und die ganze Kohle und immer noch kein Fitnesstrainer oder eine OP?«, schreibt irgendeine Knallerbse unter eines ihrer geposteten Bilder.

Sie lacht, bis das ganze Bett bebt, und drückt sicherheitshalber noch einmal auf den Knopf mit den Schmerzmitteln. Gerade hat sie ihre Magenoperation überstanden. Elf Jahre hatte sie darüber nachgedacht, Termine vereinbart und wieder abgesagt, zwischendurch mehrere Diäten durchgezogen und das abgenommene Gewicht wieder zugenommen. Zwischen Staffel zwei und drei ihrer Serie *Empire* legte sie sich unters Skalpell. Die darauffolgenden Wochen konnte sie nur Flüssigkeiten zu sich nehmen. Ihr Magen schmerzte und zitterte. Sie wollte Lasagne essen und wusste, dass das nicht möglich war. Gabourey Sidibe entschied sich für die Operation, weil sie nach eigener Aussage »gesünder leben und ohne Schmerzen in High Heels laufen« wollte. Ästhetische Gründe spielten für sie keine Rolle: Dass sie schön war, wusste sie. Da war sie unerschütterlich. Sorgen machte sie sich über die Zeit danach und fragte sich: »Werde ich immer noch schön sein, wenn ich nicht mehr fett bin?«

## Die Unsichtbaren

Ich bin nervös und verschränke meine Arme ganz dicht vor meinem Körper, um meinen Sitznachbarn links und rechts etwas mehr Platz zu machen. Ich starre auf den grauen

Plastiktisch vor mir, der zugeklappt darauf wartet, geöffnet zu werden. Gerade werden die Getränke serviert. Die Klimaanlage braust erbarmungslos aus der kleinen Düse über meinem Platz, aber der Schweiß steht mir trotzdem auf der Stirn. Warum, um Himmels willen, habe ich bei der Sitzplatzbuchung nicht darauf geachtet, den Fensterplatz oder meinetwegen den Außenplatz zu buchen? Jetzt habe ich den Salat und sitze eingequetscht zwischen zwei anderen Flugpassagieren. Der Gurt ging gerade so zu, zwischen mir und den Armlehnen gibt es keinen Zentimeter Platz. »In ein paar Stunden ist alles vorüber«, denke ich. »Und dann schreibe ich einen Brief an die Fluggesellschaft und werde fragen: ›Warum sind die Sitze so verdammt klein?‹«

Auch wenn das überhaupt nicht so klingt: Ich fliege ziemlich gerne. Ich liebe Flugzeuge, ich liebe es, dem Himmel so nahe zu sein, und genieße es, Deutschland mal für eine Weile zu verlassen. Ich verspüre kaum Angst beim Abheben, eher ein aufgeregtes Kribbeln im Bauch, auch wenn es mal turbulenter zugeht. Meine schier endlose Zuneigung für luftige Höhen ermöglicht es mir, einen Flug super durchzustehen, obwohl er überhaupt nicht entspannt oder gar angenehm für mich ist. Ich achte meist darauf, dass ich einen Platz am Fenster bekomme. So schlage ich zwei Fliegen mit einer Klappe: Ich kann träumend die flauschigen Wolken beobachten – und ich kann einen Teil meines Körpers so an die Seitenwand drücken, dass ich die Person neben mir nicht störe. So lässt es sich für uns beide gut aushalten.

Es ist schon erstaunlich, was mein Körper so leisten kann: Er ermöglicht mir, mich im Alltag frei zu bewegen, meldet sich, wenn er was braucht, und manchmal weist er mich in meine/seine Schranken. Mal arbeitet er stundenlang ohne

Pause, an anderen Tagen schafft er kaum einen Schritt vor die Tür. Oftmals sind es aber nicht die Grenzen des eigenen Körpers, sondern die Ausstattung eines Raums, die den Körper einschränken. Es kann passieren, dass ich nicht oder nur sehr unbequem in einen Stuhl mit Armlehnen passe, während andere sich so richtig schön in ihn hineinfläzen können. Oder ich sitze im Flugzeug und überlege, ob ich den Tisch überhaupt runterklappen sollte, immerhin ist da ja auch noch mein Bauch ...

Unsere Umgebung und die Beschaffenheit eines Raums haben einiges damit zu tun, wie selbstverständlich man sich mit dem eigenen Körper darin bewegen kann oder auch nicht.

Nichts hasse ich mehr, als die dicke Person zu sein, die anderen Platz wegnimmt und ihnen so eine unbequeme Zeit beschert. Ich hasse es nicht, weil ich meinen dicken Körper doof finde. Für mich ist glasklar, dass nicht ich oder die andere Person, sondern nur die Sitzgrößen dafür verantwortlich sind, dass wir beispielsweise im Flugzeug eingequetscht wie Sardinen sitzen. Trotzdem achte ich peinlichst genau darauf, keine »Bürde« zu sein, keine genervten Schnalzer zu generieren. Mir fällt da der feministische Spruch ein: »Frauen, nehmt mehr Raum ein!« Egal, ob es sich um symbolischen Raum, Lautstärke oder eben physische Raumeinnahme handelt, es heißt dann gerne: Laut sein, die eigenen Interessen vertreten und mich und mein Sein nicht verstecken. Das Problem ist nur: Wenn ich immer den Raum einnehme, den ich brauche, schränke ich andere auch mal ein. Und das ist mir ziemlich unangenehm. Manchmal mache ich mich lieber klein, als Aufmerksamkeit zu generieren. Den nervigen Pickel auf der Nase kann man wegschminken, störende Härchen entfernen.

Aber den Körper, den kann man nur schwer verstecken. Die Sitzplätze im Flugzeug oder in der S-Bahn sind nun einmal genormt. Da hilft auch keine Bauch-weg-Strumpfhose.

Vor ein paar Jahren wurde ich zu einer Veranstaltung in Leipzig eingeladen, die den Titel »Dicksein in der Leistungsgesellschaft« trug. Diese fand in einem Ballettsaal statt, der schon beim Betreten leichte Beklemmungen in mir auslöste: Da waren Spiegel an allen Wänden, davor angebracht die Ballettstangen und an der Seite lagen aufgestapelte blaue Sportmatten. Schulsporterinnerungen!

»Interessante Location für dieses Thema«, dachte ich noch leicht amüsiert und erblickte im nächsten Moment die pappschachtelähnlichen Sitzhocker, auf denen die Zuschauer_innen Platz nehmen sollten. Die Veranstalterin, die meinen Blick wohl schon bemerkt hatte, erklärte mir sogleich, dass die Sitze leider eine Höchstkiloanzahl hätten – achtzig oder neunzig Kilo sollten sie meiner Erinnerung nach aushalten. Alle, die Bedenken hätten, könnten sich aber auch eine Matte schnappen und auf den Boden setzen, fügte sie noch hinzu. Ich fand das ironisch: Die »offiziellen« Sitzmöbel waren für Schwergewichte gar nicht gedacht. Die sollten sich auf den Boden bequemen. Ich hätte mich übrigens auch nicht auf den Pappkarton getraut, aber als eingeladene Referentin bekam ich eh einen bequemen Sessel. Eine interessante Metapher für die Leistungsgesellschaft ...

Diese Veranstaltung war ein Paradebeispiel dafür, wie ein Raum beziehungsweise die Raumausstattung bestimmte Körper einfach nicht »mitdenkt«. Wenn man genauer darüber sinniert, ist es eigentlich widersprüchlich: Der dicke Körper, der so sichtbar, ja eigentlich kaum zu übersehen ist, wird damit irgendwie »unsichtbar« gemacht, als käme er gar nicht vor. Und wenn dann doch ein Dicker den Raum betritt, kehrt sich diese Logik ins Gegenteil: Wenn er sich eine blaue Matte schnappen muss und eben nicht, wie die meisten anderen, auf einem stinknormalen Sitz Platz nehmen kann, wird er hypersichtbar. Die andere Variante wäre, das eigene Glück auszutesten und die Pappstühle auszuprobieren. So abenteuerlustig wäre ich aber nicht.

Jetzt mag vielleicht jemand einwenden, dass man ja nicht alle zwanzig Jahre alle Stühle und Sitze austauschen kann, nur weil die Leute immer dicker werden! Was das wieder alles kostet! Nun, nehmen wir doch beispielsweise die Sitze im Flugzeug. Darüber beschweren sich ja immer alle, egal ob dick oder dünn. Es ist ja nicht nur so, dass die Menschen heute dicker und größer sind als zu Beginn des touristischen Flugverkehrs. Nein, der zur Verfügung stehende Platz wurde in den letzten Jahrzehnten *minimiert*, damit mehr Sitze in das Flugzeug passen. Anstatt beispielsweise neun Sitze pro Reihe schafft man mit der Verkleinerung der Sitzgrößen heute Platz für zehn. Sitzplätze verkleinern geht also immer, aber vergrößern nicht? Wieso reagieren Fluggesellschaften nicht auf die Tatsache, dass Menschen heute eben ein bisschen mehr Platz benötigen? Immerhin bezahlen wir doch dafür. Wie war das noch mal mit »die Kundin ist Königin« oder so? Logisch will die Fluggesellschaft ein bisschen mehr Kohle verdienen – denn nichts anderes steckt hinter der Entscheidung, die Plätze zu verkleinern –, gleichzeitig spricht aber auch nichts dagegen, ein paar größere Plätze anzubieten, damit alle bequem am Zielort ankommen. In jedem Marketingschinken müsste doch stehen, dass zufriedene Kundschaft die kaufkräftigste Kundschaft ist. (Noch zufriedener allerdings, wenn sie genügend Platz hätte und dafür keinen Aufpreis zahlen müsste ...)

## *Stress macht krank*

In einer Zeit, in der fast jeden Tag panikverbreitende Artikel über die »gesellschaftliche Verfettung« veröffentlicht werden, lebt es sich nicht immer angenehm. Addiert man dazu die schrägen Sprüche, die Dicke oft hören, oder die Scham, die aufkommen kann, wenn die Standardsitze in Bus oder Flugzeug so schrecklich eng sind, dass man lieber steht, kann das ganz schön auf die Psyche gehen – zumindest, wenn man es andauernd erlebt und die Schuld permanent bei sich selbst sucht oder keine Möglichkeit hat, in irgendeiner Form dagegen anzugehen.

Mit dieser Belastung befasst sich auch die Forschung, zum Beispiel die Psychologie oder Soziologie. Dort wird die Frage gestellt, was Stress eigentlich mit uns macht und wie er sich auch auf den Körper auswirken kann. Diese Fachbereiche kommen zu alternativen Antworten auf die Fragen, warum bestimmte Bevölkerungsgruppen zu bestimmten Auffälligkeiten neigen, wie zum Beispiel zu Depressionen oder hohem Blutdruck. Sie nehmen allerdings weniger den Menschen und seine körperlichen Voraussetzungen in den Blick, sondern mehr die Lebenssituation, in der er sich befindet.

Demnach wirkt sich die soziale Stellung besonders stark auf die Gesundheit und das Wohlbefinden aus. Das bekannte Bild, dass vor allen Dingen die gestressten, überarbeiteten Manager Herzinfarkte bekommen, ist nämlich ein Mythos. Nicht unbedingt hohe Anforderungen im Job führen zu gesundheitlichen Einschränkungen, sondern Existenzangst, berufliche Unsicherheit oder Fremdbestimmung im eigenen Arbeitsalltag. Die Putzkraft, der Leiharbeiter oder die Pflegerin, die wenig Selbstbestimmung über ihre Arbeitspläne haben und oftmals kaum Anerkennung für ihre Tätigkeiten bekommen, haben viel öfter Probleme mit dem Herzen als die Führungsebene. Eine schlanke und in Schichten schuftende Fabrikarbeiterin kann also ungünstigere Voraussetzungen für eine lebenslange Gesundheit haben als eine freiberuflich arbeitende und über ihre eigene Zeit verfügende dicke Autorin, die an einem Buch namens *Fa(t)shionista* tippt und nebenbei Schokoshakes schlürft.

Die US-amerikanische Autorin und Expertin für Körperbilder Virgie Tovar bezieht sich in ihrer Arbeit oft auf das Phänomen »Minderheitenstress«. Das Konzept stammt aus der Sozialpsychologie und versucht, soziale Ungleichheiten in Bezug auf Gesundheit und Wohlbefinden zu erfassen. Es beschreibt den spezifischen Stress, den Menschen aus benachteiligten sozialen Gruppen aufgrund von diskriminierenden Erfahrungen und verinnerlichtem Selbsthass erleben. Die demütigenden Erlebnisse im Alltag sowie die Angst, immer wieder ausgeschlossen und verletzt zu werden, können zu einer Reihe von Folgeerscheinungen führen. Diese lesen sich wie ein *Who's Who* der sogenannten Dickenkrankheiten: Herz-Kreislauf-Probleme, Bluthochdruck, hohe Cholesterinwerte oder gar eine kürzere Lebenserwartung – alles Erkrankungen beziehungsweise Auswirkungen, die häufig monokausal mit dem sogenannten »Übergewicht« assoziiert werden. Die These: Nicht der dicke Körper per se, sondern der Stress, der damit verbunden ist, macht krank.

Virgie Tovar befasst sich mit den Lebensrealitäten von

Menschen, die Mehrfachbelastungen ausgesetzt sind, da sich der Stress erhöht, wenn jemand zum Beispiel dick ist, einen Job mit wenig Prestige hat und auch noch chronisch krank ist. Viele dicke Menschen, mit oder ohne Beschwerden, werden beim Arzt oder bei der Ärztin darauf hingewiesen, dass sie doch ein paar Kilos verlieren sollten. Die Gefahr, eine falsche oder unzureichende Diagnose zu bekommen, weil das Körpergewicht und nicht andere Faktoren in den Blick genommen werden, ist bei dicken Menschen mit chronischen Erkrankungen also logischerweise höher.

Zugegeben: Stress, der durch diskriminierende Erlebnisse und gesellschaftliche Normen entsteht, ist schwer zu messen. Eine Studie, die mit chronisch diäthaltenden Frauen in den USA durchgeführt wurde, hat sich allerdings genau mit dieser Problematik beschäftigt. Federführend war die Psychologin und Ernährungswissenschaftlerin Prof. Dr. Linda Bacon, die nicht nur den besten Nachnamen hat – Frau Speck! –, sondern auch eine der prominentesten Vertreterinnen des Health-at-Every-Size-Ansatzes ist, also des Ansatzes »Gesundheit bei jedem Körpergewicht«.

In der Studie untersuchten sie und ihr Team, was erfolgreicher ist: strenge Diäten mit Kalorientabellen oder etwa ein Ansatz, der sich weniger auf das Körpergewicht und mehr auf das Körperbewusstsein der Teilnehmerinnen konzentriert. An der insgesamt einjährigen Studie mit wöchentlichen Treffen nahmen weiße Frauen im Alter von dreißig bis fünfundvierzig mit einem BMI über dreißig teil, also Frauen, die als »krankhaft fettleibig« galten. Frauen wie ich. Aufgeteilt wurden die Teilnehmerinnen in zwei Gruppen: Es gab eine Diätgruppe, die sich an Diätpläne und Kalorientabellen halten musste. Die andere Gruppe wurde angehalten, von klassischen Diättipps abzusehen, auf den eigenen Körper zu hören und in Diskussionsrunden über Dickendiskriminierung in einem gesellschaftlichen Kontext zu reflektieren. Während knapp die Hälfte der diäthaltenden Teilnehmerinnen die Studie vorzeitig abbrach, blieben zweiundneunzig Prozent der Health-at-Every-Size-Gruppe Teil der Untersuchung. Jene Teilnehmerinnen verloren zwar kein Gewicht, aber verbesserten im Durchschnitt ihre Gesundheitswerte – zum Beispiel ihre Cholesterin- und Blutdruckwerte – und gewannen an Selbstbewusstsein. Die Teilnehmerinnen der Diätgruppe hingegen verzeichneten langfristig keine gesundheitlichen Verbesserungen, und ihr Selbstwertgefühl verschlechterte sich sogar.

Traditionelle Diäten, in denen Verzicht und der unbedingte Wunsch nach Gewichtsverlust im Mittelpunkt stehen, erscheinen also kaum erfolgversprechend. Weder fühlen sich die Teilnehmerinnen wohl, noch scheinen restriktive Diäten eine besonders gesundheitsfördernde Methode zu sein. Ein körperpositiver und auf eigene Bedürfnisse ausgerichteter Ansatz hingegen führt zu gesundheitlichen Verbesserungen und einem höheren Selbstwertgefühl.

Eine spannende Beobachtung, oder?

## Gute Dicke – ein Rant

Es gibt dicke Menschen, die regelmäßig in der Muckibude und zu Hause auch noch auf dem Hometrainer schwitzen. Immerhin liegt man nicht faul vor der Glotze, so wie die Dicken, die man jeden Tag in der Glotze faul vor der Glotze rumliegen sieht! Es gibt auch die, die selbst ganz schön viel auf die

Waage bringen und trotzdem über die speckigen Beine der Nachbarin lästern. Oder die, die neuerdings Diätshakes trinken und alle anderen damit nerven, dass sie das doch auch mal versuchen sollten: Von nichts kommt eben nichts!

Ganz ehrlich: Mich nervt das tierisch.

Sportliche Dicke sind nicht die besseren Dicken.

Diätshakes schlürfende Dicke sind nicht die besseren Dicken.

Dicke, die »alles richtig« zu machen scheinen, sind nicht die besseren Dicken.

Ich kann's mir nicht verkneifen: Hier ist ein Rant über die Dicken, die es ein bisschen richtiger, ein bisschen besser machen – und das auch gerne raushängen lassen. Sie sind nicht so wie diese *anderen* Dicken, du weißt schon, die faulen Nichtsnutze, die sich nicht im Griff haben ... Darf ich vorstellen: die »guten Dicken«.

*Folgende Passagen können Spuren von*
*Sarkasmus und Ironie enthalten.*

Die gute Dicke isst nicht viel. Jedenfalls nicht mehr als die, mit denen sie am Tisch isst. Es ist auch nicht schlecht, eine Mahlzeit einfach wegzulassen. Was bei schlanken Menschen besorgniserregend wäre, macht eine Dicke eben zu einer guten Dicken. Gewichtsverlust ist das Einzige, wofür sie lebt! Ständig darüber zu sprechen, dass sie abnehmen will, macht die gute Dicke eben ein bisschen erleuchteter als all die anderen willenlosen und faulen Säcke.

Die guten Dicken machen Sport. Dafür bestellen sie sich ihre Klamotten natürlich teuer online, denn das gängige Sportgeschäft stellt keine passenden Trainingshosen zur Verfügung. Selbstverständlich wählt man eine Sportart, in der das eigene Körperfett wenig bis gar nicht zu sehen ist. Schwimmen ist zwar »gut für die Gelenke«, belästigt aber auch die (schlanken) Badegäste. Aber gute Dicke würden sich ja eh nicht über dickenfeindliche Witze im Schwimmbad aufregen. Sie würden mitlachen!

Denn: Die guten Dicken lachen viel. Sie sind humorvoll und unterhalten am besten die ganze Party. Traurige Dicke sind nämlich deprimierend – sie sind bestimmt schlechtgelaunt, weil sie wieder kein Kilo verloren haben. Falls dicke Menschen doch mal aus anderen Gründen niedergeschlagen sind, wird ihnen ganz schnell eine dicke, robuste Schutzschicht zugeschrieben. Das packen die schon!

Die guten Dicken packen nämlich immer an. Bloß keine Müdigkeit oder Schwäche zeigen. Faul und inaktiv: Das sind die anderen!

Die gute Dicke kleidet sich geschlechtskonform. Das heißt, wenn du geboren wirst und jemand sagt: »Das ist ein Mädchen!«, solltest du verdammt noch mal auch Kleider tragen. Und Schmuck. Und Jungs anhimmeln (ganz wichtig!). Am besten hast du das Körperfett an »den richtigen Stellen« (ein bisschen Arsch und Hüfte, viel Busen, aber dafür eine schmale Taille). Wenn schon dick, dann bitte schön gemäß sanduhrenförmiger Schönheitsnormen.

Der gute Dicke tut alles, um seine Männlichkeit gleich doppelt zu beweisen. Klar wird über seine dicke Wampe oft gelästert. Das hält ihn aber nicht davon ab, sein Shirt öffentlich auszuziehen und kräftig auf seinem Bauch herumzutrommeln, um allen zu beweisen, dass er zwar dick, aber hey, immerhin supermännlich ist. Viele finden zwar, dass der Dicke mal ein bisschen weniger Eisbein essen sollte, aber so lange man(n) bei Männlichkeitsritualen mitmacht, ist man(n) der gute Dicke.

Die guten Dicken haben Geld. Dann können sie sich überteuerte Klamotten in sogenannten »Übergrößenläden« kaufen, den großzügigen Gastgeber auf Partys mimen und medizinische Tests (Blutdruck! Diabetes! Leberverfettung!) und Diätcamps selbst zahlen. Dann liegen sie mit ihren dicken Bäuchen den dünnen Menschen wenigstens nicht mehr auf der Tasche!

Die guten Dicken finden Dickenfeinde schon ganz schön fies. Aber sich mit anderen gesellschaftlichen Problemfeldern wie Sexismus oder Rassismus auseinandersetzen – das ginge echt ein bisschen zu weit. Man will ja nicht hysterisch werden!

Die guten Dicken sind gesund. Das ist gar nicht so einfach, weil ein dicker Körper ja eigentlich schon als ungesund gilt. Aber wenn schon dick, dann bitte keine anderen Auffälligkeiten! Dick und Diabetes? Selbst schuld! Dick und depressiv? Nimm erst mal ab! Dick und Asthma? Tja, bestimmt wegen der Fettröllchen, die auf die Lungen drücken. Damit eins mal klar ist: Schnaufende Dicke beim Treppensteigen halten gefälligst die Luft an! Die einzigen Dicken, die nicht gesund sind, aber trotzdem noch zu den guten Dicken gehören, sind jene, die nachweisen können, dass sie »nicht selbst schuld«

an ihrem Gewicht sind. »Ey, ich habe eine Stoffwechsel-krankheit!!!« heißt übersetzt so viel wie: »Ich bin aber nicht so faul, verfressen, unkontrolliert wie die ganzen anderen Dicken!«

Gute Dicke haben keinen Sex. Zumindest nicht in Filmen oder Serien, schon gar nicht in der Öffentlichkeit. Genau genommen ist schon eine minimalromantische Aktion wie Händchenhalten, in die (mindestens) ein dicker Mensch involviert ist, absolute Rarität. Wir wollen ja nicht übertreiben! Und überhaupt, die gute Dicke ist eh froh, dass sie einen Mann abbekommt. Warte, sie steht gar nicht auf Typen?! Tja, wen wundert es, welcher Mann würde auch schon »auf die stehen, höhöhö ...!«.

Die guten Dicken beschweren sich nicht. Obwohl sie jeden Tag gesagt bekommen, dass ihr Körper voller Makel ist. Und sie nicken pflichtbewusst, wenn mal wieder jemand mahnt, dass sie nicht so über die Stränge schlagen sollten. Gute Dicke stützen jene Normen, die ihnen schaden. Und freuen sich, dass sie nicht gemeint waren – dieses Mal. Die Wahrheit ist: Fast jeder gehört auf die eine oder andere Weise zu den »guten Dicken«. Aber es ist schon ganz schön mies, dass diese Idealvorstellungen permanent gegen uns alle verwendet werden. Und nicht nur das: Wir lassen diejenigen, die diese Normen nicht erfüllen können, es auch jeden Tag spüren.

Normen, Normen, Normen ... Die ganze Zeit meckere ich über den Druck, schlank zu sein. Und dass es ganz schön anstrengend ist, sich ständig gegen diesen Imperativ zu wehren. Und dann schimpfe ich auch noch darüber, dass man alles richtig machen muss, wenn man dick ist. Und dabei will ich nur sagen: Es ist okay, dick zu sein. Auch wenn man unsportlich ist. Oder Diabetes hat. Und vielleicht kommt bei manchen an: Es ist okay, dick zu sein, aber dann bitte schön auch selbstbewusst und mit einer großen Portion Selbstliebe.

### Lieb dich gefälligst! – Leichter gesagt als getan

Ziemlich bedröppelt saß ich vor Miriam und reichte ihr ein Taschentuch. Der Tee war schon lange kalt. Ich wusste nicht mehr, was ich noch sagen konnte, um sie aufzumuntern. Sie schnäuzte dramatisch ins Taschentuch und guckte betreten nach unten.

»Es tut mir echt leid, Darling«, sagte sie zum wiederholten Male. »Du hast dich so schön rausgeputzt!« Dabei zeigte sie auf mein weißes Kleid mit ganz vielen kleinen Kirschen drauf. Passend dazu hatte ich die Nägel rot lackiert und einen Hammerlidstrich aufgetragen.

In geselligen Runden hatte ich zu dieser Zeit lange keinen Spaß mehr gehabt. Die Trauer um meine Mutter saß mir noch zu tief in den Knochen. Doch an jenem Abend wollte ich endlich mal wieder unter Menschen, einfach nur tanzen und den einen oder anderen Cocktail schlürfen.

»Dabei wollten wir heute so richtig einen draufmachen ...«, sagte Miriam mehr zu sich selbst als zu mir. Dann schaute sie in meine Richtung und schob die Schultern schuldbewusst nach oben. »Biste jetzt böse?«

Mein langgezogenes »Ach nee, schon gut ...« verriet, dass ich aus Höflichkeit flunkerte. Was sollte ich sagen? So einen guten Lidstrich bekam ich nur selten hin, klar wollte ich ausgehen.

»Ich kann so nicht das Haus verlassen, ich krieg die Krise!«, jaulte Miriam wie ein begossener Pudel.

»Ich find's gut ...«, gab ich zurück, wohl wenig überzeugend.

Ein genervter Blick bestrafte mich sofort. Miriam saß vor mir in einem knallroten Jumpsuit, von dem sie nur ein paar Stunden vorher in höchsten Tönen geschwärmt hatte. Sie hatte den Einteiler in einer Ecke ihres Kleiderschranks gefunden und mir ein Dutzend entzückter Nachrichten per WhatsApp geschickt – zumindest bevor sie ihn anprobierte. Genau diesen Jumpsuit wollte sie nun auf der Party tragen. Deshalb trug ich mein Kleid mit den roten Kirschen: Hallo, passende Freundinnenoutfits!

Ihr roter Fummel hatte einen leichten Schlag am Hosenbein und einen richtig schicken schwarzen Gürtel. In der Brustgegend befanden sich drei Knöpfe, ein echtes Superheldinnenoutfit eben. Es gab nur ein Problem: Der Jumpsuit ging obenrum nicht mehr zu, das blöde Ding.

»Bei meinem Schulabschluss hat er perfekt gepasst.« Miriam nahm sich ein Kissen und hielt es sich schmollend vor die zwangsentblößte Brust.

Ein gutes Zeichen, fand ich. Die vier Phasen eines Outfitdramas sind nämlich die folgenden: Jammern, Schmollen, Wut und Aktion. Das ist jetzt keine hochtrabende Wissenschaft, eher, sagen wir mal: eine oft beobachtete Fallstudie meines Alltags. Wenn ich Klamotten anprobiere, die einfach nicht passen wollen, oder schlimmer noch: Wenn ich versuche, mich in ein Kleid zu zwängen, das drei Jahre vorher noch exzellent gesessen hat und nun kaum noch über den Po reicht, durchlaufe ich in der Regel eine Reihe an Gefühlen. Die erste Reaktion: Jammern. Und weil Jammern ein Kleid nicht wie durch Zauberhand größer macht, fange ich relativ schnell an zu schmollen (Phase zwei) und erzähle dann der nächstbesten Person in meiner Umgebung, wie ungerecht die Welt sei. Wut (Phase drei) und Aktion (Phase vier) gehen bei mir häufig Hand in Hand. Oft schmeiße ich das Kleid mit Karacho in die dunkelste Ecke meines Zimmers und verwandle meine Wut produktiv in die Organisation eines dicken Kleidertauschs (oder backe einen Kuchen).

Aber zurück zu Miriam: Sie hatte die zweite Phase – Schmollen – offensichtlich schon erreicht. Es sei denn, sie würde zurück auf Phase eins springen, das kann passieren. Nun musste ich nur noch warten, bis sie wütend wurde, um dann energisch in die Aktionsphase überzugehen. Aktion kann natürlich vieles bedeuten. Üblicherweise haben die Handlungen eine Spannweite von »Jetzt nehme ich ab!« bis »Ich lass mir davon doch nicht den Abend verderben, ich zieh was anderes an!«. Innerlich betete ich für die zweite Option, aber wer weiß, ein Outfitdrama kann verheerende Folgen haben.

Miriam nestelte angestrengt an ihrer Brustgegend rum. »Ich hab ja kein Problem mit viel Ausschnitt, aber brustfrei muss nicht sein«, murmelte sie vor sich hin. »Und schau mal hier ...« Sie deutete auf ihre Speckrollen. »Ich hatte keine Ahnung, dass ich so viel zugenommen habe in den letzten Jahren. Als ich den Jumpsuit bei meiner Abschlussfeier getragen hab, waren alle so begeistert ...«

Da war es passiert: ein Rückfall in Phase eins. Ich nickte verständnisvoll und wusste eh nicht mehr, wie ich Miriam noch mit Worten trösten konnte. So verzweifelt habe ich sie selten erlebt. Miriam gehört zu den Frauen, die mit ihrem dicken Körper sehr pragmatisch umgehen. Er ist halt da, aber muss kein Politikum werden. Manchmal verdreht sie die Augen, wenn ich Worte wie »Diätindustrie« oder »Dickendiskriminierung« sage. Damit kann sie wenig anfangen, sie findet die Politisierung von Körpergewicht zu radikal, fast unnötig.

Sollte ich ihr unter die Nase reiben, dass sie sich bestimmt wie ein Häufchen Elend fühle, weil sie eigentlich ganz genau wisse, dass sie nicht aus dem Haus gehen wolle, weil andere sich über ihre sichtbaren Speckrollen und den rausquellenden Busen lustig machen könnten? Ansonsten könnte sie den knappen Jumpsuit ja mit Stolz tragen, oder nicht?

»Schluss jetzt!«, sagte Miriam plötzlich laut und wurde energisch. »Ich glaube, ich muss jetzt endlich mal was tun!«, rief sie entschlossen. »Ab jetzt werde ich strenger auf meine Linie achten!«

»Wie bitte?«, dachte ich. »Wie konnte sie nur so schnell von Phase eins (Jammern) zu Phase vier (Aktion) springen?«

Leider hatte ich keine Zeit, meine pseudowissenschaftlichen Outfittheorien zu überdenken ... Bevor ich mich versah, befanden wir uns in einem handfesten Streit. Ich sagte ihr, dass sie kein Gewicht verlieren müsse, noch ein Diätindustrieopfer müsse ja echt nicht sein. Sie entgegnete, dass sie das doch bitte schön selbst entscheiden könne, und außerdem ginge es ihr nicht ums Gewicht, sondern ums Wohl fühlen. Ich hielt dagegen, dass sie wunderschön sei und doch einfach was anderes anziehen könne. Sie erwiderte, dass es darum gar nicht gehe und ich verblendet sei. Dann warf sie das Kissen, das sie bis dahin vor ihre Brust gepresst hatte, in meine Richtung und fragte spitz, ob »my body my choice« nur für radikale Feminist_innen gelte oder auch für sie.

Touché. Sprachlos bin ich ja selten, aber der Spruch traf mich hart. Jetzt schmollten wir beide nebeneinander. Ich in meinem sorgfältig ausgesuchten Outfit und Miriam mit raushängender Brust.

»Hast ja recht ... irgendwie«, gab ich kleinlaut zu.

Miriam grabschte sich das Kissen, das sie nach mir geworfen hatte, und positionierte es wieder vor ihrem Busen. »Manchmal gehst du mir auf'n Keks mit deinen Lebensweisheiten«, sagte sie tonlos. »Alle Körper sind schön, jaja, Diäten sind schlecht für dich, blabla, du musst dich nur selbst akzeptieren lernen, dann wird alles besser, pah! Ist doch alles einen Scheiß wert, wenn man sich unwohl fühlt ...«

Miriam redete sich offensichtlich in Rage: Phase drei! Dass sich ihre Wut gegen mich richten würde, hatte ich ja nicht ahnen können.

Miriams schlechte Laune konnte ich allerdings gut nachvollziehen. Diese Selbstakzeptanz ist ja auch ein verflixtes Stück Arbeit! Soll ich mal ehrlich sein? Ich kann mein Doppelkinn nicht leiden. Die Wahrheit tut weh, immerhin schreibe ich ein Buch, in dem ich dickes Selbstbewusstsein predige. Aber warum sollte ich lügen? Einen der härtesten Kämpfe in meinem Leben habe ich gegen mich selbst geführt. Oder besser gesagt: *führe* ich gegen mich selbst. Immerhin bin ich diejenige, die mein Doppelkinn auf Bildern versteckt. Zumindest steht da meist keiner neben mir und flüstert mir ins Ohr: »Bitte verstecken Sie Ihr Doppelkinn! Ach ja, und wenn wir schon dabei sind: Das zitronengelbe Shirt ist nicht gerade vorteilhaft.«

Das soll jetzt nicht heißen, dass die abwertenden Kommentare gegen Dicke nur in meinem Kopf stattfinden. Ganz im Gegenteil. Ich bin felsenfest davon überzeugt, dass Medien, die Modeindustrie, das Gesundheitswesen oder der ätzende Nachbar von nebenan uns permanent einreden, dass wir nicht gut genug sind (sprich: schlank genug). Das kann ich allein nicht ändern, da kämpfe ich ja gegen Windmühlen. Was ich allerdings schon beeinflussen kann, ist meine Einstellung zu mir selbst und zu meiner unmittelbaren Umwelt. Es ist nämlich ein Unterschied, ob ich den gesellschaftlichen Botschaften Glauben schenke und auf bestimmte Kleidungsstücke verzichte sowie Teile meines Körpers verstecke, oder ob ich beginne, genau diese Botschaften in Frage zu stellen. Warum mache ich nicht mal eine Fotoserie mit dem Titel: »Ich und mein Doppelkinn – schau mal richtig hin!«? Warum sollte ich mir verwehren, Zitronengelb und all die anderen aufregenden Farben zu tragen, nur weil die hippen Moderatgeber dicken Leuten niemals helle, knallige Muster empfehlen, sondern nur gedeckte Farben und kaschierende Schnitte?

Wenn ich mir etwas nicht (zu)traue, stelle ich mir immer folgende Frage: Möchte oder kann ich dieses und jenes wirklich nicht tun, oder habe ich lediglich Angst davor, dass entweder diese leise flüsternde Stimme in meinem Kopf oder irgendeine Nervensäge auf der Straße mir dafür einen gemeinen Spruch an den Kopf wirft? So habe ich das auch mit dem Schwimmen gehandhabt. Viele Jahre bin ich nicht schwimmen gegangen, weil ich mich schlicht und einfach geschämt habe. Im Badeanzug gibt es kein Kaschieren und Verstecken. Ein Badeanzug zeigt im wahrsten Sinne des Wortes die nackte Wahrheit. Und diese konnte ich viele Jahre nicht ertragen – und manche Badegäste, die mir zweifelnd-musternde Blicke zuwarfen, offensichtlich auch nicht. Heute wäge ich daher genau ab: Gehe ich schwimmen und nehme so manchen Blick in Kauf oder bleibe ich zu Hause und verzichte gänzlich auf das kühle Nass? Klar habe ich mich auch schon dagegen entschieden, schwimmen zu gehen, weil ich nicht den Mumm hatte. Aber immer öfter sage ich mir:»Hey, das Wasser gehört nicht nur den Dünnen!«, und packe meine Badesachen. Und wenn ich das nicht alleine schaffe, dann frage ich eine gute Freundin. Zusammen ist man häufig mutiger!

An diesen Punkt zu gelangen bedeutet auch, Respekt für seinen Körper und seine Bedürfnisse zu entwickeln (Schwimmen gehen! Zitronengelbe Shirts tragen!) und ihn ein Stück weit anzunehmen, gar lieben zu lernen. Aber mit einem Fingerschnippen ist das natürlich nicht gemacht, das kann ein lebenslanger Prozess sein. Diese Selbstliebe will gelernt sein (und an meiner Doppelkinnliebe muss ich noch eine Weile arbeiten ...). Auf jedem Weg gibt es Rückschläge, das lässt sich nicht vermeiden.

So auch bei Miriam, die ihre Rundungen eigentlich immer sehr selbstverständlich durch die Welt trägt, aber an diesem Abend geknickt neben mir saß und das Haus nicht verlassen wollte.

Ich hatte derweil einen frischen heißen Tee aufgebrüht und hielt Miriam als Friedensangebot eine dampfende Tasse hin.

»Es ist schon nach Mitternacht, was machen wir denn nun?«, fragte Miriam in die dampfende Tasse hinein.»Ich hab mich so drauf gefreut, das Teil zu tragen.«

Ein paar Minuten saßen wir schweigend nebeneinander. Dann stand Miriam auf und schimpfte vor sich hin.»Ist ja zum Mäusemelken ...«

Eine Weile hörte ich Fluchen und angestrengtes Kramen aus ihrem Schlafzimmer.

Derweil schlürfte ich meinen Tee und checkte meinen Instagram-Feed: Dutzende Fotos von Freund_innen, die stolz ihre Samstagabendoutfits präsentierten. Meine Laune verschlechterte sich im Minutentakt, und aus Trotz vergab ich kein einziges Instagram-Herz. Verdammt noch mal, anstatt eines langweiligen Kräutertees sollte ich einen zuckersüßen Cocktail in der Hand halten!

In dem Moment riss Miriam die Schlafzimmertür auf und stolzierte überglücklich ins Zimmer. »Na, was sagste?« Überschwänglich drehte sie sich einmal um ihre eigene Achse und präsentierte ihr neu zusammengestelltes Outfit: Über dem knallroten Jumpsuit trug sie nun ein kurzes Glitzerjäckchen, das genau jene Stellen überdeckte, die noch vor einer halben Stunde der Grund für Miriams schlechte Laune gewesen waren.

»Bist du fertig? Lass uns losgehen!«, rief sie ungeduldig.

»Hä, was ist denn gerade passiert?«, fragte ich verdutzt.

»Das siehst du doch. Ich hab eine passende Jacke gefunden«, sagte sie. »Sieht jetzt eigentlich noch schärfer aus. Dekolleté gut umspielt, und der Knopf, der nicht zugeht, ist nun elegant versteckt. Was ist, wollten wir nicht los?!«

Umständlich stand ich auf und grinste Miriam frech an. »Wie, ich dachte, du wolltest erst abnehmen, bevor wir das Haus verlassen können?«

Miriam seufzte dramatisch und griff nach dem Schlüssel. »Nun quatsch hier nicht rum. Die Cocktails warten!«

Und wow, hatten wir einen feuchtfröhlichen Abend. Miriam war, wie immer, der Star der Nacht und kassierte ein Kompliment nach dem anderen für ihr außergewöhnliches Outfit. Nonchalant nahm sie die Lobpreisungen an mit den Worten: »Ach, das alte Ding ... was eine halt so findet im Schrank, du kennst das ...«

Und ich? Ich ließ mal so richtig locker. Bauch raus, Hände in die Luft und einfach mal so richtig abdancen. Meinen Alkopop verteilte ich beim Grooven großzügig in alle Richtungen. Hey, das soll so sein: Das gehört zu meinem Tanzstil!

# Fat Power!
# (Ge-)Wichtiger
# Widerstand

*For once,*
*we can have the final say.*
*Goodbye to yesterday,*
*'cause we know we're here to stay.*
The Gossip

## *Fette Frauen beißen zurück*

Als ich sie das erste Mal sah, war ich ganz verzaubert: Ich scrollte durch meine Facebook-Timeline und sah das Foto einer dunkelhaarigen Frau, die sich im Bikini auf einem Schwimmreifen in Doughnutform im Pool aalte und ein Buch mit Miss Piggy auf dem Cover las. Sie scherte sich ganz offensichtlich nicht darum, dass man ihre speckigen Oberarme und Bauchrollen sah, nein, sie schien es sogar zu genießen, für alle Welt sichtbar abgelichtet zu werden. Ich spreche von der Amerikanerin Virgie Tovar, eine beeindruckende Persönlichkeit, die sich mit Vorliebe für dickes Selbstbewusstsein und wildgemusterte Outfits in allen Größen einsetzt. In den sozialen Netzwerken teilt sie ihren Alltag mit einer großen und wachsenden Fangemeinde: Mal sieht man sie im Secondhandladen knallenge Glitzerfummel shoppen, ein zuckriges Plunderteilchen essen oder in kurzen Videobotschaften erklären, dass man auf Kosten von dicken Menschen nicht spaßen sollte. Unmissverständlich teilt Virgie ihre Überzeugungen und spricht aus, was manche dicke Menschen nur zu denken wagen: Wir wollen Respekt, Klamotten in unserer Größe und das Patriarchat sprengen!

Auch ihr Buch *Hot & Heavy. Fierce Fat Girls on Life, Love and Fashion* ist voll mit Knallersprüchen. Mein Lieblingszitat steht gleich auf der ersten Seite. Ich rezitiere es oft am Anfang meiner Vorträge:

*Mein Fett ist politisch, weil es Leute so richtig sauer macht, wenn ich es zeige. Mein Fett ist politisch, weil ich es behalte. Mein Fett ist politisch, weil es verdammt sexy ist. Mein Fett ist meine Flagge, mein Anspruch auf Ruhm, meine Kriegsnarbe, mein geheimes Fat-Girl-Club-Abzeichen.*

»Körperfett politisch, wieso?«, fragen sich viele, wenn sie das Zitat zum ersten Mal hören. Ich verstehe die Zeilen so: Körperfett wird heute häufig instrumentalisiert, um Menschen zu beschämen und ihrem Gewicht Bedeutungen zuzuschreiben, die ganz schön verletzen können. Oftmals sind sich diese Menschen gar nicht bewusst, dass das keine objektiven Einschätzungen sind, sondern Wertungen. Sich normgerecht zu verändern und einer vermeintlich perfekten Idee hinterherzurennen, wie ein Körper auszusehen und zu funktionieren hat, ist heute ein ganz selbstverständlicher Teil unseres Lebens. Das passt perfekt in die heutige Zeit, in der alles optimiert und flexibel sein muss. Hinterfragt wird diese scheinbare »Normalität« nicht – das macht sie aber nicht »neutral« oder »richtig«. Deshalb spreche ich von Körpern als politische Orte: Auch auf Körper werden gesellschaftliche Ideen übertragen. Mein Fett darf nicht einfach sein, mein Fett wird von anderen politisch aufgeladen. Meist sagt das aber mehr darüber aus, welche Klischees in den Köpfen der Menschen existieren, als etwas über den Körper an sich. Einen positiven Nebeneffekt hat das allerdings: Ein gewichtiger Körper ist das perfekte Bullshit-Ortungsgerät. Ich weiß meist nach kurzer Zeit, wer sich ungehobelt verhält; man wird es mich durch einen miesen Spruch zu meiner Figur schon wissen lassen.

Wenn ich das Zitat von Virgie Tovar bei meinen Vorträgen vorlese, beobachte ich gerne die Gesichtszüge der Zuhörenden. Grob lassen sich die Reaktionen in drei Gruppen einteilen: die Irritierten, die Angewiderten und die mit den Herzchen in den Augen. Oberflächlich betrachtet, haben die drei Gruppen nicht sehr viel gemeinsam. Gut, die Irritierten können auch angewidert sein. Oder in den nächsten Sekunden großes Glück spüren, wenn sich die Worte vom Ohr direkt in ihre Herzen pflanzen. Allen gemein ist jedoch die Tatsache, dass keine der Reaktionen neutral ist, also in dem Sinne: Ist mir egal, finde ich weder gut oder schlecht, berührt mich schlicht nicht. Wenn ich mit anderen über Körpergewicht und Körperbilder diskutiere, zuckt niemand teilnahmslos mit den Schultern. Alle haben eine Meinung, eine Reaktion oder zumindest ein Gefühl zu diesen Themen, auch wenn sie nicht immer bewusst darüber nachdenken.

Die eigenen Bilder im Kopf sind Resultate eines jahrelangen – ach, was rede ich! – jahrzehntelangen Lernens unterschiedlichster Botschaften. Unsere Familien, die Medien, die

Erfahrungen, die wir im Laufe unseres Lebens machen – all das beeinflusst, was wir fühlen, denken, glauben oder hoffen. Und deshalb kennen wir auch alle die gesellschaftlichen Diskurse, Bilder und vorherrschenden Ideen über das Dicksein. Was man als richtig, falsch, angenehm oder abstoßend empfindet, hat mehr mit Gesellschaft zu tun, als wir es manchmal wahrhaben wollen. Egal, wie wir uns dazu positionieren, ob wir es klug oder unlogisch finden, körperliche Merkmale mit Wesensarten zu verbinden: Weder unsere Reaktionen noch unser Wissen dazu sind neutral.

Diese Erkenntnis ist Gold wert, weil sie der erste und vielleicht wichtigste Schritt zu einer Veränderung sein kann.

In diesem Buch habe ich immer mal wieder tolle Menschen vorgestellt, die sich gegen diese Bilder und Klischees wehren, zum Beispiel die Designerin Egypt »Ify« Ufele, den Autor Moritz Warntjen, den Psychologen und Körperexperten Mäks Roßmöller sowie Wissenschaftler_innen wie Dr. Charlotte Cooper, Prof. Dr. Linda Bacon oder Dr. Friedrich Schorb.

In den kommenden Kapiteln wird sich alles darum drehen, welche kreativen Ideen, Strategien und Projekte Menschen verfolgen, um Körpervielfalt zu zelebrieren und sich und andere (dicke) Menschen zu unterstützen. Dabei fehlen darf natürlich nicht das große Feld der Mode. Ich begebe mich auf die Suche nach einem passenden und vor allen Dingen gemütlichen BH. Es wird auch um Sexualität und körperpositiven Sport, das Ändern von Sehgewohnheiten und der Sprache und letztendlich um den Kampf gegen Dickendiskriminierung gehen.

Dass dieser aktivistische und politische Kampf eine ganz schön lange Geschichte hat, war mir bis vor ein paar Jahren gar nicht bewusst. Ich war davon überzeugt, dass es realistischer sei, ein lila Glitzereinhorn zu treffen als andere Leute, die so ticken wie ich. In den USA zumindest kam ich dem Einhorn schon ein Stückchen näher.

2009 studierte ich an einem kleinen College im regnerischen US-Bundesstaat Portland, Oregon. Dort wurde ich politisch aktiv und organisierte erste kleinere Veranstaltungen. Diesen alten feministischen Spruch »Das Private ist politisch« nahm ich sehr ernst und dachte über all die großen gesellschaftlichen Themen nach, die in den aktivistischen Kreisen der Universität diskutiert wurden. Ich lernte spannende Persönlichkeiten kennen oder las über sie in Büchern, selbstgebastelten Heftchen (auch »Zines« genannt) oder im Netz. Zurück in Berlin, war von dieser aufregenden Zeit erst einmal nichts mehr zu spüren. Wie jede junge Frau mit Tatendrang dachte ich damals, dass doch nur alle aufwachen müssten und dann, ja dann würde die Welt ein besserer Ort werden! Mir wurde auch bewusst, dass einige der Themen, mit denen ich mich am College beschäftigt hatte, in Deutschland kaum Resonanz fanden. In den USA gab es schon seit Jahrzehnten Gegenbewegungen zu Schlankheits- und Schönheitsnormen, die sich zum Beispiel Body Positivity, Fat Positivity, Fat Power, Size Acceptance oder Fat Acceptance nennen. Die Erfahrungen, die dicke Menschen machen, werden dort »fat stigma«, »fat shaming« oder etwas allgemeiner »body shaming« genannt, also das »Beschämen von Körpern«. Im Deutschen sage ich dazu – zugegebenermaßen etwas fade, aber eben treffend: Dickendiskriminierung.

Hier und da besuchte ich in den Folgejahren in Berlin kleinere Workshops und Diskussionsrunden, manche davon initiierten Bekannte von mir oder einfach ich selbst. Das war uns aber nicht genug: Eine Handvoll Gleichgesinnter und ich gründeten 2013 eine Gruppe namens *FAT UP*. Wir wollten unbedingt das Wort »fat« im Namen haben und liebten Wortspiele, also fanden wir den phonetisch gleichen Klang zum Englischen »to be fed up« (»die Schnauze voll haben«) ziemlich witzig. Denn wir hatten die Schnauze voll! Wir organisierten Partys, Videoabende, verkleideten uns als fette Superheld_innen, hielten Vorträge und dachten uns Sprüche aus, die wir auf Demos riefen oder auf Plakate schrieben. Die besten will ich dir auf keinen Fall vorenthalten:

*Cupcakes gegen Kapitalismus!*
*Pralinen gegen das Patriarchat!*
*Donuts gegen Dickenfeindlichkeit!*
*Fat grrrls eat you alive!*

Mein absoluter Favorit war allerdings folgender Spruch:
*Abgenommen? Schnauze! Zugenommen? Schnauze! Ernstgenommen? Geil!*

Damals dachte ich: Endlich packen wir diese wichtigen Themen mal an! Endlich sprechen wir ehrlich und kritisch über Schlankheitsnormen und feiern dicke Selbstbestimmung! Ich hatte keine Ahnung, dass wir bei weitem nicht die Ersten waren, die auf die Diätindustrie schimpften – auch wenn es sich ein bisschen so anfühlte.

Die Bewegung für die Akzeptanz dicker Körper lässt sich bis in die sechziger Jahre zurückverfolgen, etwa bis zu der Zeit, als die neuen sozialen Bewegungen wie die Frauen- oder die Bürgerrechtsbewegung begannen, sich in den USA zu entfalten. Die dokumentierte Geschichte der Dickenbewegung begann 1967 mit einer Demonstration im Central Park in New York City, auf der rund fünfhundert Aktivist_innen Schilder mit der Aufschrift »Fat Power« oder »Buddha war fett« hochhielten und Diätbücher verbrannten. Initiiert wurde das Fat-in – angelehnt an die Sit-ins der Bürgerrechtsbewegung – vom Radiosprecher Steve Post, der mit der Aktion auf die Diskriminierung dicker Menschen aufmerksam machen wollte.

1969 wurde ebenfalls in New York City die National Association to Advance Fat Acceptance (NAAFA) gegründet, also die Nationale Vereinigung für die Akzeptanz dicker Menschen, die noch heute existiert. Sie macht primär Lobbyarbeit für eine bessere Gesundheitsversorgung, für einen Diskriminierungsschutz in der Arbeitswelt und bietet Webinare zu Health At Every Size oder Fa(t)shion an. In den Anfangsjahren tummelten sich neben den aktiven Frauen auch viele ihrer männlichen Fans, was intern von einigen Mitgliedern kritisch gesehen wurde. Sie monierten, dass die Aktivitäten eher einer heterosexuellen Datingbörse glichen als einer Gruppe, die eine radikale Gesellschaftskritik formulieren wollte.

Anfang der Siebziger gründete sich auch in Reaktion darauf die feministische Gruppe Fat Underground, die primär in Los Angeles aktiv war und als Unterstützungsgruppe begann, um sich Wissen anzueignen und gegenseitig zu bestärken. Die Frauen recherchierten und werteten medizinische Studien aus, befassten sich mit feministischer Therapie, störten Veranstaltungen, auf denen Diätprodukte angepriesen wurden, oder planten Aktionen auf Frauenfestivals. Eine ihrer bekanntesten Interventionen fand anlässlich des Todes von Cass Elliot (1941–1974), der Sängerin von The Mamas and The Papas, statt. Medienberichten zufolge soll die zweiunddreißigjährige Musikerin an einem Schinkensandwich erstickt sein. Die Aktivistinnen hingegen behaupteten, dass Cass Elliot eines der prominentesten Opfer der Diätindustrie sei, da sie durch Crashdiäten und radikale Hungerkuren in den Monaten vor ihrem Tod rund vierzig Kilo abgenommen hatte.

Wie bei vielen aktivistischen Kollektiven führten interne Unstimmigkeiten und Mitgliederfluktuation zur Auflösung der Gruppe. Jahre später erinnerte sich Judy Freespirit, die mitunter als »Mutter der Dickenrechtsbewegung« beschrieben wird und auch Teil der Gruppe war, an die Arbeit von Fat Underground: »Am Anfang kicherten die Leute, wenn wir über ›Fette Befreiung‹ sprachen. Heute gibt es Hunderttausende fette Aktivist_innen und Verbündete auf der ganzen Welt.«

1992 bekam die Fat Acceptance/Fat Positivity-Bewegung sogar so etwas wie einen offiziellen Aktionstag, den Internationalen Anti-Diät-Tag. Ausgerufen hat ihn die britische Autorin Mary Evans Young, die Magersucht hatte, noch bevor Size Zero ein Begriff war. Young nannte zwei ausschlaggebende Gründe für ihre Idee zu diesem Tag: Zum einen sah sie im Fernsehen, wie eine junge Frau schon zum dritten Mal eine Magenverkleinerungsoperation durchführen ließ, weil sie jo-jo-mäßig das abgenommene Gewicht immer wieder zugenommen hatte. Kurze Zeit später las sie vom Suizid einer Jugendlichen, die wegen ihres Gewichts gemobbt worden war. In ihrer Wut gab Young eine Pressemitteilung mit den Worten: »Fette Frau beißt zurück« heraus und wurde in eine Fernsehshow eingeladen. Am Ende des Interviews sagte sie: »Vergesst nicht, den Anti-Diät-Tag zu feiern!«, und versprach ein Picknick im Londoner Hyde Park. Das britische Wetter machte den Feiernden allerdings einen Strich durch die

Rechnung, und die Aktion musste in Youngs Wohnzimmer verlegt werden.

Seit mehr als fünfundzwanzig Jahren gibt es am sechsten Mai Veranstaltungen, Fat-Flashmobs, Eat-ins oder einfach nur Zusammenkünfte gutgelaunter Menschen, weil dieser Tag daran erinnern soll, dass nicht irgendein Unternehmen, das viel Kohle mit Diätmitteln verdienen möchte, über unser Wohlbefinden und Körpergefühl bestimmen sollte, sondern wir selbst. Zu den Zielen des Tags gehören das Feiern von Körpervielfalt und Antidiskriminierungsinitiativen sowie Aufklärungskampagnen über die Gefahren von Diäten, die Kritik an Schönheitsidealen und das Gedenken an die Opfer der Adipositaschirurgie, die heute nicht mehr unter uns weilen.

Gruppen wie NAAFA und Fat Underground oder der Internationale Anti-Diät-Tag trugen dazu bei, eine andere Sprache in der Berichterstattung über dicke Menschen und eine Alternative zu den vermeintlich »neutralen« Fachbegriffen wie »overweight« (»übergewichtig«) oder »obese« (»fettleibig«) zu etablieren. Alternativ wurde das Wort »fat« als selbstgewählter Begriff popularisiert, der aus der beleidigenden Schmuddelecke geholt und positiv umgemünzt werden sollte.

Auch in Deutschland gibt es heute ähnliche Debatten zur Sprache: Die Worte »dick« oder gar »fett« gehen den meisten aber nicht so selbstverständlich über die Lippen wie den englischsprachigen Aktivist_innen. Zu sehr haftet an ihnen noch der bittere Nachgeschmack einer Beleidigung. Dafür gibt es zahlreiche umschreibende Bezeichnungen: üppig, mollig, vollschlank, drall, füllig, korpulent, moppelig, kurvig, beleibt, wohlgenährt ... und natürlich eine Vielzahl an herabwürdigenden Worten wie monströs oder schwabbelig. Dann gibt es noch »dickleibig«, was in meinen Ohren so klingt wie das Kratzen von Fingernägeln auf einer Tafel. Ich habe jedenfalls noch nie etwas von ominösen »Dünnleibigen« gehört. Vermeintlich neutral kommt das Wort »übergewichtig« daher. Wenn Menschen in meiner Umgebung politisch korrekt sein wollen, sagen sie immer »übergewichtig«. Es klingt irgendwie fachlich, einfach korrekt. Doch wer legt fest, wer »über« oder »unter« oder »normal« ist? Alles wird ständig angezweifelt oder hinterfragt: Ist in Spinat echt so viel Eisen drin? Waren die Amis wirklich die Ersten auf dem Mond? Warum kann ich nicht gleich zwei Puddings essen, wenn da »light« draufsteht? In Bezug auf unser Körpergewicht hingegen lassen wir uns einfach in eine Kategorie einordnen, obwohl wir doch wirklich keine Mathematik benötigen, um herauszufinden, ob wir uns so, wie wir sind, wohl fühlen.

Ich bezeichnete mich früher jedenfalls gerne als mollig und fühlte mich geschmeichelt, wenn ich als kurvig beschrieben wurde. Mollig klingt niedlich und recht harmlos und befindet sich irgendwo zwischen schlank und dick. Kurvig klingt nach »weiblichen Rundungen« und irgendwie sexy. Wenn schon dick, dann aber wenigstens hinreißend betörend, dachte ich mir! Heute mag ich es weniger, Verniedlichungen oder Euphemismen zu benutzen. Meist bewirkt das Schönreden, dass Dicke in zwei Kategorien geteilt werden: die sexy, kurvigen und »irgendwie noch akzeptablen« Dicken auf der einen Seite und die »unförmigen« und eher nicht so attraktiven auf der anderen. Wie beim Nachtisch gilt aber auch bei der Kritik an Schönheitsidealen: Bitte keine halben Sachen. Wir lassen uns doch nicht mit schnöden Teile-und-herrsche-Taktiken abspeisen!

In den letzten fünfzig bis sechzig Jahren haben sich unzählige Dicken-Interessensgruppen und aktivistische Kollektive gegründet sowie Schwimm-, Tanz-, Theatergruppen und Modegeschäfte mit einer größeren Auswahl an Kleidergrößen. Es fanden eine Menge Demonstrationen und Konferenzen statt, es wurden Bücher geschrieben und Zines gebastelt. Die meisten dieser Aktivitäten sind im englischsprachigen Raum zu verorten – in den USA, Großbritannien oder in Australien. Aber auch in den Niederlanden, in Frankreich und später auch in Deutschland gründeten sich Kollektive, die »dicke Interessen« vertraten. (Am Ende des Buchs findest du eine Auflistung von einigen deutschsprachigen Gruppen, Initiativen, Modeblogs und Akteur_innen.) Besonders in den letzten Jahren haben Blogs – in erster Linie Modeblogs –, soziale Netzwerke und Podcasts die Reichweite für fettpositive Perspektiven erheblich erhöht. Im Netz gibt es eine ganze Community von Fat-Aktivist_innen, die angelehnt an den Begriff Blogosphere als Fatosphere beschrieben wird.

Die großen Themen innerhalb der Dickenbewegung haben sich in den vergangenen Jahrzehnten nicht viel verändert, sie sind heute allerdings differenzierter: Es geht um gesundheitliche Aspekte, Ernährung(-smythen) und die Kritik an der Diätindustrie, um Diskriminierungsschutz, Kunst und Mode, Selbstakzeptanz, um positive Vorbilder und verstärkt auch um mediale Bilder und Repräsentation.

Im Vergleich zu den USA ist die Dickenbewegung hierzulande noch recht jugendlich. 1995 wurde der Verein »Dicke« gegründet, der Kongresse, Kleidertauschbörsen und Stammtische organisierte und einiges an Presse generieren konnte. Wegen interner Unstimmigkeiten existierte er aber nur wenige Jahre. Der Verein wurde 2008 noch einmal neu gegründet und war in den Folgejahren Vernetzungs- und Anlaufstelle für dicke Menschen, die Informationen zum Beispiel zu Bekleidung oder dickenfreundlichen Freizeit- und Sportangeboten suchten. Dicke e. V. organisierte auch Workshops und Protestaktionen, zum Beispiel zum Anti-Diät-Tag. Vor kurzem hat sich der Verein allerdings erneut aufgelöst.

2005 erblickte die Gesellschaft gegen Gewichtsdiskriminierung das Licht der Welt, eine bundesweit agierende Vereinigung, die inzwischen die mitgliederstärkste deutsche Fat-Acceptance-Organisation ist. Sie ist nach eigener Aussage »eine Vereinigung von Menschen aller Kleidergrößen und Bauchumfänge«, also dezidiert keine dicke (Selbsthilfe-) Gruppe. Dazu schreibt die Gründerin Stephanie von Liebenstein in ihrem Beitrag im Buch *Fat Studies in Deutschland*, dass es der Organisation weniger um die Veränderung dicker Menschen gehe als um gesellschaftlichen Wandel. Selbstbewusstsein und Selbstliebe seien »wichtig, und machen glücklich«, führt Liebenstein aus, seien aber nicht ausreichend, um die »grundlegend diskriminierende Unterströmung in der Gesellschaft zu verändern«. Die Hauptarbeit richte sich demnach auf Aufklärung und Sensibilisierung für das Thema Gewichtsdiskriminierung.

Auch Stephanie von Liebenstein kam in den USA mit Fat Acceptance in Berührung, in einem feministisch-linken Veranstaltungszentrum, in dem ein Regal voll mit Büchern über Fat Acceptance stand. Sie machte sich mit den bereits in den USA existierenden Initiativen vertraut und wusste schnell, dass sie eine solche Organisation auch in Deutschland gründen wollte. Gemeinsam mit Freund_innen setzte sie eine Homepage auf, übersetzte englischsprachige Texte und suchte einen Namen für das Phänomen, Menschen aufgrund ihrer Körperlichkeit und ihres (hohen) Gewichts abzuwerten. Die Gruppe entschied sich für »Gewichtsdiskriminierung« und war somit eine der Ersten, die das Wort in Deutschland verwendeten. Einen der größten Erfolge verzeichnete der Verein im Bereich der Verbeamtung. Damals wurden jedes Jahr Hunderte Beamtenanwärter_innen nur aufgrund ihres Body-Mass-Index von über dreißig nicht verbeamtet (dazu mehr im Kapitel: »Bitte einmal auf die Waage«). Der Jurist Martin Hillebrecht stellte ein Dokument mit konkreten Argumentationshilfen für Betroffene zusammen, bot eine kostenlose Rechtsberatung an und schrieb Artikel, zum Beispiel für die *Zeitschrift für Beamtenrecht*. Mit Verweis auf Hillebrechts Dokument entschieden daraufhin mehrere Gerichte vorteilhaft für dicke Kläger_innen, was ein großer Erfolg für die Gesellschaft gegen Gewichtsdiskriminierung und für zukünftige Beamt_innen war, die sich nun auf diese Entscheidungen berufen konnten.

Aktuell hat die Erweiterung des Allgemeinen Gleichbehandlungsgesetzes (AGG) oberste Priorität. »Wir wollen einen Diskriminierungsschutz für das Merkmal Gewicht erwirken«, sagt die Vorsitzende der Gesellschaft gegen Gewichtsdiskriminierung Natalie Rosenke, und ist dafür bundesweit auf Tagungen und parteipolitischen Veranstaltungen unterwegs. Dabei trägt sie oft einen Leinensack mit der Aufschrift: »Ich will keine Säcke mehr tragen!«


In den letzten Jahren ist das Bewusstsein für Körpervielfalt in Deutschland enorm gewachsen. Maßgeblich dazu beigetragen haben auch internationale Vernetzungen: So war die bekannte britische Forscherin und Fat-Aktivistin Dr. Charlotte

Cooper genau zu der Zeit in Berlin, als die dort lebende Britin Emma Raven 2010 die Gruppe Rebel Bellies gründete. Raven hatte das Gefühl, dass sie in Berlin mehr Belästigung auf der Straße erlebte als in ihrer Heimat, und oftmals hatte diese mit ihrem Gewicht zu tun. Die Rebel Bellies organisierten Performances oder Spoken-Word-Abende zum Thema Körperbilder und Dicksein. Bei einer der Veranstaltungen stellte Cooper ihr Zine *A Queer And Trans Fat Activist Timeline* vor, ein selbstgemachtes Heftchen über die Geschichte von Fat Aktivismus in den vergangenen Jahrzehnten. Auch ich, gerade frisch aus den USA zurück und voller Tatendrang, saß bei einer der Veranstaltungen und dachte:»Wow, wow, WOW!«

Dicke e. V. oder die Gesellschaft gegen Gewichtsdiskriminierung waren mir damals noch nicht bekannt, und die Rebel Bellies waren nur sehr unregelmäßig aktiv. Also suchte ich weiter nach diesem seltenen lila Einhorn – und fand es, als ein paar Gleichgesinnte und ich FAT UP gründeten. Damals erhielt FAT UP viele Presseanfragen und Einladungen für Vorträge deutschlandweit, so sehr schlug das Thema ein. Wir waren damit aber auch ein bisschen überfordert – Interview hier, Vortrag da, Demo nächste Woche. Unsere Gruppe existierte nur ein paar Jahre, auch wenn wir alle dem Thema bis heute treu geblieben sind. Viele von uns arbeiten noch heute in den Bereichen Körperakzeptanz und dicke Selbstbestimmung. Einen weiteren schönen Nebeneffekt von FAT UP beschrieb eine Mitstreiterin so:»Das Politisieren hat mir sehr geholfen, auch ganz persönlich im familiären Kontext. Dass ich über FAT UP gesprochen habe, hat auch was daran geändert, wie zum Beispiel meine Eltern meinen Körper und mein Essverhalten kommentiert haben.«

## Fatshionistas!

Wenn es eine modische Konstante in meinem Leben gibt, dann sind es Kleider. Bunte, gestreifte oder gepunktete, egal, Hauptsache keine Hosen. Zu meinem Stil befragt, sagte ich in einem Interview einmal: »Ohne Hosen ganz nach oben!« Gerne würde ich die Ärztin, die mir damals mitgeteilt hat, dass ich bald in kein Kleid mehr passen würde, wenn ich noch mehr zunähme, einladen, in meinen Kleiderschrank zu sehen. Kleider in allen Farben und Formen hängen dort dicht gedrängt in den Größen zweiundvierzig bis zweiundfünfzig, aber keine einzige Hose. Die Zeiten, in denen ich höchstens ein paar Ohrringe kaufen konnte, weil die Geschäfte meine Größe nicht anboten, sind heute glücklicherweise vorbei – auch wenn die Auswahl zugegebenermaßen immer noch zu wünschen übriglässt. Zwar besitze ich jetzt Tonnen an Ohrschmuck, habe in den letzten Jahren aber auch dazugelernt, wie ich an Klamotten in großer Größe rankomme. Das Internet, in dem sich modebewusste Dicke – Fatshionistas – mit Vorliebe tummeln, spielt da eine große Rolle.

Gleich mal vorneweg: Ohne die Künstlerin Amanda Piasecki hätte mein Buch nicht diesen preisverdächtigen Titel! 2004 gründete sie die Onlinecommunity Fatshionista, auf der sich bald Tausende von Mitgliedern über Mode und Politik unterhielten und hilfreiche Tipps über Klamotten und coole Läden austauschten. Die Community organisiert fette Kleidertauschpartys oder hilft dabei, kleinere Unternehmen, die große Größen anbieten und ethisch vertretbar herstellen, bekanntzumachen. Mit kreativen Wortneuschöpfungen wie Fatkini oder eben Fatshion haben Piasecki und all die anderen dicken Modefans, die auf Tumblr, LiveJournal und Instagram aktiv sind, in den letzten Jahren maßgeblich dazu beigetragen, dass Mode in großen Größen heute überhaupt ein Thema ist.

Aber was hat Mode bitte schön mit Gesellschaftskritik zu tun? Virgie Tovar findet: »Ganz schön viel.« Du erinnerst dich bestimmt an ihren von mir schon mehrmals zitierten Satz: »Mein Fett ist politisch.« Vor ein paar Jahren habe ich die Kalifornierin interviewt. Dabei sprachen wir auch über Mode und deren politisches Potential. Virgie Tovar ist sich der kritikwürdigen Strukturen innerhalb der Modeszene und vor allen Dingen der teils ausbeuterischen Produktionsbedingungen bewusst. Trotzdem sieht sie viel Potential in diesem Bereich, gerade für Menschen, die auf Laufstegen kaum zu sehen sind. »Mode ist so etwas wie der Eintrittspunkt, das Schlachtfeld, und das Mittel zum Radikalen für so viele dicke Menschen«, sagt Tovar und ergänzt: »Mode ist eine feierliche und, wie ich sagen würde, affektierte Art und Weise, aktivistisch tätig zu sein. Ich denke, dass *fat fashion* eines der interessantesten Dinge ist, die gerade passieren.«

In den sozialen Netzwerken tummeln sich die Körperpositiven und die Modebewussten unter den Hashtags #plussize, #bodypositive, #OOTD (Outfit des Tages) oder #effyourbeautystandards (f*** deine Schönheitsideale). Letzteres Schlagwort hat übrigens Tess Holliday, Model und Visagistin, erfunden. Sie hat 2015 einen Vertrag mit einer der bekanntesten Modelagenturen Großbritanniens abgeschlossen. Das klingt vielleicht höchstens für Fashiongurus aufregend. Sensationell ist allerdings, dass Tess mit ihrer Größe zweiundfünfzig/vierundfünfzig das bis dato dickste Model ist, das je von einer Mainstream-Modelagentur unter Vertrag genommen wurde. Das war eine bombastische Nachricht, leben wir doch in einer Welt, in der selbst die sogenannten Übergrößenmodels häufig höchstens Größe achtunddreißig bis zweiundvierzig tragen, was, *hüstel*, wohl eher dem deutschen Durchschnitt entspricht ...

Wer hätte vor Jahren noch gedacht, dass es mal ein Supermodel mit Speckrollen geben würde? Heute gibt es zahlreiche sogenannte Plus-Size-Models, die nicht nur erheblich an den Sehgewohnheiten kratzen, sondern eben auch ermöglichen, dass mehr und mehr Unternehmen entweder eine Kollektion mit großen Größen entwerfen oder ihr Größenspektrum deutlich erweitern.

In Deutschland laufen bei den Plus Size Fashion Days seit nunmehr fünf Jahren Models ab Größe zweiundvierzig über den Laufsteg. Seit ein paar Jahren wird ein Fräulein-Kurvig- und ein Mister-Big-Award verliehen. Was auffällt: Nicht nur was Körpergewicht anbelangt, herrscht eine größere Vielfalt auf den Plus-Size-Laufstegen, sondern auch was Alter, Körperform und Hautfarbe angeht.

Auch wenn diese Entwicklung erfreulich ist, sprechen wir immer noch von einer Nische. Wie viele Frauen mit Größe vierundvierzig oder darüber hat Heidi Klum eigentlich schon zum Topmodel gekürt? Wie viele Dicke preisen in der Werbung Shampoo, Hundefutter oder Spitzenunterwäsche an? In den Medien gibt es einfach kaum Dicke, die entspannt und bewusst ganz alltägliche Dinge tun. Ein Blick in die Archive mit gängigen Stockfotografien zeigt deutlich, dass die Bildagenturen eine sehr eingeschränkte Auswahl haben. Die meisten dort abgebildeten Menschen sind schlank – und, wenig überraschend, auch weiß, ohne Behinderungen und den gängigen Schönheitsidealen entsprechend. Gebe ich die Worte »dick« oder »übergewichtig« in diese Fotoarchive ein, kommen mir die kopflosen Fetten nur so entgegengesprungen. Dabei geht es doch auch anders. Medienschaffende könnten sich nämlich auch mal in alternativen Fotoarchiven umschauen.

Lindley Ashline hat solch ein digitales Archiv aufgebaut. Die Fotografin hat ein kleines Fotostudio in Seattle im US-Bundesstaat Washington. Sie fotografiert ausschließlich dicke Frauen, die sich teilweise jahrzehntelang nicht vor die Kamera getraut haben. Mit kreativen Fotoshootings, ein bisschen Make-up und einem weiblichen Team schafft sie eine herzliche Atmosphäre, bei der eine Menge bezaubernder Fotos entstehen, die die Vielseitigkeit von hochgewichtigen Frauen zeigen. Als Reaktion auf die einseitige oder gar fehlende Darstellung von Dicken (mit Köpfen) rief Lindley Ashline das digitale Archiv *Representation Matters* ins Leben, auf denen sich Dicke in unterschiedlichen Alltagssituationen tummeln: bei einer Geburtstagsfeier, beim Yoga am Strand und ja, auch beim Essen oder vor dem PC. Das Fotoarchiv ist laut eigener Beschreibung die weltweit erste kommerzielle Stockfotografieseite inklusive körperpositiver und gewichtsneutraler Fotos. Für Dickenfeinde hat Ashline eine extra Klausel in die Nutzungsbedingungen geschrieben: Die Fotos des Archivs dürfen nicht für Beiträge verwendet werden, in denen negativ und stigmatisierend über hohes Körpergewicht berichtet wird. Eigentlich sollte es jetzt keine Ausreden mehr für stereotype Darstellungen geben. Und vielleicht schafft es in Zukunft die eine oder der andere Dicke auch mal auf das Cover einer Zeitschrift, ohne dass es um ihr oder sein Gewicht geht. Wie radikal wäre es denn, uns Dicke einfach

mal als Menschen mit Talenten, Träumen oder Ideen abzu-
bilden?

Diesen Umstand nennt auch Virgie Tovar als Grund dafür, warum sie so viele positive Einflüsse im Feld der Plus-
Size-Mode und in der medialen Repräsentation von dicken
Menschen sieht. Dort werden sehr unterschiedliche Menschen sichtbar und agieren als Vorbilder. Dazu kommt, dass
dicke Models durch ihre bloße Anwesenheit Mainstream-
Mode verändern und oftmals aus der Not eine Tugend machen: Da der Wandel zwar spürbar ist, aber eben langsam
voranschreitet, organisieren Modefans Kleidertauschpartys
und Trödelmärkte oder nähen sich ihre Lieblingsteile gleich
selbst. Und das ist sowieso die nachhaltigste Art und Weise,
mit Klamotten umzugehen. Auch Amanda Piasecki war es
immer wichtig, alternative Wege zu finden, modisch zu sein.
In einem Interview mit Charlotte Cooper sagte sie mal:»Stil
und Mode sind okay, aber ein *badass fatass* [eine extrem coole dicke Person] zu sein ist noch wichtiger.«

## Das Alphabet der Körbchengrößen

Der Zug tuckerte langsam in den Bahnhof. Ich wuschelte mir
noch einmal kräftig durchs Haar, schnappte mir Reisetasche
und Laptop und stieg kurz darauf vorsichtig die Stufen zum
Bahnsteig hinab.»Bloß nicht hinfallen ...«, ermahnte ich
mich selbst. Der Kameramann sah jedoch zufrieden aus, das
erspähte ich aus dem Augenwinkel. Wenn man gefilmt wird,
lautet die goldene Regel: bloß nicht in die Kamera schauen.
Also lief ich unbeirrt weiter die Stufen runter in die Eingangs-
halle.

»War das okay? Ich meine: oscarverdächtig?«, flachste ich, und die Redakteurin sagte: »Ja klar, lauf mal weiter, wir filmen noch ein bisschen, wie du aus dem Bahnhof gehst.«

Das kleine arte-Team folgte mir und filmte meine Beine, wie sie Richtung Ausgang liefen. Einen Tag zuvor hatten sie bereits einen Vortrag von mir in Lüneburg gefilmt, vor wenigen Minuten waren wir in Hannover angekommen. Dreimal marschierte ich noch aus dem Bahnhof raus, dann war auch diese Szene im Kasten.

An jenem Tag wollte ich Anne-Luise Lübbe treffen. Wir kennen uns, wie man so schön sagt, »aus dem Internet«. Anne-Luise ist BH-Expertin und hat einen kleinen Laden in Hannover, in dem sie Unterwäsche und Bademode verkauft. Da ich noch nie einen BH besessen hatte, der auch nur annähernd bequem saß, hielt ich einen Termin bei ihr für dringend notwendig. Normalerweise gehe ich allein auf Klamottenpirsch. Nun sollte ich mit dieser Regel brechen und brachte gleich ein ganzes Kamerateam mit: arte drehte zu der Zeit eine Dokumentation über die Body-Positivity-Bewegung in Deutschland, und auch ich durfte ein paar Sätze in die Kamera sagen. Im Vorfeld fragte ich das Team, ob sie nicht auch noch in der BH-Lounge von Anne-Luise drehen wollten. Klar wollten sie das. Und nun stiefelten wir gemeinsam zum Wäscheparadies.

Den passenden BH zu finden, das ist manchmal wie ein Sechser im Lotto. Der regelmäßige Griff unter meine Arme zum Justieren des schlechtsitzenden Büstenhalters ist für mich so etwas wie alltägliche Routine geworden. Meine Speckrollen suchen sich nämlich ihren ganz eigenen Weg und lassen sich ungerne in Form quetschen. Ich kann mich auch nicht erinnern, die Worte »BH« und »bequem« jemals in einem Satz gebraucht zu haben ...

Mit zwölf oder dreizehn trug ich meinen ersten BH. Ich war nicht die Erste in meiner Klasse, die einen tragen musste, aber ich wollte ganz sicher auch nicht die Letzte sein. Der BH repräsentierte so etwas wie die Grenzlinie zwischen Kind und Jugendlicher. Kinder trugen Unterhemden, Jugendliche einen BH. Die coolen Mädchen hatten eh schon einen.

In unseren Kinderköpfen gab es nur drei Arten von Busen: kleine Brüste (die nannten wir ganz uncharmant »Bügelbrett«), die »perfekten« wohlgeformten Brüste der Klassenschönsten und große Brüste (die wir, ebenfalls wenig schmeichelhaft, »Atombusen« tauften). Bis vor nicht allzu langer Zeit nahm ich an, dass die Körbchengrößen A, B und C die drei gängigsten seien. Wer einen kleinen Busen hat, trägt Körbchengröße A, durchschnittliche Brüste passen in den B-Cup und eine große Oberweite wird in den C-Cup gepackt. Nur Pamela Anderson trägt Doppel-D, aber die hat sich ja auch auf den Operationstisch gelegt. Dieses – zugegebenermaßen – zweifelhafte BH-Wissen führte dazu, dass ich viele Jahre eine viel zu kleine Körbchengröße trug.

Irgendwann stolperte ich dann über einen Artikel, der beschrieb, dass viele eine falsche BH-Größe tragen, ohne es wirklich zu merken. Ich dachte noch: »Das sieht man doch, wenn die Brüste aus dem Körbchen fallen ...«, und lernte wenig später, dass auch *ich* so richtig schön danebenlag mit meiner Selbsteinschätzung.

Als ich dann meine wirkliche BH-Größe herausfand, war mein erster Gedanke: »Atombusen. Ich habe einen Atombusen!« Anscheinend war ich, was mein Wissen über Büstenhalter angeht, noch irgendwo in der Pubertät steckengeblieben.

Es wurde langsam mal Zeit, mich auf den neuesten Stand zu bringen und einen kleinen Ausflug in die wunderbare Welt der Wäsche zu machen. Ich wollte mehr wissen über das mysteriöse Teil, das ich jeden Tag trug – und das mich jeden Tag nervte.

Keine zehn Minuten später standen das arte-Team und ich vor Anne-Luises Laden im zweiten Stock eines unscheinbaren Hinterhauses. Einzig das Schild mit einer tanzenden und nur in Unterwäsche bekleideten Schönheit neben dem gebogenen Schriftzug »BH LOUNGE – ENDLICH PASSENDE BHs« wies darauf hin, dass sich hier ein kleiner Laden befindet.

Anne-Luise und ich begrüßten uns herzlich, obwohl wir bis dahin nur online miteinander kommuniziert hatten. Der kleine, gemütliche Laden hatte Wohnzimmergröße und lud sofort zum Stöbern ein. Aber dafür sollte ich später noch genug Zeit haben. Während das Kamerateam aufbaute, fingen Anne-Luise und ich gleich an zu schnacken.

Mit Blick auf die modischen Wäscheteile fragte ich sie, ob sie sich schon immer für Unterwäsche interessiert habe. Lachend erzählte sie mir, dass sie erst einmal Mathematik und Philosophie studiert habe. Mit dem Verkauf von Spitzenhöschen habe sie damals weniger zu tun gehabt. Doch irgendwann habe sie das Thema beschäftigt – quasi aus dem Eigenbedarf als Kundin heraus: »Als Erstes habe ich gelernt, dass ich komplett die falsche BH-Größe getragen habe.«

Diese Erkenntnis hat sie neugierig gemacht, und so fing sie an, sich mit Körbchengrößen, Umfängen und Stoffen zu befassen. Sie recherchierte in Onlineforen, namens Busenfreundinnen zum Beispiel, oder lernte von Bildern, wie ein guter BH zu sitzen hat.

»Die Theorie ist eigentlich ganz einfach«, erklärte sie mir, »aber ein Gefühl dafür zu bekommen, ob die Person sich damit wohl fühlt, das ist dann Erfahrung.«

Direkt nach dem Studium machte sie sich mit der BH Lounge selbständig. Das hört sich nach einer Menge Arbeit an, und irgendwie auch nach einem ganzen Batzen an Startkapital.

»Bist du reich?«, fragte ich neugierig, worauf Anne-Luise mit einem lauten Lacher antwortete: »Ich habe mit fünfhundert Euro angefangen. Für alles.«

»Für alles?«

»Ja: Visitenkarten, Website, Köfferchen. Ich habe mit ein paar BHs angefangen und einem Zettelchen, auf dem ich immer eingetragen habe, was die Leute so brauchen: welche Formen und Größen zum Beispiel. Dann habe ich mit kleinen Bildchen erklärt, wie die BHs gut sitzen. Wenn die Leute wollten, habe ich auch eine Bestellung aufgegeben.«

Das erste Dreivierteljahr reiste Anne-Luise mit dem Koffer durch Niedersachsen und fuhr überall dort hin, wo sie gebucht wurde. Irgendwann kamen dann die Fragen, ob sie nicht auch einen Laden hätte. Auf kleinen Umwegen hatte sie vor ein paar Jahren diesen Raum in Hannover gefunden, und nun saßen wir in ihrem eigenen kleinen Laden: der BH Lounge. Seitdem hat sich die junge Unternehmerin einen festen Kundenstamm aufgebaut.

Bald waren wir bereit für unser Interview: Die Kamera lief, das Aufnahmegerät lief, mein Schweiß lief: Es konnte beginnen!

»Sag mal, wer kommt denn so in der BH Lounge vorbei?«

»Eigentlich alle, die einen BH brauchen oder sich etwas Schönes gönnen wollen. Besonders oft wird nach großen Umfängen mit kleinen Cups gefragt. Weil es da so wenig Auswahl gibt. Es kommen die unterschiedlichsten Menschen, darunter auch Männer, die einen BH brauchen oder es einfach mögen, schöne Wäsche zu tragen.«

»Besuchen dich eher Leute aus Hannover oder auch von weiter her?«

»Ach, von überall ... Manche fahren drei Stunden.«

»Drei Stunden!«

»Ja, sie kommen aus ganz Deutschland.«

»Warum, denkst du, nehmen sie einen so weiten Weg auf sich?«

Sie fing an zu lachen und sagte:»Na, weil ich nett bin!«

Ich konnte das gut nachvollziehen, Anne-Luise lachte sehr viel und verbreitete trotzdem eine gemütliche Ruhe.

Ich hakte noch einmal nach.»Aber was erzählen die denn, warum sie Stunden an Fahrtzeit in Kauf nehmen, um in deinem Geschäft einzukaufen?«

»Manche kennen mich aus dem Internet und haben einen Blogartikel gelesen. Ich denke aber auch, dass viele es gut finden, dass man bei mir Einzeltermine ausmachen kann. Dann weiß man: Hier kommt niemand sonst rein. Keiner muss sich schämen.«

»Kommen sie dann mit speziellen Ängsten oder Wünschen zu den Einzelterminen?«

»Nee, das kann man so pauschal nicht sagen. Nicht alle haben Angst, manche wollen einfach in Ruhe nach BHs gucken.«

»Ich hätte jetzt gedacht, dass da viele dicke Menschen dabei sind ...«

»Ja und nein. Normschönheit schützt auch nicht vor Selbstzweifeln. Es kommen ebenso Menschen, bei denen ich denke, dass sie nahe am Ideal dran sind, aber die mögen sich trotzdem nicht im Spiegel anschauen.«

Auf die Frage, ob ein dicker Körper spezielle Anforderungen für Unterwäsche mit sich bringe, schüttelte sie den Kopf.

Das überraschte mich dann doch, und so bohrte ich noch ein wenig weiter nach. »Also, mich interessiert das, weil ich solche Rettungsringe habe, also, hm, wie nennt man das noch mal? Du weißt schon: Die Fettröllchen um den Bauch, und da kann doch so ein Büstenhalter schon mal mehr einschneiden als bei einer schmalen Frau, oder nicht?«

»Bei dicken Menschen ist es so, dass sie oft die komplett verkehrten Größen tragen. Eine dünne Person liegt vielleicht mal mit einem oder zwei Körbchen daneben. Bei einer dicken kann das schon mehr sein«, erklärte Anne-Luise und fügte noch hinzu: »Es gibt bei jedem Körper irgendetwas, worauf man achten muss. Dicke Kund_innen hören aber schon öfter: ›Ihr Körper ist ganz schwierig. Da müssen wir erst mal da hinten in der Ecke gucken, ob wir überhaupt noch ein Teil haben ...‹«

»Wie viele Kund_innen waren bisher bei dir, die wirklich ihre eigene Größe kannten?«

»Das kann ich genau sagen, ich habe mitgezählt!«, sagte sie lachend. »In den fünf Jahren, seitdem ich das mache, waren es zwölf.«

»Das ist ja unglaublich! Wie viele Menschen sind denn insgesamt zu dir gekommen?«

»Hunderte ... oder so.«

Ich selbst griff jahrelang einfach nach der größten BH-Größe, die ich in den Geschäften, in denen ich einkaufte, fand. Das war dann eine 95B oder 90C. Ein D-Cup lag da selten aus, aber ich dachte auch nicht, dass ich wirklich einen benötigen würde. So groß ist mein Busen nun auch wieder nicht. (Glaubte ich.) Mir war schon klar, dass ich einen großen Umfang benötigte – also die 90 oder 95. Ich war ja auch viel breiter als die meisten in meinem Freundeskreis, die trugen eher 75 oder 80. Ich kaufte also Büstenhalter mit dem größtmöglichen Umfang, und weil ich meine Brust als »durchschnittlich groß« einschätzte, griff ich eben zu einem B-, manchmal zu einem C-Körbchen. Oh, wie sehr ich mich irrte!

Aber dafür war ich ja auch zu Anne-Luise gekommen, die sich viel Zeit für die Suche nach der richtigen Größe nimmt und sich auf die Fahne schreibt, vorurteilsfrei zu arbeiten.

»Auf deiner Homepage steht ›Accept Every Body‹, also: ›Akzeptiere jeden Körper.‹«

»Ja, das ist mir sehr wichtig. Wäsche ist so ein intimes Thema, man zieht sich hier ja auch halbnackt aus. Manchmal höre ich dann: ›Gucken Sie mal da nicht so genau hin, da ist meine Problemzone.‹ Manche erzählen auch, was sie so alles in anderen Wäschegeschäften hören ...«

»Was hören sie denn so?«

»Da sagt eine Verkäuferin dann beispielsweise so etwas wie: ›Für Sie haben wir hier nichts. Nehmen Sie erst mal ab. Lassen Sie sich Ihre Brust verkleinern, dann hätten wir was.‹«

»Das ist ja krass!«

»... und dann kommen sie zu mir und fragen, ob es überhaupt etwas in ihrer Größe gibt. Sie sind dann richtig verwundert, dass es etwas gibt und dass das dann auch noch bequem ist.«

»Auf deiner Homepage hast du eine Extraseite zum Thema ›Mythen beim BH-Kauf‹. Was sind denn so die gängigsten?«

»Mythos Nummer eins: ›Breite Träger sind gut für den Rücken.‹« Anne-Luise schüttelte energisch den Kopf und erklärte, dass das so nicht stimme: »Man sollte halt ein festes Unterband tragen, damit die überwiegende Mehrheit des Brustgewichts vom Band getragen werden kann, ansonsten bekommt man die typischen Schulter-Nacken-Verspannungen.

»Was wäre ein weiterer Mythos?«

»Ganz klar: ›Bügel sind böse!‹«

»Das stimmt ja auch ein bisschen, die können ganz schön stechen!«, wandte ich ein, woraufhin Anne-Luise entgegnete: »Das liegt dann wahrscheinlich daran, dass der verkehrte Bügel für die BH-Form genommen wurde. Manche denken, dass es sich so gehört, dass der BH sie ein bisschen quälen muss.«

»Stimmt es denn, dass man ab einer bestimmten Größe immer einen Büstenhalter tragen muss?«

»Nö, man kann BHs mit oder ohne Bügel tragen oder eben keinen. Solange dir nichts weh tut.«

In weniger als zwei Minuten hatte Anne-Luise drei mir wohlbekannte Mythen über BHs entzaubert. Am spannendsten fand ich, was sie zum Thema Körbchengrößen zu sagen hatte. Die nächste Frage schoss ich gleich hinterher.

»Früher dachte ich immer, dass A klein, B mittel und C groß ist. Das ist wahrscheinlich auch Quatsch, nicht?«

»Für mich ist alles bis D klein! Bis I ist mittel, und darüber spreche ich von einem großen Busen«, antwortete sie schmunzelnd.

Ich berichtete: »Als ich meine Größe herausfand, war ich schockiert. Ich dachte ja immer, dass ein C-Cup schon groß ist. Und dann war ich irgendwann mal bei einem Brafitting in Berlin, auf dem die Verkäuferin zu mir sagte: ›Probier mal eine E oder F!‹ Da bin ich ja echt aus allen Wolken gefallen. Die Verkäuferin lachte noch und entgegnete: ›Mädchen, hör mal zu, das ist gerade mal mittelgroß!‹«

Anne-Luise nickte wissend. »Viele Dicke, die ihre Brust als klein empfinden, wissen manchmal nicht, wie viel Brustgewebe noch unter ihrem Arm sitzt.« (Ich fühlte mich ertappt.) »Es ist nicht selten, dass Leute denken, sie hätten 105A oder B, und eigentlich ist es eine 95D oder E.« (Schon wieder ertappt.)

Anne-Luise erklärte mir, dass die Körbchengrößen einfach das Verhältnis zum Unterbrustumfang bezeichnen. Ein D-Körbchen muss deshalb nicht automatisch groß sein. Aber die Zahlen, was sagen die aus? Pauschal kann man sagen, dass eine Person, die 65C trägt, schmaler ist, als eine, die zum Beispiel 95C trägt.

»Irgendwie kapiere ich das nicht ...«, fragte ich noch einmal konkreter nach. »Wenn B oder C noch kleine Größen sind, wie du sagst, wie kann es dann sein, dass man schon kaum ein D- oder E-Körbchen in den gängigen Kaufhäusern findet?«

»Die Leute nehmen eher an, dass mit ihrem Körper was nicht okay ist, bevor sie die angebotenen Größen hinterfragen. Viele wissen eigentlich schon, dass die nicht richtig sein können, sprechen es aber nicht an.«

»Dann ist das ja ein bisschen wie ein Teufelskreis.«

»Genau, deshalb versuche ich auch immer zu ermutigen und sage meinen Kund_innen: ›Gehen Sie dahin, zu dieser großen Kette, auch wenn Sie wissen, dass sie Ihre Größe nicht haben, und sagen Sie: ›Ich brauche Größe H.‹«

»Größe H, davon höre ich selten was.«

»Es gibt auch M oder N ...«

Die arte-Redakteurin meldete sich zu Wort und bat Anne-Luise, mal einen BH in dieser Größe zu holen. Zurück kam sie mit einem braunen Spitzen-BH in der Größe 95N und legte ihn zwischen uns.

»Ist das jetzt die größte Größe, die es gibt?«, fragte ich, während ich den Büstenhalter in die Hände nahm. »So einen großen BH hab ich noch nie gesehen, glaube ich.«

»Nein, das geht hoch bis O. In Polen gibt es auch noch P-Körbchen.«

Wow, dann ist das Alphabet ja fast ganz durch!

»Ich finde es ganz wichtig, die großen Größen vorrätig zu haben, damit sie eine gewisse Präsenz hier einnehmen«, erklärte mir Anne-Luise dann noch. »Die Leute sollen ruhig mal sehen: Das ist ganz normal.«

Ein paar Minuten später schlich ich allein im kleinen Laden umher, während die Redakteurin Anne-Luise noch ein paar Fragen stellte. Der Raum war wirklich ganz schnuckelig anzusehen. Er wirkte hell und trotzdem sehr heimelig. In den Ecken schlängelten sich geschmackvolle Wand-Tattoos mit grünen Blättern und kleinen Vögelchen. Auch die Raumausstattung schien wohlüberlegt. Der Mittelpunkt war eine urgemütliche altrosa Couch und ein kleiner brauner Tisch mit Snacks und dem passenden Lesestoff: *Wohl in meiner Haut* von Gisela Enders. Gemütliches Wohnzimmerfeeling eben. Hier konnte man Kaffee trinken, eine Kleinigkeit naschen und dann auch noch nach hübschen Dessous Ausschau halten. Im Laden verteilt standen Kleiderständer mit unzähligen BHs, Höschen und Bademode in allen Farben und Mustern. Und das Wichtigste: Wo ich auch hinschaute, nach meiner

Größe musste ich nicht lange suchen. Dieses Gefühl, nach einem Wäschestück zu greifen und zu wissen:»Hey, da könnte ich vielleicht reinpassen«, ist ein seltenes – wirklich seltenes! – Gefühl.

Das arte-Team begann bereits, wieder abzubauen, sie hatten wohl genügend Szenen im Kasten. Und ich? Ich hatte noch lange nicht genug. Bevor ich selbst in der Umkleidekabine verschwinden konnte, sprachen Anne-Luise und ich noch ein bisschen darüber, wie sie eine willkommene Atmosphäre in ihrem Laden schafft. Die erste goldene Regel:»Keine Bewertungen der Größen.«

»Ich achte schon sehr darauf, dass ich keine Sätze sage wie: ›Das ist jetzt aber schon ein bisschen groß, damit können Sie das und das nicht anziehen‹«, erzählte sie.»Das ist für manche richtig neu. Mal nicht bewertet zu werden, das kennen viele gar nicht. Letztens kam eine trans Frau in den Laden, und ich merkte, wie sie förmlich darauf wartete, dass ich etwas sagen würde. Aber ich nehme jede Kundin, ja, auch jeden Kunden, so wie sie oder er ist, ohne erst mal alles zu kommentieren. Die Frau war dann richtig erleichtert, das habe ich gemerkt.«

Die zweite goldene Regel:»Nicht der Körper ist das Problem, sondern das fehlende Angebot.« Je größer die Büstenhalter, desto schwerer ist es auch, eine gewisse Auswahl vorzufinden. In den Größen L, M oder N sieht es wirklich mager aus. Diese Körbchengrößen importiert Anne-Luise in der Regel aus Polen oder England, da es nur einen deutschen Hersteller gibt, der diese Größen überhaupt produziert – Ulla Dessous.

»Gibt es etwas, was du komplett anders machst als andere BH-Verkäufer_innen?«, fragte ich sie.

»Ich mag nicht so gerne nach diesem Clickbait-Prinzip arbeiten, wo damit geworben wird: ›Wir finden deine One-and-only-BH-Größe für immer und ewig!‹«

»Klingt ja eigentlich wirklich verlockend ... Aber in dieser Idee, die einzige und wahre BH-Größe zu finden, steckt auch die Annahme, dass man das ganze Leben lang die gleiche Größe trägt oder sich der Körper kaum verändert.«

»Ja, genau. Gerade bei Wäsche geht's doch um Millimeter. Und dass sich Größen ändern, ist ja was ganz Natürliches, nichts, wofür man sich schämen muss.

Außerdem: ›Wir finden *den* BH für Sie!‹ Davon bin ich total weg ... Das macht die Kund_innen irgendwie total unmündig, weil sie davon abhängig sind, dass eine andere Person besser weiß, wie man ein Maßband benutzt. Ich sage immer: ›Wir finden jetzt einen BH, der Ihnen passt und in dem Sie sich wohl fühlen, und Sie lernen dieses Gefühl kennen.‹«

»Ermunterst du die Kund_innen auch mal dazu, was Neues zu probieren?«

»Wenn eine Kundin mich fragt, ob sie das anziehen kann, dann sage ich immer: ›Wenn ich das kann, können Sie das auch!‹ Ich find's gut, dass man sich ausprobiert. Das Wichtigste ist natürlich immer, dass man sich in der Klamotte wohl fühlt. Was nützt es, wenn ich das Teil ganz toll an der Kundin finde, sie das aber dann doch nicht trägt?«

Hm, ich überlegte so vor mich hin und dachte: Passende Klamotten, die nicht zwicken oder kneifen, tragen nicht nur zu einem stressfreieren Körpergefühl bei, sondern können auch ein ganz anderes Selbstbewusstsein ermöglichen: Vielleicht sitzt das Kleid, das schon seit Jahren im Schrank schlummert, wieder besser, weil die Brust nun eine bessere Form im gutsitzenden BH hat? Auch ein schicker Spitzenslip in Größe zweiundfünfzig kann bessere Laune machen als der graue Baumwollschlüppi. Und zwar nicht nur, weil man damit vielleicht jemanden beeindrucken möchte, sondern auch, weil man sich selbst mit einer schönen Wäsche eine echte Freude machen kann.

Plötzlich entdeckte ich einen gepunkteten Bikini, der quasi meinen Namen schrie. »Das ist ja genau mein Ding!«, rief ich entzückt aus und checkte das kleine Schild. »Es hat ein E-Körbchen, das sollte doch passen ...«

»Ja, das sehe ich jetzt schon.«

»Was siehst du? Meine Größe?«

»Ich messe mit den Augen, nicht mit dem Maßband ...«

»Echt jetzt?«

»... weil ich die Situation so blöd finde mit dem Ausmessen. Ich muss ja niemandem erklären, wie man Zahlen abliest.«

»Das heißt, du hast einen Blick dafür bekommen?«

»Ja.«

Auch wenn es ein bisschen nach Science-Fiction-Laseraugen klingt: Es ist in der Tat angenehmer, die Brüste mit den Augen »vermessen« zu bekommen, so ganz ohne Tuchfühlung.

Eigentlich wollte ich jetzt aber endlich selbst zur Tat schreiten und nicht nur dieses eine hübsche Teil anprobieren. Ein paar letzte Fragen brannten mir allerdings noch unter den Nägeln.

»Eigentlich weiß ich die Antwort auf die Frage schon, aber ich stelle sie trotzdem noch mal«, sagte ich lachend und fragte Anne-Luise: »Siehst du deine Arbeit als Teil einer körperpositiven und fettpositiven Bewegung?«

»Auf jeden Fall! Das ist jetzt überraschend, oder?«, sagte sie schmunzelnd und sprach dann über ihre eigene Präsenz in den sozialen Netzwerken:»Deswegen habe ich auch angefangen, Bilder von mir selber in Unterwäsche auf Instagram zu posten. Auch um mal zu zeigen, wie das so ist in meinem Größenbereich, wie sieht das da aus, mit Falten und Röllchen, nämlich anders als bei den Models.«

»Und wie gehen die Kund_innen hier raus?«

»Ganz locker und gelöst. Die sagen am Ende oft: ›Bitte bringen Sie nicht noch mehr, ich kann mich jetzt schon nicht mehr entscheiden.‹ Die kennen es gar nicht, dass es mehrere Teile gibt, die gut sitzen.«

Das war ja wohl mein Stichwort! Endlich stürzte ich mich in die Umkleidekabine.

## Sportskanonen

Manchmal stelle ich mir folgende Frage: Habe ich den Sport aufgegeben oder der Sport mich? Nachdem ich als Jugendliche all meinen Vereinen den Rücken gekehrt hatte und fortan der Musik frönte, trieb ich viele Jahre gar keinen Sport mehr. Also so null Komma nichts. Außer vielleicht beim Rocken und Tanzen auf der Bühne. Im Jogginganzug war ich eine Außenseiterin, auf der Bühne erhielt ich Applaus. Klar entschied ich mich irgendwann für die Aktivität, bei der ich nicht permanent das Gefühl hatte, zu versagen. Verständlich, aber eben auch schade. Sicher, ich wäre wohl nie eine Profisportlerin geworden. Wie sehr trugen dennoch das konkurrenzbetonte Klima, die großen und kleinen Sticheleien und die permanente Verbindung von Sport und Abnehmen eigentlich dazu bei, dass ich mich damals beim Sport einfach nicht wohl gefühlt habe? Dabei ist Bewegung so viel mehr als Qual. Sport kann das Wohlbefinden steigern, das Gefühl von Kraft vermitteln oder auch eine gelungene Ablenkung von den Ärgernissen des Alltags sein. Es ist doch ironisch: Da wird uns Dicken ständig eingetrichtert, *endlich mal* den Arsch hochzubekommen, und dann lachen sie uns aus, wenn wir uns in der Öffentlichkeit bewegen. Weil das Fett rausguckt oder der Bauch schwabbelt. Weil die eine nicht so schnell rennt oder der andere nicht so hoch springt. Bewegung kann Freude bedeuten? Das wurde mir damals kaum vermittelt.

Aber nun sollte sich alles ändern! Anfang des Jahres meldete ich mich in einem Fitnessstudio an. Dass ich diesen Satz mal tippen würde – wer hätte das gedacht?! Wenn ich die Worte »Fitnessstudio« und »Horrorkabinett« sage, höre ich nämlich so gut wie keinen Unterschied. Wahrscheinlich finde ich Ersteres sogar noch gruseliger. Wenn ich zwanzig Hometrainer nebeneinanderstehen sehe, denke ich nicht: »Let's go!«, sondern: »Get the fuck out of here!« Daran hat sich nichts geändert, nur, dass ich heute wieder mehr Lust darauf habe, mich zu bewegen, wenn auch nicht auf einem stehenden Drahtesel, der meine abtrainierten Kalorien mitzählt. Ich würde jetzt gerne eine total coole und empowernde Geschichte teilen, wie ich wieder zum Sport gefunden habe, oder dass mein Fitnessstudio ein fantastischer Ort mit zuckersüßen Leuten ist. Dann müsste ich aber lügen. Selbst am Tag der Anmeldung faselte die (in der Tat zuckersüße) Mitarbeiterin etwas von Gewichtsabnahme, woraufhin ich nur knapp antwortete mit: »Nö, danke. Das brauche ich nicht.« Ich glaube, das hatte sie vorher noch nicht gehört, denn der

Rest des Gesprächs war so eigenartig, als hätte ich ihr gerade eine pikante Sex Story erzählt (stay tuned, Bettgeschichten folgen in ein paar Seiten!).

Diese Art von Befremdlichkeit ging noch weiter: In der Einführungsstunde fragte mich der Fitnesstrainer, der mir die Geräte und Kurse erklärte, drei- oder viermal, was mein »persönliches Ziel« sei. Meine Antwort – Spaß an Bewegung – schien ihn nicht zu überzeugen. Ich glaube, er wollte eine Zahl von mir hören. Nein, nicht meine Telefonnummer für heiße Dates, sondern die Anzahl an Kilos, die ich verlieren wollte. Gab ich ihm nicht. Ich will ja meinen Rücken stärken, ein bisschen mehr Ausdauer bekommen und Lust an Bewegung haben – und nicht ein Stück meines wertvollen Selbst verlieren! Mit diesem Gedanken im Kopf schaute ich ausnahmsweise großzügig über die Kommentare der Mitarbeiterin und des Fitnesstrainers hinweg und versuchte mich auf das Wesentliche zu konzentrieren. Ausschlaggebend für die Wahl dieses Studios war nämlich die Tatsache, dass es ein Schwimmbad hatte. Aufs Planschen hatte ich wieder richtig viel Lust bekommen. Mein neues Hobby: Aquafitness. Richtig gelesen, ich mache wieder Sport – im Badeanzug!

Sport mit einem dicken Körper ohne das konkrete Ziel, zwei oder drei Kleidergrößen zu verlieren, sondern einfach aus purer Lebensfreude, das scheint gar nicht so leicht in die Köpfe der Menschen zu gehen. Deshalb rasten auch so viele aus, wenn dicke Sportler_innen erfolgreich sind, weil es so undenkbar scheint. Dabei gibt es in vielen Bereichen professionelle, dicke Sportskanonen: beim Gewichtheben, Football oder Kugelstoßen, aber auch in Disziplinen, in denen man sie eher nicht so vermutet, wie zum Beispiel beim Schwimmen. Die australische Schwimmerin Leisel Jones wurde im

Vorfeld der Olympischen Spiele 2012 erbarmungslos von den Klatschmedien gemobbt, weil sie deutlich mehr Gewicht als ihre Teamkolleg_innen auf die Waage brachte. Dick war die Australierin nicht wirklich, aber eben auch nicht mehr so schlank, wie das von einer »richtigen Schwimmerin« erwartet wurde. Doch dann schwamm sie mit ihrem Team einer Silbermedaille entgegen – mitsamt ihren Kilos (und nicht »trotz« ihrer Kilos!).

Bewegung gekoppelt mit Körperakzeptanz – das hatte ich bisher noch nicht selbst erlebt. Bis ich über die YouTube-Videos von Tina Stavemann stolperte. Auf der Suche nach Übungen für mein neues Hobby stieß ich auf die Website *Aquamondo*, auf der in kurzen Videos verschiedene Aquafitnessübungen erklärt werden. Soweit eigentlich nichts Besonderes, nur dass ich beim erstmaligen Anschauen der Videos bereits nach wenigen Sekunden kerzengerade auf meinem Stuhl saß und es wirklich nicht fassen konnte: Da war eine dicke Aquafitnesstrainerin, die auch noch sagte: »Abnehmen mit Aquafitness: Das geht, aber muss das sein? Lass dich nicht von Schönheitsidealen einengen, sondern finde die Bewegungsform, bei der dein Herz aufgeht.« Tina Stavemann hat, ähnlich wie ich, in der Kindheit und Jugend viel Sport getrieben. Und genau wie ich hat sie den einen oder anderen gemeinen Spruch gehört. Sie war eine richtige Wasserratte und nahm sogar an Schwimmwettbewerben teil. Da bekam sie aber oft Muffensausen, so sehr setzten ihr die Blicke anderer Menschen zu. Als Studentin entdeckte sie dann an der Uni einen Aquafitnesskurs, und ist seit damals »infiziert«, wie sie sagt. Sie trainierte in Schwimmvereinen, im Fitnessstudio oder allein im Becken. Dann machte sie selbst eine

Ausbildung zur Trainerin und gründete ein Online-Sportmagazin namens *Aquamondo*. Dort schreibt ein kleines Team mit Herzblut für dicke, dünne, große, kleine, junge und alte Aquafitnessfans.

Als ich mit Aquafitness anfing, dachte ich, dass es eine prima und vergleichsweise leichte Möglichkeit wäre, mich wieder etwas mehr zu bewegen. Ein bisschen Rumgehopse im Wasser – das macht doch Spaß! Meine erste Trainerin war sehr locker, und ich fand das Training eher entspannend als anspruchsvoll.

Und dann kam Ute. Ute stellte sich immer genau vor mich hin und korrigierte ständig meine Bein- und Handstellungen. Und das lautstark und sichtbar genervt, sollte ich vielleicht noch hinzufügen ... Manchmal rief sie durch die ganze Halle: »Ladies, jetzt strengt euch mal an!«, oder: »Schneller, das geht SCHNELLER ... Ohne Fleiß kein Preis!« Ute und ich wurden keine besten Freundinnen, wie du dir sicher vorstellen kannst, aber eins hat sie mir zweifelsohne vermittelt: Aquafitness kann ganz schön harte Arbeit sein. Wenn man den Übungen genau folgt und mal ein bisschen Tempo in die Sache bringt, kann man so richtig aus der Puste kommen. Das ist das Schöne an Aquafitness: Den Schwierigkeitsgrad kann man bis zu einem gewissen Punkt selbst bestimmen. Und wenn ich dann mit meinen Hanteln im Wasser strample und Boxübungen mache, dann stelle ich mir manchmal vor, wie Ute direkt vor mir steht und mich anschreit – und kicke dann noch mal genüsslich zu.

Tina Stavemann hat in ihrer Trainerinnenausbildung auch schon die Erfahrung gemacht, dass sie und ihre Arbeit gnadenlos unterschätzt werden. Ein Kollege von ihr, Typ Bodybuilder, merkte erst im Becken, wie viel Koordinationsfähigkeit und Kraftanstrengung beim Aquafitness teilweise notwendig ist – und ruderte ganz schön rum. »Aquafitness darf man nicht unterschätzen«, sagt Stavemann. »Und trotzdem ist er der ideale Sport für all diejenigen, die lange keinen Sport mehr gemacht haben oder körperliche Einschränkungen haben«, betont sie. »Prinzipiell ist Aquafitness für jeden geeignet. Ich habe zum Beispiel von Geburt an eine Hüftfehlstellung und hatte früher oft Schmerzen, die ich manchmal nur durch Bewegungen im Wasser mildern konnte. Auch nach meinem Unfall im letzten Jahr und mehreren fast gerissenen Bändern in Fuß und Knie habe ich mich im Wasser wieder mobilisiert.«

Das Thema Körperakzeptanz zählt zu ihren Grundwerten, manchmal wird sie dafür von ihren Kolleg_innen belächelt, die das gern mal als »Lifestyleausrichtung« bezeichnen. Körperakzeptanz als Lifestyle – gar nicht so schlecht eigentlich, finde ich! Lieber Lebensstil als gar kein Stil, oder? Für Tina Stavemann bedeutet die Beschäftigung mit Körperakzeptanz auch, andere Definitionen von Sportlichkeit zu leben, die nicht an starren Konzepten hängen, wie man sich »richtig« bewegt oder wie ein sportlicher Körper auszusehen hat. Sie verfolgt eher eine lebensnahe Idee von Sportlichkeit: »Sportlich ist für mich jemand, der in seinem Alltag möglichst viel Bewegung unterbringt. Das muss überhaupt nicht das Marathontraining sein. Ich denke eher daran, auf ein Auto im Stadtgebiet zu verzichten und stattdessen das Rad zu nehmen, mit den Kindern ordentlich zu toben oder statt des Fahrstuhls konsequent die Treppen zu nehmen.«

Ich wünsche mir mehr Tinas in all meinen Sportkursen. Eine Ute ab und zu ist schon mal okay, jeder braucht ja ein Feindbild ... Aber es ist eben auch von Vorteil, mit einer Person Sport zu machen, die die (möglichen) Herausforderungen kennt, die ein dickerer Körper so mit sich bringen kann. Tina Stavemann sagt, dass ihre eigene Erfahrung als dicke Frau ihr dabei hilft, sich in die Situation so mancher Klientin hineinzufühlen, zum Beispiel »wenn die Knie sich gerade nicht so fluffig anfühlen oder man die Arme mit Körbchengröße D bei einer Übung anders führen muss als mit einem A-Körbchen«. Eine andere Besonderheit ist die Tatsache, dass sie während des Trainings nicht am Beckenrand steht, sondern mit den Teilnehmenden gemeinsam im Wasser trainiert.

So viel Einsatz, so viel Spaß an Bewegung – das steckt an. Kein Wunder, denn Tina Stavemann hat ihre Erfahrungen positiv für ihren heutigen Job genutzt: »Heute sind meine Leidenschaft für das Wasser und meine überwundenen Ängste die Basis für *Aquamondo*. Meine Freude am Wassersport war immer stärker als die Angst vor Diskriminierung.«

## Let's talk about sex, baby

Über Sex zu schreiben ist ohne Frage eine der größten Herausforderungen für mich. Ich gebe zu: Monatelang habe ich dieses Kapitel vor mir hergeschoben. Es aus dem Buch zu streichen kam für mich nicht in Frage. Die ganze Welt scheint damit beschäftigt zu sein, Dicke unattraktiv zu finden und zu sexlosen Wesen zu erklären. Da dachte ich, dass dringend eine Intervention hermuss! Ich habe also zwei dicke Freundinnen zusammengetrommelt und versprochen, für sie zu kochen, wenn ich im Gegenzug ein paar sexy Details aus ihrem Liebesleben erfahre. Eine Hand wäscht die andere, nicht?

Letzten Samstag war es so weit: Ich lud Line, eine ehemalige Kommilitonin, und Miriam zu mir nach Hause ein. Ich hatte Spaghetti und Gemüse für die Soße besorgt, Line brachte Zutaten für einen Salat mit, und Miriam ihre selbstgebackenen Cupcakes mit Buttercreme. Ich stellte Apfelschorle, Sekt und Wodka auf den Tisch, an Durst sollte ja nun keine leiden! Als die Zwiebeln in der Pfanne brutzelten, das Nudelwasser kochte und die Fensterscheiben beschlugen, dachte ich, dass es endlich an der Zeit sei, die sexy Themen auf den Tisch zu packen.

Theatralisch hielt ich ein Glas mit Apfelschorle in die Luft und begann: »Ladies, willkommen zum Sex Talk. Wie ihr wisst, schreibe ich ein Buch über das Dicksein. Was darf da nicht fehlen ...?«

»Rezepte!«, rief Line und nippte lachend an ihrem Sektglas.

»Non, ma chère«, säuselte ich mit einem schlechten französischen Akzent. »Es ist so sinnlich wie das Kochen, aber die Temperaturen können sogar noch heißer werden ...« In meiner seriösen Autorinnenstimme führte ich dann weiter aus: »Spaß beiseite, ihr wisst ja, dass ich in meinem Buch auch über Sex schreiben will, also über Dicke, die Sex haben, quasi Dickensex ...«

»Dickensex klingt ja supererotisch«, warf Miriam ironisch ein und verdrehte die Augen. »Lass es uns doch einfach Sex nennen. Oder gibt's auch Dünnensex?«

»Schon wahr. Also Sex. Lasst uns über Sex reden.«

Ich schaute erwartungsvoll in die Runde. Die beiden

schwiegen betreten und schauten etwas überfordert in der Küche umher. Miriam nahm den Kochlöffel in die Hand, begann im Spaghettitopf zu rühren und plusterte leicht überfordert die Wangen auf. So hatte ich mir das nicht vorgestellt.

Die gute Line brach dann als Erste das Eis: »Habt ihr schon mal entspannt Sex gehabt, ohne an die schwabbelnden Oberschenkel zu denken?«, fragte sie in die Runde.

Wie auf Knopfdruck prusteten wir beide los und schüttelten vielsagend den Kopf. »Natürlich nicht ...!«

Miriam, die sich gerade an den Zwiebeln zu schaffen machte, hörte irritiert auf, in der Pfanne zu rühren, und guckte uns beide verdattert an. »Ähm, also für mich ist das echt kein Thema! Wäre ja auch traurig!«

Bitte was? Gibt es Frauen, die Sex einfach entspannt genießen können, ohne den Bauch einzuziehen? Ich konnte es kaum glauben ... Also fragte ich noch mal genauer bei Miriam nach.

»Es kommt schon darauf an, mit wem ich Sex habe ...«, fing sie an zu erzählen. »Sicherlich habe ich auch unsichere Momente ... aber ehrlich, meist finde ich meine schwabbelnden Oberschenkel ganz schön cool.«

Line machte große Augen und fragte: »Wirklich jetzt? Also das ist bei mir überhaupt nicht so ... wow.«

»Wieso *wow*?«, fragte Miriam.

»Na, weil ich immer versuche, mich dünn zu machen, ich bin echt weit davon entfernt, meine dicken Beine auch noch schön zu finden. Irgendwie habe ich immer angenommen, dass das bei anderen Frauen auch so ist«, sagte Line ein bisschen verunsichert.

Ich fragte sie, ob sie immer versuche, sich schmaler zu

machen, oder ob es davon abhänge, mit wem sie gerade im Bett tolle.

»Weiß nicht, irgendwie bin ich nie so ganz entspannt, also, na ja, ich denke, dass es schon auch darauf ankommt, mit wem ich da gerade liege. Ich war mal mit jemandem zusammen, von dem wusste ich, dass der auch schon dicke Freundinnen vor mir hatte ... da war ich irgendwie cooler, weil ich dachte: ›Der kennt das schon, vielleicht mag der das sogar!‹«

»Na klar mag der das!«, wandte Miriam ein. »Warum sollte der sonst mit dir schlafen?«

»Ja, hm, stimmt eigentlich ...«, erwiderte Line nachdenklich.

Miriam schaufelte das kleingeschnittene Gemüse zu den Zwiebeln in die Pfanne und erzählte weiter: »Es ist schon so, dass ich eher mit Menschen Sex habe, die ich auch als kräftig einordne. Weil ich dann halt nicht permanent denke, dass ich sie auseinanderbreche und verletze. Ihr werdet es nicht glauben, aber ...« Miriam machte eine dramatische Pause und seufzte einmal laut. »Mir ist letztens passiert, dass sich eine bei mir abgestützt hat, um aufzustehen ... Boah, ich bin doch kein Sack oder so.« Miriam schüttelte sichtlich genervt den Kopf.

»Das ist mir noch nicht passiert ... Aber mein Ex fühlte sich von meinen großen Brüsten, ich zitiere: ›voll erschlagen‹«, erzählte Line, woraufhin Miriam mit der Zunge schnalzte: »Gut, dass du den abgeschossen hast. Also ehrlich, da hört man immer, dass Typen auf große Brüste stehen ...«

»Tja, der nicht«, gab Line zurück. » Aber andersrum habe ich auch schon mit Männern geschlafen, die große Brüste richtig super fanden. Ich find's nur schlimm, wenn ich merke, dass mich da jemand als Mami oder so sieht.«

»Als Mami? Musst du dann Flasche geben, oder was?« Miriam lachte.

»Nee, ich meine eher, wenn die so auf meine Brüste und meinen Bauch fixiert sind und sich supergerne umsorgen lassen. Da denke ich manchmal schon, nee, jetzt reicht's aber, das ist mir ein bisschen unheimlich.«

»Zu mir hat mal 'ne Frau gesagt, dass ich nur unten liegen darf, weil ich angeblich zu schwer bin«, erzählte Miriam, »und dann habe ich ihr gesagt: ›Können wir gerne machen, aber dann wird's halt langweilig.‹«

»Aber du kannst dich ja eh nicht beschweren«, sagte Line zu Miriam.

»Wie jetzt?«

»Na, du kannst dich ja nun echt nicht über mangelnde Möglichkeiten beschweren.«

»Alle wollen was von Miriam!«, sagte ich lachend und goss pürierte Tomaten über das angebratene Gemüse. Deckel drauf, Hitze runter, die Soße musste noch eine Weile köcheln. Die Nudeln brauchten auch noch ein bisschen.

»Freiwillige zum Salatschnibbeln anwesend?«, fragte ich in die Runde, aber Miriam hing mit ihren Gedanken wohl noch woanders.

»Zugegeben, beschweren kann ich mich nicht. Manchmal weiß ich aber nicht, ob die wirklich *mich* mögen oder meine Kurven. Ich kriege schon viele Komplimente, aber manchmal fühlt es sich halt komisch an. Irgendwie fetischisierend. Vor allen Dingen, wenn ich mit Leuten zusammen bin, die mich auf der Bühne Burlesque tanzen gesehen haben. Meist habe ich nach einer Nacht eh keinen Bock mehr auf die. Die stehen halt auf meine Rundungen, aber sehen mich gar nicht so richtig als Person.«

»Hört sich nach exzellenten One-Night-Stands an!«, rief Line entzückt aus.

Miriam sah das anders: »Jedes Mal, wenn jemand sagt: ›Ich find's geil, was zum Anfassen zu haben‹, denke ich gleich: ›Dann fass dich selber an.‹«

»Also, ich hätte nichts dagegen, das kann mir gerne mal einer flüstern«, sagte Line und seufzte. »Ich würde auch gerne einfach mal nur angehimmelt werden!«

»Zwischen Fetisch und Anhimmeln gibt's aber einen Unterschied! Stell dir mal vor, dir haut jemand auf den Hintern und redet dann eine halbe Stunde über nichts anderes als darüber, wie faszinierend dein Hintern nachwabert.«

»Kann ich mit leben«, sagte Line kichernd und goss sich Sekt nach.

»Darling, vielleicht muss ich deine Männer mal coachen?«, entgegnete Miriam.

»Bitte, tu dir keinen Zwang an, dann brauche ich ja nur noch einen zu finden. Nichts leichter als das ...«

Line und Miriam hatten es sich derweil mit ihren Getränken am Küchentisch bequem gemacht, während ich mir nun selbst den Salat schnappte. Dabei fragte ich die beiden, ob es für sie einen Unterschied mache, ob sie mit schlanken oder dicken Menschen schlafen.

Miriam zuckte die Schultern. »Bisher habe ich kaum was mit Dünnen gehabt, hat sich nicht so ergeben.«

Line stupste Miriam lachend an und sagte: »Voll der Fetisch, ey!«

»Hä, wenn jemand nur mit Dünnen Sex hat, sagt man das ja auch nicht«, erwiderte Miriam.

»Hast schon recht, aber seltsam ist es schon, oder?«

»Nee, finde ich nicht. Jedenfalls nicht so komisch, wie jetzt hier darüber zu reden. Und außerdem ... Was ist mit dir?«, fragte Miriam in Lines Richtung.

»Keine Ahnung, darüber habe ich noch nicht nachgedacht ... Bei dicken Männern bin ich ein bisschen entspannter, die sind ja selber kräftig, die dürfen sich nicht beschweren«, sagte Line entschlossen.

»Beschweren, pfff, wir sind doch kein x-beliebiges technisches Gerät, das bei Nichtgefallen wieder zurückgebracht wird«, sagte Miriam und verdrehte die Augen.

»Sag mal ... Sagst du immer genau, was du willst?«, fragte Line Miriam. »Mir fällt das so schwer, gerade im Bett.«

»Weiß nicht ... ja, schon. Früher war's eher nicht so. Beim ersten Mal hatte ich voll die Krise, da habe ich gedacht: ›Oh krass, gleich ziehe ich mich nackt aus!‹ Da habe ich noch keine klaren Ansagen gemacht, was ich will. Aber glaubt ihr denn wirklich, das geht nur dicken Frauen so? Ist doch Quatsch.«

»Nee, sicher nicht«, lenkte ich ein. »Aber ich sag mal so: Die Wahrscheinlichkeit, sich unwohl zu fühlen, erhöht sich doch, wenn man dick ist, findest du nicht?«

»Vielleicht, weiß nicht«, sagte Miriam.

»Hast du denn noch nie was beim Sex erlebt, bei dem du dachtest: ›Hey, das ist ja scheiße, das ist bestimmt wegen meiner Figur!‹, fragte ich sie.

»Nein, jedenfalls nichts, was mir jetzt einfällt.«

»Aber wenn du erzählst, dass du dich schon unsicher gefühlt hast, wo kommt das denn her? Oder anders gefragt: Vor ein paar Jahren hast du doch mal ganz schön Gewicht verloren, hast du dich dann anders gefühlt beim Sex?«

»Klar, stimmt schon, in schlankeren Phasen habe ich weniger über diesen ganzen Kram nachgedacht. Aber ich war doch der gleiche Mensch, halt mit ein paar Kilos weniger. Wer mich nur dann heiß findet, wird diesen Prachtkörper nie berühren dürfen«, sagte Miriam und fuhr sich tänzelnd über die Hüfte. »Ich hab ja eh keinen Bock, mit oberflächlichen Langweilern zu vögeln.«

»Bei deiner Auswahl musst du das ja auch nicht. Eigentlich könntest du mir mal jemanden abgeben!«, rief Line lachend aus. »Es wird schon leichter, zum Beispiel beim Knutschen, wenn ich merke, dass da Interesse ist. Dann bin ich beruhigter. Aber vorher, da bin ich eigentlich immer unsicher. Und das erste Mal mit jemandem die Nacht zu verbringen finde ich eigentlich nie entspannt. Ich gucke dann schon immer genau hin, ob der jetzt doof guckt oder so.«

»Aber was soll er denn sagen? Welcher Mann, der dir den ganzen Abend schöne Augen macht und an deinen Lippen hängt, sagt dann: ›Aber bitte keinen Sex, du bist mir zu dick!‹«

»Touché!«, gab Line zurück. »Wo hast du denn bitte dein Selbstbewusstsein gekauft?«

»Es ist nicht mein Verlust, wenn mich jemand abweist, nur weil ich 'nen dicken Hintern habe«, sagte Miriam knapp und schoss noch hinterher: »Denkt mal drüber nach: Wer uns verschmäht, hat doch Tomaten auf den Augen!«

Während Line und Miriam sich kichernd zuprosteten, schnitt ich den gewaschenen Salat und fand, dass Miriam eigentlich recht hatte. Schade, dass mir das früher niemand gesagt hat. Mir haben schlicht die Vorbilder gefehlt beziehungsweise hatte ich kaum eine Vorstellung davon, dass mein Körper von anderen als schön, gar erotisch wahrgenommen werden kann. Wie auch? Die Sexszenen in Serien und Filmen sind fast ausschließlich von schlanken Menschen besetzt, die bombastisch und wie aus dem Ei gepellt aussehen – auch nach stundenlanger Bettgymnastik. Wer hat denn ernsthaft immer noch perfekten knallroten Lippenstift nach einer halbstündigen Knutschorgie? Wo sind all die Dehnungsstreifen, Dellen und wallenden Arme? Ist es zu viel verlangt, Sex in all seinen Variationen, mit all den Formen und Falten zu sehen?

Wir sind so sehr an (vermeintliche) Perfektion gewöhnt, dass jede Abweichung einen ausgewachsenen Shitstorm generieren kann. Erinnerst du dich noch an Gabourey Sidibe, eine meiner Lieblingsschauspielerinnen? Sie hat es gewagt – ja gewagt! –, eine Liebesszene in ihrer Serie *Empire* zu spielen. Sidibe, die Schauspielerin, hat vor einer Kamera geschauspielert. Mit einem anderen Schauspieler. Und beide haben eine romantische Szene gedreht. Das Internet drehte auch, und zwar komplett durch. Viele fanden es skandalös: Eine dicke Frau hat Sex – *un-fucking-believable*! Die coole Gabourey schrieb dazu bei *Entertainment Weekly*: »Ich weiß nicht so genau, wie jemand Liebe hassen kann, aber schon okay.«

Die Historikerin Hanne Blank befasst sich beruflich mit Dicksein und Sexualität. In ihrem Buch *Big Big Love, Revised: A Sex and Relationships Guide for People of Size (and Those Who Love Them)* schreibt sie ausführlich über das anscheinend so shitstormverdächtige Sexleben dicker Menschen. In ihrer Einleitung stellt sie Folgendes klar:

*Fette Leute haben Sex. Süßen, zärtlichen, sinnlichen Sex. Schwitzenden, wilden, Bettlaken-zerreißenden Sex. Zitternden, wackeligen, keuchenden Sex. Sentimentalen,*

*langsamen, behutsamen Sex. Während du diese Wor-*
*te liest, gibt es irgendwo da draußen fette Leute, die es*
*freudig besorgt bekommen. Nicht nur das, fette Leute*
*verlieben sich, haben One-Night-Stands, verknallen sich,*
*ziehen sich sexy Dessous an, sind für andere Objekte*
*der Lust, flirten, putzen sich vor heißen Dates raus und*
*schmelzen ein wenig, wenn sie romantische Nachrichten*
*von ihren Lieben lesen; sie verführen und werden ver-*
*führt; und sie haben bebende, Zehen-zwirbelnde Orgas-*
*men, die so groß sind wie sie selbst.*

Blank sieht viele Parallelen zwischen Dicksein und Sex: Beides kann Sorge und Scham hervorrufen. Von beidem – Körperfett und Sex – sollte man angeblich nicht zu viel haben.
Und wenn man es doch hat, sollte man das lieber nicht zugeben, eher verstecken, und es schon gar nicht genießen. Blank
bricht mit all diesen Konventionen und befasst sich auf mehr
als zweihundert Seiten mit Stellungen, Sexspielzeug, Mas-
turbation und vor allen Dingen mit den vielen Mythen, die
über *Fat Sex* existieren. Nach Blank ist das größte Missver-
ständnis, das über Dicke und Sexualität existiert, die Annahme, dass Dicke ihre (womöglich schlankeren) Partner_innen
zerquetschen könnten. Das sei kompletter Unsinn, schreibt
sie und versichert:»Ja, du kannst oben liegen. Ja, ich meine
das ernst.«

Auch Line und Miriam hatten noch ein paar Gedanken zu
diesem Thema.
»Was nervt euch so richtig beim Sex?«, fragte ich die beiden, und Miriam fing gleich an zu erzählen:»So übervorsich-
tige Leute, die glauben, dass sie alles gecheckt haben und

super *aware* sind ... Das kann ich echt nicht ertragen. Oder Leute, die fast tröstend sagen: ›So schwer bist du gar nicht!‹ Denen sage ich dann: ›Wenn ich mich auf dich draufsetze, kriegst du ganz sicher Schnappatmung!‹«

»Manche stehen doch darauf ...«, sagte Line grinsend.

»Ja, schon klar. Ich meinte damit auch eher Leute, die mir ständig versichern, dass ich ja gar nicht soooo dick bin. Als wäre es etwas Schlimmes.«

»Ach so, ja, das ist ein bisschen so, als würde man den Elefanten im Raum übersehen ...«

»Hey, die perfekte Metapher!«, grinste ich und lachte.

»Was ich sagen wollte«, fuhr Line fort, »es ist schon so, dass bestimmte Sachen nicht so einfach klappen, wenn mehr Gewicht da ist. Arme werden eben kürzer, je mehr Körpermasse sie umgreifen müssen. Es gibt Stellungen, bei denen ich mehr darauf achten muss, dass mein Partner Luft bekommt. Je dicker er ist, umso kreativer müssen wir sein.«

»Aber es ist ja nicht so, als würde alles so super mit einem dünnen Körper funktionieren«, wandte Miriam ein. »Fett hat so viele Vorteile, man kann so schön damit spielen. Wellen schlagen geht viel besser mit einem dicken Körper. Die coolsten Momente hatte ich, wenn Leute superpositiv darauf reagiert haben, dass ich selbst so locker mit meinem Körper umgehe. Ich feiere ja meinen Hintern inzwischen so oft, wie es geht, und betone auch gerne, dass ich es super finde, dass es so viel von ihm gibt.«

»Einen Schluck auf unsere Hintern!«, rief Line, die sich ihr Sektglas erneut bis zum Rand vollgoss.

Miriam hielt grinsend ihr Shotglas mit Wodka in die Luft: »Prost, Darling!«

Körpergewicht spielt eine Rolle, wenn es um Sexualität und Begehren geht. Nicht jedem dicken Menschen mangelt es an Selbstbewusstsein im Bett, aber immer wieder habe ich in meinem Bekanntenkreis gehört, dass das eigene Körpergefühl auch davon abhängt, wie der oder die Partner_in mit einem umgeht und wie ehrlich man zueinander ist. Was ich sowohl im Gespräch mit Line und Miriam als auch nach der Lektüre von *Big Big Love* gelernt habe, klingt in der Theorie vielleicht banal, aber es hilft und schiebt die Perspektive gerade. Hier sind ein paar Weisheiten, die man sich übers Bett hängen könnte:

* Dein Date sieht spätestens beim ersten Treffen, wie du aussiehst. Wenn er oder sie mit dir ins Bett steigen will, dann nicht »trotz der Pfunde«, sondern weil ihr Lust aufeinander habt und euch heiß findet.
* Ein erfülltes Sexleben bedingt keine Modelmaße, sondern die Lust darauf, herauszufinden, was dich und dein Gegenüber anmacht und was sich hinreißend anfühlt.
* Ehrliche Kommunikation verbessert das Sexleben. Eine coole Person bietet Unterstützung an und nimmt mögliche Selbstzweifel ernst.
* Was nicht passt, wird passend gemacht. Fett ist zum Anfassen da: Wenn der dicke Bauch im Weg ist, kann er auch zur Seite geschoben werden. Und: Kissen können super Hilfsmittel sein, um zu Positionen zu gelangen, die ansonsten schwierig erscheinen.
* Was nicht klappt, klappt nicht. Das ist okay. Sex ist kein Wettbewerb.

Zurück in die Küche zu Miriam, Line und mir. Mit dem Kochen waren wir endlich fertig. Salat: geschnippelt, Soße: abgeschmeckt, Nudeln: gar. Während ich die Spaghetti abgoss, fragte ich die beiden abschließend, was sie sich von ihren Sexpartner_innen am meisten wünschen.

Während Miriam Teller und Besteck bereitlegte, sagte sie: »Ich muss auf jeden Fall das Gefühl haben, dass mein Gegenüber nicht überfordert ist mit der Masse meines Körpers oder so tut, als wäre mein Körper megaungewöhnlich. Dafür bin ich echt zu alt. Ich hab jetzt seit vierzehn Jahren Sex, und ich sehe es nicht mehr ein, mich komisch zu fühlen, weil da jemand nicht mit meinem ausladenden Po klarkommt.«

»Hundertachtzigprozentige Zustimmung!«, erwiderte Line. »Und ich wünsche mir ab und an mal ein freundliches Wort. Mein erster Freund hat mal zu mir gesagt: ›Ich vergötterspeise dich.‹ Das fand ich richtig cool. Ich bin definitiv für mehr Komplimente!«

»Und ich will auch«, ergänzte Miriam noch, »dass alles offen angesprochen werden kann. Gerade weil wir alle so verschiedene Körper haben, empfinden wir Dinge ja auch unterschiedlich.«

»Du sagst es!«, rief Line zustimmend. »Da muss ich selbst aber auch mutiger werden. Und das ist sicherlich leichter, wenn mein Partner empathisch ist.«

»Na, dem ist ja echt nichts mehr hinzuzufügen!«, sagte Miriam und setzte sich an den gedeckten Tisch.

»Dann kann ich mir ja auch noch was wünschen, oder?«, fragte ich in die Runde.

»Klar, schieß los!«, riefen die beiden wie aus einem Munde.

»Ich will endlich essen, ich bin am Verhungern!«

»Na logo, aber lasst noch Platz für meine Cupcakes!«, rief Miriam und hob eine Ladung Spaghetti auf ihren Teller. Und so aßen, tranken und kicherten wir bis tief in die Nacht.

### Fat Utopia oder: Wünsch dir was!

Da es eben um Wünsche ging, mache ich damit einfach mal weiter. Ich möchte dich auf eine kleine gedankliche Reise einladen. Alles, was du dafür benötigst, ist deine Phantasie. Du brauchst noch nicht mal einen Koffer zu packen; Kreativität ist das einzige Gepäckstück, das vonnöten ist.

Stell dir mal vor, du lebst in einer Welt, in der alles möglich ist. Wo deine Wünsche und Bedürfnisse erfüllt werden. Wie sieht diese Welt aus? Was wären die Dinge, die du brauchst, um entspannter und zufriedener durchs Leben zu gehen? Wirklich, leg das Buch mal kurz zur Seite und krame ein bisschen in deinem Kopf herum. Ich bin mir sicher, dass da ein ganzer Blumenstrauß an Ideen zusammenkommt. Manchen fällt bestimmt ein gutes Auskommen oder Gesundheit auf Lebenszeit ein. Andere denken vielleicht an etwas Konkretes, etwa an eine schicke, passende Klamotte oder einen langen, ausgiebigen Urlaub. Auch scheinbar kleine Dinge können schon das Leben erleichtern: ein wirksames Mittel gegen »Chub Rub« (»Oberschenkelreiben«) zum Beispiel, oder schlicht und einfach der Wunsch, in Ruhe essen zu können, ohne dass das Essverhalten ständig kommentiert wird.

Nicht immer natürlich, aber manchmal eben schon, weisen diese Wünsche darauf hin, dass etwas Wichtiges im eigenen Leben fehlt oder dass einem etwas verwehrt bleibt, was eigentlich selbstverständlich sein sollte. Klar können wir nicht zweiundfünfzig Wochen im Jahr Urlaub machen (ich wünsche mir das natürlich trotzdem!). Aber die meisten der oben genannten Wünsche sollten eben keine Wünsche sein, sondern selbstverständliche Tatsachen.

»WIR glauben, dass dicke Menschen in vollem Maße Anspruch auf menschlichen Respekt und Anerkennung haben.« Mit diesem Satz begann die aktivistische Gruppe Fat Underground ihr *Fat Liberation Manifesto* von 1973. Darin formulierte das Kollektiv nicht mehr nur Wünsche, sondern klare politische Forderungen, die eigentlich alle auf eine wesentliche Aussage hinausliefen: »Die Würde des Menschen ist unantastbar – auch die von Dicken.« Den Aktivistinnen ging es um Selbstermächtigung und körperliche Selbstbestimmung. Und sie kritisierten in aller Deutlichkeit die sogenannten »reduzierenden Industrien« – Diätclubs, Abnehmcamps, Diätpillen ...

Wenn dieses Buch erscheint, ist das Manifest stolze fünfundvierzig Jahre alt. Ein knappes halbes Jahrhundert. Da war Willy Brandt noch Bundeskanzler der BRD, und AC/DC gründete sich gerade in Sydney. Ist also schon ganz schön lange her ... Das Manifest liest sich aber so, als wäre es gerade erst geschrieben worden – sehr viel hat sich eben nicht verändert, manches wahrscheinlich sogar noch verschärft. Eigentlich müssten noch neue Punkte dazukommen. Deshalb kam ich auf die Idee: Ein neues Manifest muss her! Eines, das hoffentlich in fünfundvierzig Jahren nicht mehr so dringlich erscheint oder sich wirklich wie ein Dokument aus einer längst vergangenen Zeit liest. »Guck mal, für was die sich damals noch so einsetzen mussten!«, werden unsere Kinder und Kindeskinder hoffentlich schmunzelnd sagen!

Mein Manifest will ganz schön viel. Du erinnerst dich: Bescheidenheit ist nicht so meins. Wir wollen ja nicht ein Stück des Kuchens, wir wollen die ganze Bäckerei! Ich habe mich auf meinen Hosenboden gesetzt und aufgeschrieben, was mir wichtig ist. So fängt das schöne Leben ja an, mit Träumen und Wünschen. Abschreiben, Kopieren, Verändern, Diskutieren, Durchstreichen oder gleich Neuschreiben ist übrigens unbedingt erwünscht.

Hier sind meine zehn Forderungen und Wünsche:

1. *Die Zahl auf der Waage entscheidet nicht über meinen Wert.*
   * Gewichtsverlust ist nicht moralisch besser, als das eigene Gewicht zu halten oder Gewicht zuzunehmen.
   * gegen profitorientierte Diätprogramme
   * für Aufklärungskampagnen über schädliche Diätmittel
   * für weniger Moralkeulen und mehr Respekt
2. *Ich will Schönheitsideale ausdehnen – und zum Platzen bringen.*
   * Schönheitsnormen sind keine heiligen Gebote.
   * für mehr Diskussion und kritische Auseinandersetzung bereits im Kindesalter
3. *Essen ist für alle da – und zwar mit Genuss, nicht mit Stress.*
   * Essen kann lecker sein und glücklich machen. Essen kann dem Körper nicht guttun oder allergische Reaktionen hervorrufen. Bestimmte Nahrungsmittel sind aber nicht per se »gut« oder »schlecht«.
   * gegen Diet Talk, verkrampfte Kalorienzählerei und das schlechte Gewissen

* für mehr vegane, vegetarische und allergiesensible Angebote, damit alle genießen können

4. *Ich möchte eine vorurteilsfreie medizinische Behandlung.*

* Gesundheit und Krankheiten sind komplex und keine Indizien für eine moralische Überlegenheit auf der einen oder Versagen auf der anderen Seite.

* für medizinische Geräte und Hilfsmittel, die auch für dicke Körper geeignet sind

* für Weiterbildungen zum Thema Gewichtsdiskriminierung in ärztlichen Einrichtungen

5. *Ich möchte die Möglichkeit haben, mit meinem Körper eine coole Freundschaft einzugehen – oder sogar eine heiße Liebesaffäre.*

* Der gesellschaftlich geförderte Körperhass bedeutet nur Stress.

* für die Förderung von Körpervielfalt als gesellschaftlicher Wert

* für das Recht, die eigenen Falten, Speckrollen oder die abstehenden Ohren zu lieben

6. *Ich möchte mich bewegen, weil es mir Spaß macht – nicht, weil ich muss.*

* gegen jegliche Belästigung am Badesee, im Fitnessstudio oder Sportverein

* für Sportklamotten in großen Größen, körperpositive Sportprogramme, weniger Leistungsdruck und mehr Freude an Bewegung

7. *Ich nehme es nicht hin, dass es mehr Diätprogramme gibt als passende Klamotten.*

* für bezahlbare Kleidung in den unterschiedlichsten Größen, Farben, Formen und Stoffen

* für einen respektvollen Umgang in der Umkleidekabine

und für selbstorganisierte Kleidertauschpartys, Floh-
märkte und Nähklubs

* gegen altbackene Mode-Regeln

8. *Ich habe ein Recht auf Schutz vor Diskriminierung.*

* Ob in der Arbeitswelt, im Flugzeug oder im Krankenhaus,
alle Menschen haben eine vorurteilsfreie und individuelle
Behandlung verdient – und im Übrigen auch den gleichen
Lohn.

9. *Ich will mich in den Medien vertreten sehen – am liebsten
mit Kopf und nicht als headless fatty!*

* für mehr dicke Leute vor und hinter der Kamera
* für komplexere Darstellungen von dicken Charakteren
jenseits von Trauerkloß und Klassenclown
* für Frauenzeitschriften, die Frauen in ihrer Vielfalt stärken
* gegen langweilige Dos & Don'ts, die uns vorschreiben, wie
wir sein sollen

10. *Ich habe ein Recht auf körperliche Selbstbestimmung – und
fordere dieses auch für andere ein.*

* Für Entscheidungsfreiheit und persönliche Entfaltung
ohne Beschämung. Oder frei nach dem *Fat Liberation Manifesto*: Dicke Menschen haben in vollem Maße menschlichen Respekt und Anerkennung verdient.

Und Glück.
Glück, das wollen wir doch auch!

## Rund und glücklich durchs Leben

Es gab mal eine Zeit, da war ich davon überzeugt, dass alles besser werden würde, wenn ich nur endlich schmaler wäre. Dünnsein war die One-size-fits-all-Lösung für jedes einzelne meiner Probleme. Ich stellte mir vor, wie ich in ein x-beliebiges Geschäft gehe und mir eine hübsche Klamotte aussuche. Meine Datingapps – endlich würde ich mich da anmelden – wären voll mit hinreißenden Botschaften von hinreißenden Menschen, die mir beim ersten Treffen hinreißende Komplimente ins Ohr flüstern. Alles wäre fantastisch: mein Job, meine Liebe, meine Wohnung, mein Selbstwertgefühl. Die fiesen Trolle könnten mir sprichwörtlich den schlanken Buckel runterrutschen! Und das Wichtigste: Ich wäre glücklich. Sorgenfrei, zufrieden und – erwähnte ich es bereits? – *glücklich*.

Der einzige Haken an der Sache? Es stimmte nicht. Selbst in den Phasen meines Lebens, in denen ich sichtbar schlanker war, stand ich immer noch mäkelnd vor dem Spiegel. Ich hatte immer etwas auszusetzen. Das Glück war in Reichweite, aber ich schien es einfach nicht greifen zu können, auch wenn ich etwas bequemer in meine Klamotten passte.

Rund und glücklich durchs Leben – wie soll das bitte schön gehen? Wenn ich durch herkömmliche Ratgeber oder Frauenzeitschriften blättere, verdrehe ich im Sekundentakt die Augen. Da lese ich dann:

*Zehn Wege zum Glück!*
*Diese fünf Punkte werden Ihnen helfen, ein glückliches*
*Leben zu führen!*
*Glücklich und zufrieden – so einfach geht's!*

Die Wahrheit ist: Es gibt kein einfaches Rezept. Jedenfalls keines, das man bei chefkoch.de findet und in einer halben Stunde nachkochen kann. Das Einzige, was ich zweifelsohne für mich herausgefunden habe, ist Folgendes: Das Leben und all seine Anforderungen sind schon hart genug. Sich dann auch noch permanent selbst abzuwerten und den Fokus lediglich auf die vermeintlichen Makel zu legen – das ist sicher nicht hilfreich, um etwas entspannter durchs Leben zu laufen. Und es ist definitiv kein Rezept zum Glücklichsein.

Für mich bedeutet Glück nicht, den ganzen Tag grinsend durch die Welt zu laufen und alle umarmen zu wollen. Glück bedeutet für mich auch nicht, immer topfit oder bei bester Laune zu sein. Würde ich Glück so definieren, hätte ich – und viele andere bestimmt auch – vergessen, wie sich Glück anfühlt. Anstatt in utopischen Traumwelten zu leben und einer perfekten Rosa-Watte-Welt nachzurennen, versuche ich, mich mehr und mehr auf die Gegenwart zu konzentrieren – auch in Zeiten, in denen mich alles so richtig anstinkt.

Kennst du diesen schönen Satz der Dichterin Mascha Kaléko (1907–1975): »Wenn die Wellen über mir zusammenschlagen, tauche ich hinab, nach Perlen zu fischen.« Manchmal muss man das Glück eben ein bisschen suchen, regelrecht danach tauchen. Aber es kann auch in schweren Zeiten existieren und sich in Kleinigkeiten zeigen: in dem Strauß Blumen, den ich von einer Verkäuferin am Wegrand kaufe; in dem Kaffeeklatsch mit der besten Freundin; einer richtig guten Planscherei im Schwimmbad und dann in dem Gedanken: »Heute war ein super Tag!« Mir hat der Spruch von Kaléko sehr dabei geholfen, genau diese Kleinigkeiten als Glück anzuerkennen, mein Leben bewusster wahrzunehmen – und auch zu genießen.

Letztendlich bedeutet Glück und Zufriedenheit für mich, meinen eigenen Weg zu gehen. Mich, so weit wie es möglich ist, von Normen zu befreien oder diese kritisch zu betrachten, bis sie mir total unsinnig vorkommen. Mir Fragen zu stellen, was ich *wirklich* möchte und was nicht. Die kleinen Dinge des Alltags schätzen zu lernen und mich für die großen Dinge des Lebens einzusetzen: zum Beispiel für eine Gesellschaft, die Menschen in ihrer Unterschiedlichkeit fördert und wertschätzt. Ich möchte meinen Mund aufmachen, wenn ich Ungerechtigkeit sehe. Und mich zurückziehen, wenn ich eine Auszeit brauche. Ich möchte einen liebevolleren Blick auf mich entwickeln, ganz einfach, weil ich mir die Nächste bin.

»Wer dem großen Glück nachläuft, entläuft der Ruhe«, lautet ein altes jüdisches Sprichwort. Glück zeigt sich nicht immer im lauten Knall, im Glitzerfummel oder bei tosendem Feuerwerk – obwohl es dann natürlich besonders schön aussieht! Manchmal muss man innehalten und genau hinschauen, um es zu erkennen. Schon gar nicht zeigt sich Glück einzig und allein in einer schmaleren Taille. Solange das eigene Wohlgefühl ausschließlich von Äußerlichkeiten abhängt, wird man immer etwas finden, was stört. Das ist ein Teufelskreis, den man nicht durchbrechen kann.

Selbstliebe und Selbstakzeptanz sind ganz wichtige Werte, auch wenn ich weiß, dass viele Menschen mit den mitunter in Befehlsform vorgetragenen »Lieb dich, dann wirst du auch glücklich!«-Botschaften nicht so gut klarkommen. Und wenn dann auch noch das kostbare Glück davon abhängig sein soll ... puh! Ich kann meinen Körper, meine Rundungen, meine Dellen und meine Orangenhaut nicht immer abgöttisch lieben. Die Kommentare anderer prallen auch heute noch nicht spurlos an mir ab. Ich bin doch kein Stein. Klar lebe und liebe ich Körperakzeptanz – trotzdem stehe ich manchmal vor dem Spiegel und strecke mir selbst die Zunge raus. An anderen Tagen aber mag ich mich und meinen Körper echt gerne und möchte Teile davon hervorheben, lobpreisen und aller Welt zeigen. Dann bin ich stolz auf mich und darauf, was ich alles schon geschafft habe. Und ich sehe meinen Körper nicht als Teil einer »Epidemie« an. Er ist nicht epidemisch, er ist episch!

Ob ich mich nun jeden Tag und jede Minute meines Lebens liebe oder auch nicht – was noch viel wichtiger ist, ist folgende Erkenntnis: Nicht der Körper muss sich ändern, sondern unsere Einstellungen. Nicht meine Wampe ist verkehrt, sondern eine Gesellschaft, die Dicke verurteilt. Dieses Wissen, das langsam, ganz langsam, irgendwann auch zu meiner Überzeugung, ja zu meiner Lebenseinstellung geworden ist, hat mich im wahrsten Sinne des Wortes erleichtert. Es hat mir einige meiner Selbstzweifel und Unsicherheiten genommen, mich mal wieder durchatmen lassen, und es hat sich schlicht *gut* angefühlt. Dieses Wissen hat mir ermöglicht, mich auf Wichtigeres zu konzentrieren, zum Beispiel darauf, wie und mit wem ich leben möchte und was mir Freude bringt. Ich bin heute schon allein deshalb glücklicher, weil ich mich nicht mehr jeden Tag selbst fertigmache. (Den Rest der Gesellschaft müssen wir aber alle gemeinsam anpacken.)

Dicksein und Glücklichsein schließen sich für mich nicht aus. Ganz im Gegenteil: Ich hab ja viel mehr Platz, um all die Glücksmomente zu speichern!

Fragen über Fragen bleiben bestehen: Wird sich die Welt je an meine prallen Oberschenkel gewöhnen, mit denen ich stolz den Laufsteg des Lebens begehe, und sei es nur zur nächsten Bäckerei? Werde ich die Friedensverhandlungen mit meinem Doppelkinn je abschließen? Wird #lowcarb irgendwann out sein und dafür #LOLcarb trenden? Werden die Body-Mass-Index-Tabellen in zwanzig Jahren verstaubt im Keller liegen, neben den Kalorientabellen und den Weight-Watchers-Punkten?

Ich weiß es nicht. Aber eins möchte ich versuchen: Ich möchte verstehen lernen, dass dies der einzige Körper ist, den ich habe. Er gehört mir, er begleitet mich jeden Tag. Da lohnt es sich doch, ein freundschaftliches Verhältnis zu ihm aufzubauen – und ihn ab und zu auf ein Eis einzuladen. Mit Streuseln. Und Sahne. Aber ganz ohne Kalorienzählen. Nur mit Genuss.

# Schlusswort

Ein paar weise Worte zum Abschluss können nicht schaden, oder? Der eine oder andere dieser fet(t)zigen Sprüche könnte anstelle eines Vorher-Nachher-Bilds am Kühlschrank hängen:

*Jedes dicke Mädchen in Leggings ist eine Demo für mehr Vielfalt.*
   Margarete Stokowski, Journalistin

*Lose hate, not weight.*
   Virgie Tovar, Autorin und Aktivistin

*Wir stehen da mit leerem Portemonnaie*
*und kaufen die Welt, kaufen, kaufen die Welt*
*nur mit Hüftgold, nur mit Hüftgold.*
   Miss Platnum, Musikerin

*Life is so much more complex than a number on a scale.*
   Tess Holliday, Plus-Size-Model

*It's really important to remember that it's okay to have days when you don't love yourself.*
   Jes Baker, Autorin und Aktivistin

*I ain't neva been a skinny girl,*
*I got curves you can see clear across the world.*

314

*But I'm a real strong sista with a big ole dream*
*And you should never judge a book by its cover, you see.*

Rajdulari, Musikerin

*Nachts ziehe ich mir ein enges Glitzerkleid und ein Cape an, flie-*
*ge mit meinem wehenden Armfett über Deutschland und mache*
*dicken Frauen im Schlaf Komplimente. Ich bin Fat Wonderwo-*
*man, und wenn du gut gelaunt aufwachst, war ich bei dir.*

Anke Gröner, Werbetexterin und Autorin

*The only thing anyone can accurately diagnose when looking at*
*a fat person is their own level of weight prejudice.*

Marilyn Wann, Autorin und Aktivistin

*Mirror, mirror on the wall,*
*tell me what you see.*
*It's that, oh my God,*
*it's looking heavenly.*
*'scuse me while I feel myself.*

Lizzo, Musikerin

*I believe I owe all the best parts of my adulthood to embracing*
*my imperfections and showcasing them.*

Beth Ditto, Musikerin

*Fat is not an invitation for hate.*

Jill Andrew, Medienberaterin für Körperbilder

*Mein Hintern ist die beste Waffe, die ich habe, in vielerlei Hin-*
*sicht.*

Miriam, meine gute Freundin

*Being fat is not a chronic disease. It's more like a chronic source of income for the diet industry.*

Marilyn Wann, Autorin und Aktivistin

*I'm not asking you to like my body, I'm just asking you to let me be me.*

Serena Williams, Sportlerin

*Mein Weg zur Körperakzeptanz hat mit dem guten Essen angefangen. Dem »guten« Essen, nicht dem gesunden, kalorienarmen, bewussten oder was weiß ich. Nein, dem guten.*

Anke Gröner, Werbetexterin und Autorin

*Das Leben ist zu kurz für Knäckebrot!*

Sabine Asgodom, Coach und Autorin

*Essen ist geduldig, so wie Papier. Nur dass Papier eben nicht so geil schmeckt wie Lasagne.*

Ich, hungrig, beim Buchschreiben

## Ressourcenliste

Hier findest du eine Auflistung von (überwiegend deutschsprachigen) Gruppen, Initiativen, Modeblogs und Akteur_innen, die sich für Körperakzeptanz einsetzen:

### Gruppen und Initiativen

* Gesellschaft gegen Gewichtsdiskriminierung e. V., www.gewichtsdiskriminierung.de
* Fetter Widerstand (Frankfurt/Main): fetterwiderstand.jimdo.com
* Fat Aktivismus (Leipzig), Kontakt: fatacceptance@riseup.net
* Arge Dicke Weiber (Wien): argedickeweiber.wordpress.com
* Lookism.info (Infos zum Thema Lookismus): lookism.info
* Ich will keine Säcke mehr tragen (Initiative der Gesellschaft gegen Gewichtsdiskriminierung für Bekleidung in großen Größen): xl-im-sack.de
* AnyBody Deutschland (Initiative für mehr körperliche Vielfalt in Medien und Gesellschaft): facebook.com/AnyBody.Deutschland
* Akzeptanz. Vielfalt. Inklusion. – Raum für Projekte, Aktionen und Austausch (Vernetzungsgruppe auf Facebook): facebook.com/groups/AkzeptanzVielfaltInklusion

### Fa(t)shion

* Auf shopfinder.kurvenrausch-hamburg.de findest du die größte Übersicht von Mode-, Schuh- und Dessousgeschäften sowie Onlineshops für große Größen in ganz Deutschland und angrenzenden Ländern.

* Auf »missbartoz.de/alle-texte/xxl-flohmarkt« findest du eine Liste von XXL-Flohmärkten und Secondhand-Börsen deutschlandweit.
* Plus Size Fashion Days in Hamburg: plussizefashiondays.de
* BH Lounge in Hannover: bhlounge.de
* Shoppingparadies für große Größen: wundercurves.de
* Kleidertausch in Berlin: Queer Fat Femme Clothing Swap (Facebook-Gruppe)

### Fa(t)shion Blogs
* Queervanity: queervanity.com
* Body Mary: bodymary.de
* Katha Strophal: kathastrophal.de
* Chlencherei: chlencherei.blogspot.de
* Dressing Outside The Box: dressingoutsidethebox.net
* In Fat Style: infatstyle.de
* Lu zieht an: luziehtan.de
* Dollface: dollface.de
* Megabambi: megabambi.de
* Ina Holub: inaholub.com
* Curvect: curvect.com
* Reizende Rundungen: reizende-rundungen.blogspot.de

### Fotografie
* Representation Matters: representationmatters.me
* Gesellschaftsbilder: gesellschaftsbilder.de
* Ina Müller, Fotografin: cargocollective.com/inamueller
* Silvana Denker, Fotografin & Plus-Size-Model: silvana-online.de/homepage

### Bewegung

* Yoga: kurvenreich-werkstatt.de
* Aquafitness: aquamondo.eu

### Workshops & Coaching im Bereich Körperakzeptanz

* Mäks Roßmöller: maeks.me
* Gisela Enders: gisela-enders.de & dicker-verein.de
* Jenny Ospelt und Moritz Warntjen: food-n-love.de
* Anja Wermann: anja-wermann.de
* Sara Ablinger: lebensspiralen.com

### Kunst & Politik

* Podcast über dicken Alltag und dicke Politik: fettcast.org
* Serie *Mein Fett ist politisch!* auf der Mädchenmannschaft: maedchenmannschaft.net/series/mein-fett-ist-politisch/
* Julischka Stengele, Kunst & Performance: julischka.eu
* Veronika Merklein, Kunst & Performance: veronika-merklein.com
* Henna Räsänen, Comics: cargocollective.com/hennarasanen
* PussyBear, Comics: pussybear.net
* Yori Gagarim, Comics: edition-assemblage.de/off-the-rokket
* Woman of Heart and Mind, Comics: instagram.com/womanofheartandmind
* Schwarzrund, Spoken Words, Zines & Blogging: schwarzrund.de
* Rachelle Abellar: *Big-Bellied Merbabes. A Body Positive Coloring Book*
* Charlotte Cooper: *A Queer and Trans Fat Activist Timeline* (Zine)

* *Fat-Tastic – A Compilation Zine About Loving Your Body*: sweetcandydistro.com/body-image-zines.html (Zine)
* Anonym: *Bauchgefühl – meine Auseinandersetzung mit Essen, meinem Bauch und der Schlankheitsnorm*, Kontakt: bauch_gefühl@zeromail.org (Zine)
* Anonym: *My Body My House*, Kontakt: mybodymyhouse@gmail.com (Zine)

# Bibliographie

Abbott Deutschland: Webseite http://www.abbott.de (aufgerufen am 9. Mai 2017).

Afzal, Shoaib et al.: Change in Body Mass Index Associated With Lowest Mortality in Denmark, 1976–2013. JAMA. 315(18):1989–1996, 10. Mai 2016.

Albrecht, Magda: Das politische Potential von Fat Fashion, Mädchenmannschaft, 3. Juli 2013
Link: http://maedchenmannschaft.net/das-politische-potential-von-fat-fashion/ (aufgerufen am 21. September 2017).

Albrecht, Magda: Wie viele Schlagzeugerinnen kennst du?, Mädchenmannschaft, 20. Mai 2014
Link: http://maedchenmannschaft.net/wie-viele-schlagzeugerinnen-kennst-du/ (aufgerufen am 14. Juli 2017).

Albrecht, Magda: Berufsverbot, Geldstrafen und Haft?! Frankreichs absurder Kampf gegen Schönheitsideale, Mädchenmannschaft, 8. April 2015
Link: http://maedchenmannschaft.net/berufsverbot-geldstrafen-und-haft-frankreichs-absurder-kampf-gegen-schoenheitsideale/ (aufgerufen am 2. Juni 2017).

Albrecht, Magda: Die guten Dicken, Mädchenmannschaft, 12. Oktober 2015
Link: http://maedchenmannschaft.net/die-guten-dicken/ (aufgerufen am 9. September 2017).

Andrew, Jill: Fat shaming and the thin epidemic. TEDxYorkU 2014, YouTube.
Link: https://www.youtube.com/watch?v=LXEi-mX4HcI (aufgerufen am 7. November 2017).

Asgodom, Sabine: Das Leben ist zu kurz für Knäckebrot. Selbstbewusst in allen Kleidergrößen, Kösel Verlag 2011.

Bacon, Linda et al.: Size acceptance and intuitive eating improve health for obese, female chronic dieters. Journal of the American Dietetic Association, 105(6): 929–36. Juni 2005.

Bacon, Linda: Health at Every Size – The Surprising Truth About Your Weight, Dallas: BenBella 2008.

Baker, Jess: Things No One Will Tell Fat Girls, Seal Press 2015.

Banting, William: Offener Brief über Korpulenz, an das Gesamte Publikum gerichtet, abgedruckt in: Dr. Julius Vogel: Korpulenz, ihre Ursachen, Verhütung und Heilung durch einfache diätetische Mittel. Mit Benutzung der Erfahrung von William Banting. Leipzig, Ludwig Denide 1864.

Barlösius, Eva: Dicksein: Wenn der Körper das Verhältnis zur Gesellschaft bestimmt, Campus Verlag 2014.

Beyoncé: Flawless (2013). beyonce.com.

Blank, Hanne: Big Big Love, Revised: A Sex and Relationships Guide for People of Size (and Those Who Love Them), Celestial Arts 2011 (Übers.: Magda Albrecht).

Bosma, H. et al.: Two alternative job stress models and the risk of coronary heart disease, Am J Public Health. 88 (1): 68–74. Januar 1998.

Bowen, Sesali: We All Need To Hear Gabby Sidibe's Advice To Her Younger Self, *Refinery 29,* 5. Juni 2017.

Link: http://www.refinery29.com/2017/06/157598/gabourey-sidibe-weight-loss-body-positivity-interview (aufgerufen am 10. Juli 2017, Übers. Magda Albrecht).

BRAVO GIRL: Die BMI Tabelle: Das bedeutet dein Body-Mass-Index, *BRAVO,* 8. Juli 2014.

Link: http://www.bravo.de/girl/die-bmi-tabelle-237955.html (aufgerufen am 15. August 2017).

BRAVO: Dr. Sommer Studie der BRAVO 2016, Bauermedia, 25. Januar 2016.

Brigitte: Bist du Durchschnitt? SO sieht das Mittelmaß aller Frauen aus, *Brigitte,* 3. Juni 2016.

Link: http://www.brigitte.de/aktuell/gesellschaft/ueberraschende-fakten--bist-du-durchschnitt--so-sieht-das-mittelmass-aller-frauen-aus--10720866.html (aufgerufen am 10. Juli 2017).

Calle, E. E. et al.: Overweight, obesity, and mortality from cancer in a prospectively studied cohort of U.S. adults, N Engl J Med 348: 1625–1638, 2003.

Caliendo, Marco; Gehrsitz, Markus: Obesity and the Labor Market: A Fresh Look at the Weight Penalty, Econ Hum Biol. 2016 Dec; 23: 209–225. 2016.

Chastain, Ragen: Banning Anorexic Models, Dances With Fat, 18. März 2015.
Link: https://danceswithfat.wordpress.com/2015/03/18/banning-anorexic-models/ (aufgerufen am 9. Mai 2017).

Cooper, Charlotte: Fat and Proud. The Politics of Size, The Women's Press 1998.

Cooper, Charlotte: Headless Fatties, London 2007.
Link: http://charlottecooper.net/publishing/digital/headless-fatties-01-07 (aufgerufen am 2. April 2017, Übers.: Magda Albrecht).

Cooper, Charlotte: What's Fat Activism?, University of Limerick Department of Sociology, Working Paper Series 2008
Link: http://ulsites.ul.ie/sociology/sites/default/files//Whats%20Fat%20Activism.pdf (aufgerufen am 21. September 2017).

Cooper, Charlotte: Rad Fatty Amanda Piasecki, *Obesity Time Bomb*, 19. Juli 2010
Link: http://obesitytimebomb.blogspot.de/2010/07/rad-fatty-amanda-piasecki.html (aufgerufen am 5. September 2017, Übers.: Magda Albrecht).

DAK Gesundheit: XXL Report. Meinungen und Einschätzungen zu Übergewicht und Fettleibigkeit, DAK Forschung, 24. August 2016
Link: https://www.dak.de/dakonline/live/dak/bundes-themen/XXL-Report_So_werden_dicke_Menschen_ausgegrenzt-1846124.html (aufgerufen am 2. Mai 2017).

Deurenberg P.; Deurenberg-Yap M.: Validity of body composition methods across ethnic population groups. In: Elmadfa I, Anklam E, König JS, eds.: Modern aspects of nutrition: present knowledge and future perspectives. Forum Nutr Basel Karger 2003.

Diabetes Ratgeber: Typ-2-Diabetes Ursachen, *Diabetes Ratgeber*, 1. März 2017

Link: http://www.diabetes-ratgeber.net/Diabetes-Typ-2/Typ-2-Diabetes-Ursachen-11704_2.html (aufgerufen am 19. Juni 2017).

Ditto, Beth: Heavy Cross: Die Autobiografie, Heyne 2012.

Ditto, Beth: What would Beth Ditto do? *The Guardian*, 23. November 2007.

Link: https://www.theguardian.com/world/2007/nov/23/gender.uk1 (aufgerufen am 7. November 2017).

Dostert, Anja: Die verrückte Geschichte der Diät. Schlankheitswahn und Schönheitskult, Amrûn 2013.

Enders, Gisela: Wohl in meiner Haut, BoD – Books on Demand 2015.

Fildes, Alison et al.: Probability of an Obese Person Attaining Normal Body Weight: Cohort Study Using Electronic Health Records, Am J Public Health. 105(9): e54–e59, September 2015.

Fishman, Sara Golda Bracha: Life In The Fat Underground, *Radiance Magazine,* 1998.

Link: http://www.radiancemagazine.com/issues/1998/winter_98/fat_underground.html (aufgerufen am 30. August 2017, Übers.: Magda Albrecht).

France, Louise: The woman who taught the world to slim, *The Guardian*, 11. Januar 2008.

Link: https://www.theguardian.com/lifeandstyle/2008/jan/13/healthandwellbeing.features2 (aufgerufen am 30. Juli 2017).

Fraser, Laura: The Inner Corset: A Brief History of Fat in the United States. In: Rothblum, Esther D.; Solovay, Sondra, eds.: The Fat Studies Reader, New York University Press 2009.

Freespirit, Judy; Aldebaran: Fat Liberation Manifesto (zitiert auf dem Blog *Fat Heffalump*: I want to break free, 28. Juni 2012) 1973.

https://fatheffalump.wordpress.com/2012/06/28/i-want-tobreak-free/ (aufgerufen am 21. September 2017, Übers.: Magda Albrecht).

Gay, Roxane: Hunger: A Memoir of (My) Body, Corsair 2017 (Übers.: Magda Albrecht).

Gerlach, Stefanie; Kulzer, Bernhard: Soziale Ungleichheit und Diabetes. In: Deutscher Gesundheitsbericht Diabetes 2017. Die Bestandsaufnahme. Herausgegeben von: Deutsche Diabetes Gesellschaft (DDG) und diabetesDE – Deutsche Diabetes-Hilfe, 2017.

Link: https://www.diabetesde.org/system/files/documents/gesundheitsbericht_2017.pdf (aufgerufen am 18. Juni 2017).

Gesellschaft gegen Gewichtsdiskriminierung: Verbeamtung trotz Adipositas, gewichtsdiskriminierung.de, 15. April 2008.

http://www.gewichtsdiskriminierung.de/wp-content/uploads /2014/01/verbeamtung-trotz-adipositas.pdf (aufgerufen am 16. April 2017).

Giel, Katrin et al.: Übergewicht bringt berufliche Nachteile. Universitätsklinikum Tübingen, 23. August 2012.

Link: http://www.medizin.uni-tuebingen.de/-p-56306-path-584,576,506.html?rewrite_engine=id (aufgerufen am 10. Mai 2017).

Gossip: Standing in The Way of Control (2006). bethditto.com.

Gröner, Anke: Nudeldicke Deern. Free your mind and your fat ass will follow, Rowohlt 2011.

Grossarth, Jan: Heil Kräuter, FAZ, 11. September 2013.

Link: http://www.faz.net/aktuell/wirtschaft/menschen-wirtschaft/ernaehrung-im-nationalsozialismus-heil-kraeuter-12561165.html (aufgerufen am 4. Juli 2017).

Harrist, Amanda W. et al.: The Social and Emotional Lives of Overweight, Obese, and Severely Obese Children. Child Development, Pages 1–17, 2006.

Link: https://teamabc3.files.wordpress.com/2016/06/harrist-et-al-child-development-2016.pdf (aufgerufen am 30. Juli 2017).

Helmert, Uwe: Die »Adipositas-Epidemie« in Deutschland.

In: Henning Schmidt-Semisch, Friedrich Schorb (Hrsg): Kreuzzug gegen Fette. Sozialwissenschaftliche Aspekte des gesellschaftlichen Umgangs mit Übergewicht und Adipositas. Springer VS 2008.

Holliday, Tess: Portfolio, *Milk Management* Link: http://www.milkmanagement.co.uk/talent/tess-holliday-10588?portfolio=Influencers&main_portfolio=Influencers (aufgerufen am 7. November 2017).

Institut für Demoskopie Allensbach: Fast jeder zweite Deutsche würde gerne abnehmen, Allensbach, 11. April 2014. http://www.ifd-allensbach.de/uploads/tx_reportsndocs/ PD_2014_08.pdf (aufgerufen am 30. Juli 2017).

Jahnke, Hans Niels: Der Body-Mass-Index – von Quetelet zu Haldane. In: Wassong, Th. et al. (Hrsg.): Mit Werkzeugen Mathematik und Stochastik lernen – Using Tools for Learning Mathematics and Statistics, Springer Spektrum 2014.

Kahn, Howie: Serena Williams, Wonder Woman, Is Our September Cover Star. *Self*, 1. August 2016. Link: https://www.self.com/story/serena-williams-september-cover-interview (aufgerufen am 7. November 2017).

Keys, Ancel: Indices of relative weight and obesity. In: Journal on Chronic Diseases. Oxford 25. S. 329–343, 1972.

Kinzel, Lesley: What's Wrong With Fat Shaming, *XOJane*, 26. Januar 2012. Link: http://www.xojane.com/issues/whats-wrong-fat-shaming (aufgerufen am 15. August 2017, Übers.: Magda Albrecht).

Klotter, Christoph: Von der Diätetik zu Diät – Zur Ideengeschichte der Adipositas. In: Henning Schmidt-Semisch, Friedrich Schorb (Hrsg): Kreuzzug gegen Fette. Sozialwissenschaftliche Aspekte des gesellschaftlichen Umgangs mit Übergewicht und Adipositas. Springer VS 2008.

Künast, Renate: Die Dickmacher: Warum die Deutschen immer dicker werden und was wir dagegen tun müssen, Goldmann 2004.

Ladwig, Karl-Heinz: Stress am Arbeitsplatz ist ein eigenständiger Risikofaktor für Typ-2-Diabetes, Bundesministerium für Bildung und Forschung, 5. Januar 2015.

Link: https://www.bmbf.de/de/stress-am-arbeitsplatz-ist-ein-eigenstaendiger-risikofaktor-fuer-typ-2-diabetes-1199.html (aufgerufen am 21. Juni 2017).

Lambert, Mary: I Know Girls (2012). marylambertsings.com.

Lenz, Matthias; Richter, Tanja; Mühlhauser, Ingrid: Morbidität und Mortalität bei Übergewicht und Adipositas im Erwachsenenalter, Deutsches Ärzteblatt, Jg. 106, Heft 402, Oktober 2009.

Link: https://www.aerzteblatt.de/pdf/106/40/m641.pdf (aufgerufen am 31. Juli 2017).

Lufthansa: Flugbegleiter/-in bei Lufthansa, *be-lufthansa.com*

Link: https://www.be-lufthansa.com/fileadmin/fm-lufthansabe/PDFs/B9_1_Flugbegleiter/LH_D_Flugbegleiter.pdf. (aufgerufen am 10. Mai 2017).

Lufthansa: Facebook-Präsenz der Lufthansa, 26. Oktober 2010

Link: https://www.facebook.com/BeLufthansa/posts/157691824266330 (aufgerufen am 10. Mai 2017).

Marketdata Enterprise: http://www.dietbusinesswatch.com/u-s-weight-loss-market-hits-66-billion-new-marketdata-report/

Mennen, Ann-Kristin: Gesund für einen Tag, *SPIEGEL Online*, 23.01.2013.

Link: http://www.spiegel.de/karriere/lehrer-mit-uebergewicht-verbeamtung-undurchsichtig-a-879074.html (aufgerufen am 16. April 2017).

Lizzo: Scuse Me (2016). lizzomusic.com.

Menzinger, Anne Sophie: Fat Acceptance, Positionen und Praxen einer körperpolitischen Bewegung, Marta Press 2017.

Mokdad, Ali et al.: Actual Cause of Death in the United States, Journal of the American Medical Association 291, 2004: 1238–1245.

Miss Platnum: Hüftgold (2014). missplatnum.com.

Miss Platnum: Give Me The Food (2009). missplatnum.com.

Nestle, Marion: Is a Paleo Diet Healthy?, *Wall Street Journal*, 23. März 2015.
Link: https://www.wsj.com/articles/is-a-paleo-diet-healthy-1427079648 (aufgerufen am 2. Juli 2017, Übers.: Magda Albrecht).

Nolte, Paul: Generation Reform. Jenseits der blockierten Republik, C. H. Beck 2004.

Orbach, Susan: Bodies, London Profile Books 2009.

Pollmer, Udo: Eßt endlich normal! Das Anti-Diät-Buch, Piper 2007.

Quetelet, Adolphe: Soziale Physik oder Abhandlung über die Entwicklung der Fähigkeiten der Menschen, Band 2, Übersetzung von 1869, Jena: Gustav Fischer 1921 (Original von 1835).

Rajdulari: Natural (2013). rajdulari.com.

Respect My Fist: Lass mich los (2015). respectmyfist.blogsport.de

Roll, Evelyn: Der Hypochonder wacht auf, *Süddeutsche Zeitung*, 11./12. 09. 2004.

Rothblum, Esther D.: Fat Studies. In: Schorb, Friedrich; Rose, Lotte (Hrsg.): Fat Studies in Deutschland. Hohes Körpergewicht zwischen Diskriminierung und Anerkennung, Beltz 2017.

Rothblum, Esther D.; Solovay, Sondra, eds.: The Fat Studies Reader, New York University Press 2009.

Schorb, Friedrich; Schmidt-Semisch, Henning (Hrsg.): Kreuzzug gegen Fette. Sozialwissenschaftliche Aspekte des gesellschaftlichen Umgangs mit Übergewicht und Adipositas, Springer VS 2008.

Schorb, Friedrich: Dick, doof und arm. Die Lüge vom Übergewicht und wer davon profitiert, Droemer 2009.

Schorb, Friedrich: Die Adipositas-Epidemie als politisches Problem. Gesellschaftliche Wahrnehmung und staatliche Intervention, Springer VS 2015.

Schorb, Friedrich; Rose, Lotte (Hrsg.): Fat Studies in Deutschland. Hohes Körpergewicht zwischen Diskriminierung und Anerkennung, Beltz 2017.

Schultes, Eva: Gesund ernähren – geht das? *WDR*, 23. Mai 2017
Link: http://www.ardmediathek.de/tv/Quarks-Co/Gesund-
ernähren-geht-das/WDR-Fernsehen/Video?bcastId=
7450356&documentId=43014062 (aufgerufen am 30. Juli
2017).

Seehofer, Horst: Beratung statt Bevormundung. Regierungserklärung zu Ernährung und Bewegung, 2007
Link: https://www.cducsu.de/themen/gesundheit/bera-
tung-statt-bevormundung (aufgerufen am 31. Juli 2017).

Sidibe, Gabourey: Empire: Gabourey Sidibe blogs ›A High Hope
for a Low Heaven‹, *Entertainment Weekly*, 5. November 2015.
Link: http://ew.com/article/2015/11/05/empire-gabourey-sidi-
be-blogs-high-hope-low-heaven/ (aufgerufen am 2. September 2017).

Sidibe, Gabourey: This Is Just My Face. Try Not To Stare, Hough-
ton Mifflin Harcourt 2017.

Sikorski C. et al.: Weight-based discrimination: an ubiquitary
phenomenon? International Journal of Obesity, London.
2016 Feb; 40 (2): 333–337, 27. August 2015.

Sontag, Susan: Illness As Metaphor, New York 1978 (Übers.:
Magda Albrecht).

Stokowski, Margarete: Mehr dicke Mädchen in Leggings! *Spiegel
Online*, 25. Mai 2017
Link: http://www.spiegel.de/kultur/gesellschaft/koerperbild-
bei-frauen-fuer-mehr-dicke-maedchen-in-leggins-kolumne-
a-1148907.html (aufgerufen am 7. November 2017).

Süddeutsche Zeitung: Übergewicht? Ab zum Bodenpersonal!,
*Süddeutsche Zeitung*, 10. Mai 2011.
Link: http://www.sueddeutsche.de/karriere/thai-airways-diaet-
anweisung-fuer-flugbegleiter-uebergewichtige-stewardess-
ab-zum-bodenpersonal-1.1094314 (aufgerufen am 10. Mai
2017).

Tiedge, Anja: Frauen haben einen Schlankheitsbonus, *SPIEGEL
Online*, 4. Juli 2014.
Link: http://www.spiegel.de/karriere/dicke-maenner-bekom-

men-mehr-gehalt-dicke-frauen-weniger-a-979077.html (aufgerufen am 20. September 2017).

TK-Ernährungsstudie 2017: Iss was, Deutschland, Techniker Krankenkasse 2017

Link: https://www.tk.de/centaurus/servlet/content-blob/934342/Datei/103680/TK-Ernährungsstudie%20 2017%20Pdf%20barrierefrei.pdf (aufgerufen am 30. Juli 2017).

Tovar, Virgie: Lose Hate Not Weight, virgietovar.com.

Tovar, Virgie (Hrsg.): Hot & Heavy: Fierce Fat Girls on Life, Love & Fashion, Seal Press 2012 (Übers.: Magda Albrecht).

Tovar, Virgie: Stigma Loading: The Effects of Disease Classification & AMA's Decision to Call Fat a Disease, virgietovar.com, 24. Juni 2013.

Uchatius, Wolfgang: Lob der Fülle, *ZEIT*, 6. Mai 2015.

Link: http://www.zeit.de/2015/17/uebergewicht-gegen-schlankheitswahn/komplettansicht (aufgerufen am 30. Juli 2017).

Vagianos, Alanna: These Are The 10 Most Common Fat Shaming Phrases on Twitter, *Huffington Post*, 7. Januar 2016.

Link: http://www.huffingtonpost.com/entry/these-are-the-10-most-common-fat-shaming-phrases-on-twitter_us_57766d-6ce4b09b4c43bfebf4 (aufgerufen am 15. August 2017, Übers.: Magda Albrecht).

Van der Eijk, Philip: Geschichte der Medizin: Gesundheit – Eigenverantwortung oder Schicksal?, Deutsches Ärzteblatt 2011; 108 (44): A-2330 / B-1966 / C-1944.

Link: https://www.aerzteblatt.de/archiv/112504/Geschichte-der-Medizin-Gesundheit-Eigenverantwortung-oder-Schicksal (aufgerufen am 30. Juli 2017).

Walker, Shaun: Passengers don't want overweight flight crew, say Aeroflot officials after lawsuits, *The Guardian*, 25. April 2017.

Link: https://www.theguardian.com/world/2017/apr/25/passengers-dont-want-overweight-flight-crew-say-aeroflot-officials-after-lawsuits (aufgerufen am 10. Mai 2017).

Wann, Marilyn: Fat! So? Because You Don't Have to Apologize For Your Size, Ten Speed Press 1998.

Moritz Warntjen: Food 'n' Love – Ich ess' dann mal normal: Sich ohne Diät und Ernährungszwänge besser fühlen, CreateSpace Independent Publishing Platform 2014.

WHO expert consultation: Appropriate body-mass index for Asian populations and its implications for policy and intervention strategies, *The Lancet*, Vol 363, 10. Januar 2004.

Link: http://www.who.int/nutrition/publications/bmi_asia_strategies.pdf (aufgerufen am 15. August 2017).

## *Danksagung*

**And the Oscar goes to:**

* Gila Keplin: für die Starthilfe und die monatelange Geduld, bis ich endlich den Schreibmotor angeschmissen hab. Ohne dich gäbe es das Buch nicht.
* Susann Brückner, Petra Holzmann und Alexandra Krishnabhakdi: Jedes Projekt braucht ein Team von coolen Frauen, die wissen, wo es langgeht. Das wart ihr!
* Totally Stressed, meine Band und die längste und kreativste Beziehung meines Lebens.
* Mädchenmannschaft, meine feministische Crew, mit der ich nun schon über zehn Jahre lang politisch wachsen darf.
* Die Weltstädte Berlin, Tel Aviv und Stralsund, in denen dieses Buch entstand.
* Die queer-feministischen und Körpernormen bekämpfenden Aktivist_innen, die den Weg für dieses Buch geebnet haben. You know who you are. <3

*Michèle Binswanger*

# Fremdgehen

Ein Handbuch für Frauen

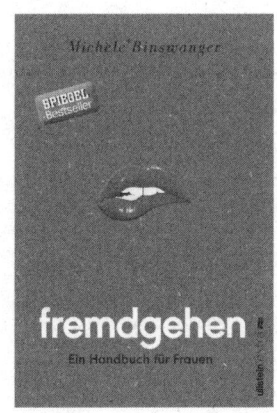

**Klappenbroschur.**
**Auch als E-Book erhältlich.**
www.ullstein-buchverlage.de

*Liebe ist monogam – der Mensch nicht ...*

Frauen gehen anders fremd als Männer: Manchmal, um aus der Beziehung auszubrechen. Manchmal, um drinzubleiben. Aus Lust und Leichtsinn. Und manchmal einfach nur, um zu sehen, ob sie überhaupt noch leben. Die Journalistin Michèle Binswanger hat mit zahlreichen Frauen übers Fremdgehen und ihre intimen Erfahrungen gesprochen und – über ihre Motive, Strategien und Gefühle. Paartherapeuten und Psychologen erklären aus wissenschaftlicher Sicht das Wesen der Liebe und Sexualität, woraus die Autorin ein wichtiges Fazit zieht:

Nicht Untreue zerstört unser Beziehungsleben, sondern falsch verstandene Treue.

ullstein extra